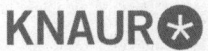

Hans-Ulrich Grimm

Fleisch darf uns nicht wurscht sein

Warum es ein wichtiges Lebensmittel ist und wie uns die Tierindustrie krank macht

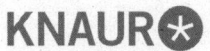

»Fleisch darf uns nicht wurscht sein« erschien 2016 unter dem Titel
»Die Fleischlüge« bei Droemer.

Besuchen Sie uns im Internet:
www.knaur.de

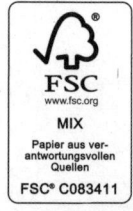

Vollständige Taschenbuchausgabe April 2017
Knaur Taschenbuch
© 2016 Droemer Verlag
Ein Imprint der Verlagsgruppe
Droemer Knaur GmbH & Co. KG, München
Alle Rechte vorbehalten. Das Werk darf – auch teilweise – nur mit
Genehmigung des Verlags wiedergegeben werden.
Covergestaltung: ZERO Werbeagentur, München
Coverabbildung: FinePic®, München / shutterstock
Satz: Adobe InDesign im Verlag
Druck und Bindung: CPI books GmbH, Leck
ISBN 978-3-426-78700-7

2   4   5   3   1

Inhalt

Hihi: Vleischsalat vom Tofutier – aber vas ist,
venn Vitamine vehlen? / Fleischlose Kindheit:
Als dem Kleinen irgendwann das Lachen verging

11. Völlig angstfrei   254
Wie Tiere dem Menschen
neue Nahrungsquellen erschließen

Gute Jäger, böse Jäger: Ob man Tiere töten darf? /
Je wilder, je besser / Kein Sex für Jonny, den jungen Bullen!
Da ist die Tierfreundin ganz rigoros /
Der Mensch und die Kuh: Über die Frage, wie Gras
essbar wird / Der Käse-Weltmeister: Ein Freak hoch droben
in den Schweizer Bergen

12. Perfektes Idyll   278
Mensch und Tier:
Mehr Respekt, das wäre die Lösung

Über die Achtung vor dem Leben, die Schnecken
im Salatbeet, und warum auch der Wurm noch Respekt
verdient hat / Kopfweh, Depressionen, Magenlähmung: Gar
kein Fleisch ist auch keine Lösung / Wieder entdeckt: Die
Wunderkräfte der Suppe / Was wirklich wichtig ist für die
guten Gefühle

1. Ohne Licht

Wie uns die Massentierhaltung
krank macht

*Schnell, schnell, schnell – als die Krankenschwestern plötzlich
nervös wurden / Zuckerkrank durch Wurst und Fleisch /
Die Protein-Bombe: Zu viel Eiweiß ist leider schädlich /
Total pervers: Jetzt ist Fleisch schon billiger als Gemüse /
Macht das Steak in Wahrheit dick statt schlank?*

Sie lacht immer noch gern, auch wenn es jetzt ein bisschen nach Galgenhumor klingt, denn sie muss ihr Leben sehr einschränken, einen Bogen machen um das, was sie bisher so geliebt und gern gegessen hat. Dabei wirkt sie eigentlich pumperlgsund, wie man hier sagt. Aber: »Der Schein trügt«, sagt sie und lacht.

Eigentlich lebt sie im Schlaraffenland, und so hat sie sich gefühlt, bevor sie krank wurde: die Würste stets griffbereit, Fleisch, sooft sie wollte. Sie verdreht glückselig die Augen, wenn sie davon erzählt. Doch damit ist Schluss.

Äußerlich ist ihr nichts anzumerken, Irene Huber kommt schick daher, grüner Pullover, passender Schal, blaue Jacke, goldener Armreif. Gut schaut sie aus, rotbraune Haare, gesunde Gesichtsfarbe, kräftig wirkt sie, auch wenn es in ihrem Körper ganz anders aussieht. Sie hat verengte Blutgefäße, und als sie deswegen im Krankenhaus war, schon auf dem OP-Tisch lag, da hat sie einen Herzinfarkt erlitten.

»Ein ganz junger Oberarzt und eine Helferin waren dabei, und dann hab ich gesagt, ich krieg jetzt Schmerzen, das brennt, das brennt, ich halts nimmer aus, macht's irgendwas. Um Gottes willen, hat er auf einmal geschrien, es pressiert, schnell, schnell, die Schwestern sind umeinandgeschossen, die haben Spritzen fallen gelassen, die waren total nervös und durcheinander.

Und du liegst dann da wie im Film, ich hab gedacht, das ist jetzt das Letzte, Irene, das war dein Leben, du musst jetzt sterben. Du kriegst ja alles mit, du kriegst mit, wie die hektisch werden und wie die um dein Leben kämpfen, um deins, du bist der Hauptdarsteller da. Und der hat sich immer wieder umgeschaut und geguckt, ob ich die Augen noch offen hab. Oder ob ich weg bin. Das werd ich nie vergessen. Du hast ja richtig Todesangst, wenn du da liegst. Das kann sich keiner vorstellen, wie das ist. Todesangst.«

Mit dem Rauchen hatte sie schon aufgehört. Und das Herz, das war ja nur eine der Problemzonen. Die Ursache für ihre Malaise, das konnte sie kaum glauben, sollte sein, was sie immer so gern mochte: »Sie haben nur gesagt: Ernährung umstellen. Keine Wurst, kein Fleisch.« Ohne Wurst und Fleisch ist eine Mahlzeit für sie aber kein richtiges Essen.

Und sie saß ja an der Quelle: Sie haben einen Gasthof, ein Wirtshaus mit eigener Metzgerei. Gleich wenn man reinkommt, ist rechts der kleine Verkaufsraum, neonbeleuchtet der Kühltresen mit all den Würsten, dem Schweinebraten. Was das Herz begehrt, wie man so sagt, obwohl das in ihrem Fall, rein medizinisch betrachtet, natürlich nicht ganz korrekt ist.

Viel Fleisch. Viel Wurst, und das jeden Tag: Was früher das Privileg der Reichen war, und von Metzgern natürlich, das können sich heutzutage, zumindest hierzulande, fast alle leisten. Bisher galt das als Fortschritt. Doch womöglich ist es eher ein Fluch.

Dabei scheint es ja sehr schön, dass es jeden Tag Fleisch geben kann. Das Schlaraffenland ist demokratisiert worden. Das billige Schnitzel, der billige Hamburger – sie galten als Errungenschaften einer Zivilisation, die im Fleischgenuss gipfelte. Als eine Art Menschenrecht.

Und es galt ja auch als gesund.

»So wertvoll wie ein kleines Steak.«

»Fleisch ist ein Stück Lebenskraft.«

»Die Milch macht's.«

So weit die Werbung. Die Wahrheit ist: Es kann auch zu Problemen führen. Probleme, die man bisher nicht kannte, weil es das ja noch nie gab: so viel Fleisch und so günstig. Das gab es ja noch nie in der Menschheitsgeschichte.

Früher, da musste der Mensch mühsam ein Mammut jagen. Oder langwierig ein Schwein mästen, und einmal im Jahr war Schlachtfest.

Die Massentierhaltung hat Essen vom Tier in Massen verfügbar gemacht. Zu Lasten der Tiere, die leiden in den Massenställen. Jeder kennt die Bilder aus dem Fernsehen, geliefert von Aktivisten, die da nachts heimlich einsteigen. Aber es sind nicht nur die Tiere, die leiden. Es ist auch der Mensch. Sogar die großen Zivilisationskrankheiten werden neuerdings dem Fleisch angelastet. Bis hin zu Herzinfarkt und Krebs. Übergewicht sowieso.

Bisher galt ja Fleisch bei vielen eher als die Lösung. Das Steak zum Salat, oder zumindest der Putenstreifen, das gilt ja eher als Rezept für die gute Figur. Als Kraftspender. Aber jetzt zeigen viele neue wissenschaftliche Untersuchungen: Das Fleisch ist eher Teil des Problems. Genauer: die Überdosis Fleisch.

Jetzt gibt es ja jeden Tag Schnitzel, Hack und Puten-
steak, dank Sonderangebot bei Rewe und Co. Einen Hamburger zwischendurch. Und in der Mittagspause Currywurst oder Sushi, und den Salat mit Hähnchenbrust. Und
Salami auf der Pizza.

Der Körper wird bombardiert. Und kapituliert vor dem
Zuviel vom Tier: Weil es das noch nie gab, weiß er damit
nichts anzufangen.

Und plötzlich erweist sich als schädlich, was eben noch
als total gesund galt: »viel wertvolles Eiweiß«. Manche nahmen es sogar noch zusätzlich, als Fitnesspulver. Was keiner
wusste: Im Übermaß kann auch das der Gesundheit schaden. Und es geht bei der Überdosis an Tierischem nicht
nur um den Protein-Schock. Es geht auch um Hormone,
um Botenstoffe, um Giftstoffe, um Ablagerungen in den
Blutbahnen, im Gehirn. Und um das, was den Krebs entstehen lässt. Oder um Antibiotika, die eingesetzt werden,
weil in den Massenställen ständig Krankheiten drohen –
und die dazu führen, dass bei den Menschen immer öfter
die Arzneien nicht mehr wirken.

Mit den bäuerlichen Traditionen haben die Methoden
der globalen Tierindustrie nicht mehr viel zu tun. Sie operiert auch mit besonderen Wesen, die es in der Natur gar
nicht gibt, speziell gezüchteten Geschöpfen für die Fleischproduktion, für Eier, für die Milch, oder besser: für den
Profit. Manche bezweifeln schon, ob man diese Wesen
überhaupt noch Tiere nennen sollte. Sie können ja in der
Natur gar nicht mehr überleben, kommen mit natürlicher
Nahrung nicht zurecht, brauchen besondere, chemisch
aufgerüstete Mixturen. Sie können sich oft nicht einmal
mehr fortpflanzen. Es sind Wesen aus den Laboren der
Tierindustrie, geschaffen und optimiert auch mit Hilfe

staatlicher Einrichtungen, den Hochschulen und ihren Professoren. Gefördert werden diese Praktiken auch noch mit stattlichen Subventionen aus Steuergeldern – obwohl die Öffentlichkeit dem ganzen Treiben eher skeptisch gegenübersteht.

Dass mit dieser Industrie etwas nicht in Ordnung ist, schwant dem Publikum immer, wenn wieder einmal Skandalzeit ist. Da geht es dann ums Gammelfleisch, das einfach verkauft wird, obwohl es schon verdorben ist, ums Pferdefleisch in der Lasagne und anderen Fertiggerichten, um die immer wiederkehrenden Dioxinskandale, wenn sich das Gift in Eiern oder Fleisch findet, weil die Tiere obskures Futter bekamen. Oder es geht um mafiöse Strukturen in der Lieferkette zum Supermarkt, wie bei jener Krise, bei der eine »schwammartige Gehirnkrankheit der Rinder« im Zentrum stand, offizielle Bezeichnung *bovine spongiforme Enzephalopathie*, kurz: BSE. Damals grassierte in ganz Europa die Furcht vor dem Rind und dass dessen »schwammartige Gehirnkrankheit« auch die Menschen treffen könnte, als sogenannte Creutzfeldt-Jakob-Krankheit. Als Auslöser der Krankheit gilt die Verfütterung von Tiermehl und Tierfett. Die Massentierhaltung geriet damals zum ersten Mal in Verruf.

Der hierzulande bislang folgenschwerste Skandal brachte 53 Menschen den Tod – und im Zentrum stand ausgerechnet eine deutsche Bio-Gärtnerei, die vegan produziert, aber über ihre weithin versandten Sprossen auch kleine Lebewesen mitlieferte, Bakterien vom Typ *E. coli* O104:H4. Insgesamt 3842 Leute waren erkrankt, die näheren Umstände wurden nie ganz geklärt.

Diese kleinsten aller Lebewesen haben die größten Folgen: Jedes Jahr werden allein in Deutschland Hunderttau-

sende krank durch solche Mikroben, zumeist aus dem
Fleisch, aus Eiern oder aus anderen Produkten der Tierindustrie. Sie heißen: Salmonellen, *Campylobacter*. Oder
Listerien. 2014 waren in Dänemark zwölf Menschen gestorben, an Wurst, die solche Bakterien enthielt.

Die wechselnden Skandale zeigen, dass nicht das Fehl-
verhalten Einzelner das Problem ist. Skandalös ist die Nor-
malität. Die alltägliche Art der massenhaften Fleischproduktion, unter der die Tiere leiden, die Umwelt und auch
die Menschen.

Bei Irene Huber hat sich das schon früh gezeigt, weil sie
ja sozusagen an der Quelle sitzt. Sie lebt in einem kleinen
Dorf der Nähe von Dingolfing, rund hundert Kilometer
nordöstlich von München. Der Unterschied von Stadt und
Land scheint indes irgendwie aufgehoben. Klar, es gibt
noch die Kirchen mit ihren Zwiebeltürmen. Die schöne
niederbayerische Hügellandschaft. Doch zwischen alten
Bauernhäusern stehen auch coole weiße Neubauten mit
großen Glasflächen. Schicke Häuser, mutige Architektur,
inmitten von Wiesen. Und immer wieder dann taucht ein
BMW-Werk auf, auch draußen in der Landschaft. Die Pro-
duktionsstätte in Dingolfing ist das größte Werk im ganzen
Konzern.

Auch ernährungsmäßig haben sich die Unterschiede
zwischen Stadt und Land verwischt. Am Ortseingang von
Dingolfing: ein Lidl, dann ein riesiger Norma, ein
McDonald's und ein Burger King. Und Develey, ein gigan-
tisches Werk mit Aluminium-Fassade, silbrig matten Tanks.
Hier machen sie den Senf zur Wurst. In der Umgebung
drumrum stehen immer wieder diese Ställe, die zunächst
gar nicht als solche zu erkennen sind. Sie sehen ganz ähnlich aus wie eine Lidl-Filiale, nur ohne Logo, ganz ohne

Firmenschild, oft auch ohne Fenster. Sie stehen isoliert, irgendwo in der Landschaft. An der Autobahn. Oder am Waldrand. Nur der Stall. Ohne zugehörigen Bauernhof. Weitab von der Kirche mit ihrem Zwiebelturm. Nur eine langgezogene Baracke. Die Massentierhaltung breitet sich aus übers Land. Und erdrückt die Menschen mit Massen von Fleisch.

Irene Huber hat jetzt ein ganzes Sortiment von Krankheiten. Nicht nur die Sache mit dem Herzen, die »koronare Herzkrankheit«, wie die Diagnose lautet: »Verengung der Herzkranzgefäße durch Ablagerungen«. Sie leidet auch an Bluthochdruck. Und an den Ablagerungen in ihren Adern: »Periphere arterielle Verschlusskrankheit«, sogar die Abkürzung kennt sie auswendig: PAVK. Das Leiden wird auch »Schaufensterkrankheit« genannt, weil die Leute beim Stadtbummel immer nach ein paar Metern stehen bleiben, was so aussieht, als ob sie die Auslagen ausgiebig besichtigten.

Neuerdings hat Irene Huber auch noch die Zuckerkrankheit, Diabetes Typ 2, das ist die »erworbene« Variante, während Typ 1 als angeboren gilt.

Zuckerkrank? Durch Fleisch und Wurst?

So sieht das jedenfalls Frau Hubers Ärztin, Dr. Gabriela Hang. Sie ist dunkelhaarig und schlank, wiegt 54 Kilo bei einer Größe von 1,62 Meter, sie trägt eine weiße Hose, eine tiefrote, gemusterte Bluse, eine randlose Brille, hat dezent Lippenstift aufgetragen. Sie betreibt eine schicke Praxis, ganz in der Nähe des großen BMW-Werks, geschmackvoll gestaltet: Kunst an den Wänden, eine Neonleuchte über der Patientenliege, hinter ihrem Schreibtisch ein beruhigend grünes Bücherregal.

Die Ärztin führt zahlreiche Beschwerden ihrer Patienten

auf Fleisch- und Wurstkonsum zurück: »Viele essen ja dreimal am Tag Fleisch oder Wurst, morgens, mittags und
abends.« Die Folge: »Schlaganfälle. Herzinfarkt. Fettleber.« Und dazu, sagt die Medizinerin, eine »Explosion der
Zahl der Diabetiker«.

*Wieso soll denn Fleisch zur Zuckerkrankheit führen? Dia-
betes entsteht doch durch Zucker, Weißbrot?*

Hang: »So denken die Patienten auch. Und wenn man
ihnen in der Ernährungsberatung sagt, sie sollen weniger
Zucker essen, weniger Weißbrot, dann essen die Leute immer noch Wurst. In der Früh auf die Vollkornsemmel, mittags gibt's dann Schweinebraten, dann essen sie halt nur
einen Knödel statt zwei oder drei, aber die Fleischportion
bleibt unverändert. Und abends wieder Wurst. So kommen
die nie runter mit ihrem Zucker. Auch wenn die Kohlenhydrate reduziert werden, sehen wir keine Veränderung in
den Blutzuckerwerten und auch keine beim Gewicht.«

Also ist das Fleisch schuld?

Hang: »Der Körper kann ja nur Zucker verwerten, als
Energiequelle, das heißt, alles, was zugeführt wird, um ver-
brannt werden zu können, muss in Zucker umgebaut wer-
den – auch Fleisch und Wurst, die Fette und die Proteine.
Das Endprodukt, das der Stoffwechsel verbrennt, ist der
Zucker, und wird er nicht verbraucht, dann wird er halt als
Fett gespeichert oder in der Leber eingelagert.«

*Die Wurst auf dem Brötchen wird genauso in Blutzucker
verwandelt wie das Brötchen selbst?*

Hang: »Genau. Das Eiweiß aus dem Fleisch oder der
Wurst kann direkt nicht verbraucht werden für die Verbren-
nung. Das Gehirn zum Beispiel, das braucht ja in der Regel
ausschließlich Zucker.«

Die Vorgänge sind noch nicht bis ins Detail erforscht,

denn das Ausgangsphänomen ist völlig neu: Fleisch im Überfluss. Aber tatsächlich bestätigen Forscher in aller Welt die Folgen des Fleischverzehrs. Sogar das britische Gesundheitsministerium rät zur Mäßigung: Maximal 490 Gramm rotes Fleisch pro Woche sollten es sein.

Die Schweizerische Ernährungskommission warnte im Jahr 2014: Rotes Fleisch kann gefährlich sein. Zu viel Wurst, Hamburger, aber auch Fleisch vom Schwein, Rind oder Kalb können »gesundheitlich negative Langzeitwirkungen« heraufbeschwören: Es drohten Krebs, Diabetes, Herzprobleme oder sogar ein früher Tod.

Im Oktober 2015 hat sogar eine Expertengruppe der Weltgesundheitsorganisation (WHO) rotes Fleisch als »wahrscheinlich krebserregend« eingestuft – ein zweifelhaftes Prädikat, das normalerweise eher Gifte bekommen, etwa aus der Agrarindustrie. Und bei der Wurst sehen die Experten ein noch größeres Risiko. Die Datenlage rechtfertigt diese Einstufung, urteilten die 22 WHO-Experten nach ausgiebiger Lektüre von 800 Studien aus verschiedenen Ländern, mehreren Kontinenten, mit unterschiedlichen Volksgruppen und Ernährungsweisen.

So hatte die Harvard School of Public Health in Boston im US-Staat Massachusetts schon 2012 auf erhöhte Krebsrisiken hingewiesen – und nicht nur das: Auch das Risiko für Herzkrankheiten sei erhöht, unter anderem. Sogar ein früherer Tod drohe durch rotes Fleisch: »Unsere Studie bringt weitere Hinweise auf die Gesundheitsrisiken, wenn man große Mengen roten Fleisches isst, das in Verbindung gebracht wird mit Typ-2-Diabetes, Herzkrankheiten, Schlaganfall und mehreren Arten von Krebs«, so Studienleiter An Pan.

Auch eine amerikanisch-chinesische Studie vom Mai

2015, erschienen in der Zeitschrift *Public Health Nutrition*, ergab ein erhöhtes Risiko für vorzeitiges Ableben, Herzkrankheiten und Krebs durch rotes Fleisch und Wurst. Rot ist beispielsweise das Fleisch von Rind, Lamm und Schwein. Weißes Fleisch ist Geflügelfleisch, es gilt – bisher – als relativ unproblematisch, wobei es natürlich auch die Proteinzufuhr erhöht und womöglich auch den Blutdruck.

Die Forscher von der WHO-Expertengruppe wollten in ihrer Expertise vom Oktober 2015, wie auch schon die Kollegen vom World Cancer Research Fund and American Institute for Cancer Research (WCRF/AICR) im Jahr zuvor, überzeugende Zusammenhänge allerdings nur bei Darmkrebs sehen, bei anderen Krebsarten gebe es »ungenügende Beweise«. Beim Darmkrebs wiederum erhöhe vor allem Rindfleisch das Risiko, so eine Studie des Deutschen Krebsforschungszentrums (DKFZ), die im Januar 2015 im *International Journal of Cancer* erschien.

Fleischesser sterben früher: In einer Studie von verschiedenen amerikanischen Regierungsinstituten, die unter Leitung des Wissenschaftlers Rashmi Sinha über zehn Jahre mit über einer halben Million Teilnehmern lief, hatte die Gruppe mit dem höchsten Verzehr an rotem und verarbeitetem Fleisch im Vergleich zur Gruppe mit dem niedrigsten Verzehr eine zumindest leicht erhöhte »Gesamtmortalität«.

Kalifornische Forscher um Valter Longo sind gar der Überzeugung, dass eine Ernährung mit hohem Proteinanteil so gefährlich ist wie das Rauchen. Hoher Proteinverzehr erhöhe das Krebsrisiko und verkürze das Leben. So sehen das auch die Fachleute vom Deutschen Institut für Ernährungsforschung (DIfE) in Potsdam-Rehbrücke. 150 Gramm rotes Fleisch am Tag seien so gefährlich wie zwanzig Zigaretten pro Tag – auch als Risikofaktor für Diabetes. Die Forscher um Clemens Wittenbecher und Matthias Schulze hatten in ihrer Studie, die im Juni 2015 im *American Journal of Clinical Nutrition* erschienen ist, die sogenannten Biomarker im Blut identifiziert, die »für einen kausalen Zusammenhang sprechen«.

Warum aber essen die Leute plötzlich so viel Fleisch? Ganz einfach: weil es so billig ist. Und wer ist schuld daran? Die Supermärkte natürlich, die das so billig verkaufen, und ihre Lieferanten von der Tierindustrie, die das möglich machen.

»Pervers«, nennt das der renommierte Schweizer Konsumforscher David Bosshart, Chef des Gottlieb Duttweiler Institute (GDI): »Wie pervers die Ernährungssituation bereits ist, zeigt sich daran, dass Fleisch in vielen Ländern mittlerweile deutlich billiger ist als Gemüse.«

Aber so pervers das sein mag, es hat Folgen – denn die Leute reagieren auf das Angebot völlig vernünftig: Sie kaufen das, was billig ist – und essen sich krank. Jetzt, da bei Edeka das Kilo Schweinenacken mitunter nur 2,22 Euro kostet, mithin weniger als Paprika, ist der Fleischkonsum sozusagen ein Gebot der privaten Ökonomie – und die Überdosis Tierprotein die logische Folge.

So ist der Konsum von tierischen Lebensmitteln in Europa von 1961 bis 2007 um 50 Prozent gestiegen, der Verzehr von Schweinefleisch sogar um 80 Prozent, der Geflügelkonsum hat sich vervierfacht. 85 Prozent der deutschen Bundesbürger essen täglich oder beinahe täglich Fleisch. Der Durchschnittsmann verspeist mehr als ein Kilo Fleisch pro Woche, die Durchschnittsfrau knapp 600 Gramm.

Mit herkömmlichen Methoden sind solche Mengen nur schwer zu erreichen. Für die Menschen früherer Zeiten, die das Tier erst mühsam jagen und erlegen mussten, war die

Gefahr gering, dass sie eine solche Überdosis trifft. Nur die Adligen frönten der Fleischvöllerei – die normalen Leute nicht. Bei der traditionellen Landwirtschaft war das Tier über Tausende von Jahren keine Ware, sondern ein Mitbewohner, der irgendwann einmal gegessen wurde. Früher gab es auch keine Unterscheidung zwischen Haustier und Nutztier. Die Schweine, die Kühe, die Hühner, sie haben mit den Menschen zusammengelebt, auf engem Raum. Noch heute haben Bauern, richtige, traditionelle Bauern, ein quasifamiliäres Verhältnis zu ihren Tieren. Geändert hat sich das mit der Massentierhaltung.

»Warum wir Hunde lieben, Schweine essen und Kühe anziehen« heißt ein Buch der amerikanischen Tierrechtlerin Melanie Joy. Es geht um das zwiespältige Verhältnis des Menschen zum Tier und warum manche als Freunde gelten, andere als Nahrungsmittel. Das ist in der Tat schwer zu verstehen, warum die einen Tiere verhätschelt, die anderen misshandelt werden. Irgendetwas muss sich da verändert haben. Denn früher gab es diesen Unterschied nicht. Früher wurden auch die Nutztiere nicht misshandelt, sie lebten mit den Menschen zusammen.

Das ist das historisch Neue an der Massentierhaltung: Sie hat die enge Verbindung zwischen Mensch und Tier gelöst. So wurde es möglich, Tierisches in riesigen Massen zu erzeugen.

Die Tierindustrie hat die traditionellen Formen des Zusammenlebens zwischen Mensch und Tier gesprengt, die über Jahrtausende gepflegt wurden. Ins Dorf passen die riesigen Anlagen nicht mehr. Deshalb haben sie die Tiere aus der menschlichen Gesellschaft verbannt, an den Rand gedrängt, in riesige Ställe, irgendwo im Wald, an der Autobahn. Ohne Fenster, ohne Tageslicht und frische Luft, ohne

Menschen auch, die mit ihnen zusammen sind. Mit der Massentierhaltung ist eine neue Dimension erreicht. Die Tiere werden zusammengepfercht zu Tausenden, ja Hunderttausenden. Die Profitgier diktiert ein ausgeklügeltes System, bei dem die Bedürfnisse der Tiere nichts zählen.

Die Beziehung zwischen Mensch und Tier ist in eine neue Epoche eingetreten. Während die Öffentlichkeit sich noch der Illusion hingibt, Lebensmittel kämen vom Bauern, hat hinter den Kulissen längst ein Systemwandel stattgefunden. Riesige, weltweit operierende Konzerne beherrschen die Produktion, sie sorgen für einen globalen Tsunami, der die Supermärkte mit billigen tierischen Nahrungsmitteln überschwemmt.

Deutsche Geflügelkonzerne dominieren den Weltmarkt für Hühner, die Eier legen, für Hähnchen und Puten. Fast alle diese Tiere stammen aus den Labors und Brutstätten weniger Konzerne. Auch Milchkonzerne sind mittlerweile global operierende Organisationen, mit Nestlé als größter Molkerei der Welt an der Spitze. Amerikanische und chinesische Giganten sind die Weltmarktführer bei Schweinen.

Die größte Fleisch-Company der Welt sitzt nahe den Soja-Futterquellen in Brasilien, eine Firma namens JBS. Firmengründer José Batista Sobrinho (JBS) hatte 1953 mit fünf Rindern am Tag angefangen. Heute kann der Konzern jeden Tag 72 000 Schweine schlachten, 100 000 Rinder, dazu unglaubliche 13 Millionen Hühner. JBS hat 200 000 Mitarbeiter in 24 Ländern auf allen fünf Kontinenten, er exportiert in 150 Länder. Die Familie zählt zu den reichsten Brasiliens.

Die Massentierhaltung macht Profit, sonst gäbe es sie nicht. Auch in Deutschland, etwa in Niedersachsen: Die Bürgermeister dort erzählen gern vom Besuch eines ameri-

kanischen Reporters. Der habe nach einer Weile gefragt:
»Hier leben ja nur Millionäre. Habt ihr denn gar keine Arbeiter?« So berichtete es die *Frankfurter Allgemeine Zeitung*.

Das ist der Industriezweig, der dafür sorgt, dass die Menschen mehr Tierisches essen, als ihnen – und den Tieren – guttut.

38,4 Millionen Legehennen leben allein in Deutschland. Dazu kommen fast 100 Millionen Masthähnchen. 58 Millionen Schweine werden im Jahr in Deutschland geschlachtet. Weltweit lag die Fleischproduktion im Jahr 2011 bei knapp 300 Millionen Tonnen, bis 2050 werden es nach Prognosen 460 Millionen Tonnen jährlich sein.

Zweieinhalb Stunden musste ein Durchschnittsdeutscher im Jahre 1960 für ein Kilo Schweinekotelett arbeiten, 2012 war es noch gut eine halbe Stunde. Der Aufwand fürs Brathähnchen sank von über zwei Stunden auf zwölf Minuten, für zehn Eier von 49 auf sieben Minuten. Im Durchschnitt isst der Deutsche im Laufe seines Lebens 1094 Tiere: vier Rinder, 46 Schweine, 945 Hühner. Statt höchstens 90 Gramm am Tag, wie Mediziner empfehlen, sind es in den Industrienationen im Schnitt 224 Gramm Fleisch am Tag.

Die »Tierproduktion«, die hierzulande die Menschen krank macht, verändert die Umwelt im globalen Maßstab. Millionen Hektar Wald werden in Südamerika gerodet, um Soja anzubauen, als billiges Futter fürs Vieh hierzulande. 80 Prozent der Rodungen im Amazonasgebiet dienen der Neuschaffung von Weideland. 1250 Millionen Tonnen Pflanzenfutter fressen die Schweine und Hühner weltweit pro Jahr.

Und auch, was hinten rauskommt, versaut die Umwelt. Allein im Jahr 2012 sind etwa in Niedersachsens Tierfabriken und Agrarbetrieben 38,7 Millionen Tonnen Gülle, 8,1 Millionen Tonnen Festmist und 9,9 Millionen Tonnen Gärrückstände aus Biogasanlagen angefallen. Auf »Gülle-börsen« werden die Endprodukte an Käufer abgegeben und so übers Land verteilt.

Die Gülle führt zu einer bedenklichen Nitratbelastung des Grundwassers. Nach einer EU-Untersuchung lag der Wert an jeder zweiten gemeldeten Messstation über der geltenden Grenze von 50 Milligramm pro Liter. Green-peace sprach schon von einer »Zeitbombe im Trinkwasser«.

Zunächst leiden die Tiere. Die Hühner, zum Beispiel, häufig unter Herzproblemen. Die Schweine haben es in den Gelenken. Die Puten können schon gar nicht mehr laufen, kippen nach vorn, wegen der überdimensionierten Brust. An Sex ist bei den überzüchteten Rassen ohnehin nicht zu denken, das übernimmt der Besamer.

So hat, meint die Monatszeitung *Le Monde diplomatique*, »selbst der Begriff ›Tier‹ seine Gültigkeit verloren: Würst-chen werden wie Autos produziert, ausgehend von den Rohstoffen. Dass es sich um lebende und häufig leidende Rohstoffe handelt, wird ausgeblendet. De facto sind diese Tiere keine eigenständigen Lebewesen mehr, sondern pure Resultate agrarwissenschaftlicher Forschung. Durch jahr-zehntelange Selektion wurden sie so gezüchtet, dass ihre Muskelmasse sich immer schneller entwickelt und sie eine erhöhte Fortpflanzungsleistung erbringen. Im Gegenzug sind ihre Vitalorgane auf ein Minimum reduziert und oft nicht mehr in der Lage, ihre Funktionen zu erfüllen. Die Tiere sind extrem anfällig für Infektionen. Deshalb werden die Mastställe beheizt. Dennoch brechen regelmäßig Krankheiten aus, die dann mit Antibiotika bekämpft wer-den.«

Je mieser das Leben der Tiere, desto schlechter ist das für die menschliche Gesundheit, sagt Tracey Jones, Direktorin der Vereinigung für Mitgefühl in der globalen Landwirtschaft (Compassion in World Farming): Das »Verlangen nach billigen Hühnern« drücke die »Preise nach unten« und treibe die Produzenten an, Hühner zu verwenden, die schneller wachsen, und zugleich die Zahl der Tiere im Stall zu erhöhen. Beides sei schlecht fürs Wohlergehen der Tiere und erhöhe die Wahrscheinlichkeit für Krankheiten bei Menschen, etwa durch Bakterien vom Typ *Campylobacter*, die für Hunderttausende von Krankheiten jedes Jahr und sogar für Todesfälle verantwortlich sind.

Eine wachsende Zahl von Hähnchenbrüsten enthält diese Krankheitserreger. Und weil die Tierbarone mit Antibiotika dagegen angehen, wachsen die Resistenzraten – und die Arzneien, auch für die Menschen, verlieren ihre Wirkung.

Die größte und bislang völlig unterschätzte Bedrohung der Gesundheit für Menschen liegt aber womöglich ausgerechnet in jenen Substanzen, die bisher als besonders segensreich galten: den sogenannten Proteinen, dem »Eiweiß« in den tierischen Produkten: Fleisch, Milch, Butter, Käse. Und natürlich Eiern.

Das ist die spektakulärste Wende, die es in der Geschichte der Nahrungsaufnahme gegeben hat. Ein Stoff, der bislang als wertvoller Nahrungsinhalt galt, soll plötzlich zerstörerische Folgen haben. Dabei hat er nicht etwa seinen Charakter verändert. Nur seine Verfügbarkeit hat sich erhöht. Und plötzlich löst dieser Stoff ganz andere Folgen im Körper aus.

Ausgerechnet eine der Hauptstützen beim Produktmarketing: das »wertvolle Eiweiß«. Niemand wäre auf die Idee gekommen, dass diese Proteine jemals zum Problem werden könnten. Die Wissenschaft erkennt erst jetzt, wie die Überdosis Protein auf den Organismus wirkt.

Das Tierprodukt ist zum Sattmacher geworden – und dadurch zum Krankmacher. Und zum Dickmacher. Tatsächlich kann eine hohe Aufnahme von tierischem Eiweiß unter anderem die Wirkung des Insulins verschlechtern und so das Diabetesrisiko erhöhen, wie neuere Studien ergaben, etwa eine umfangreiche Erhebung von europäischen Wissenschaftlern unter Leitung von Monique Vannielen von der Universität im niederländischen Wageningen, die 2014 in der Zeitschrift *Diabetes Care* erschienen ist.

Auch die Studien am Deutschen Institut für Ernährungsforschung in Potsdam-Rehbrücke (DIfE) hätten gezeigt, »wie eine eiweißreiche Kost«, so der Hormonforscher Martin O. Weickert, »das Diabetesrisiko erhöhen kann«.

Wer viel tierisches Protein isst, hat ein um 118 Prozent höheres Risiko einer Diabeteserkrankung, im Vergleich zu den Wenigessern. Das legte die Wissenschaftlerin Yvonne Sluijs vom University Medical Center im niederländischen Utrecht in einer 2010 in der Zeitschrift *Diabetes Care* erschienenen Studie dar.

Das ist auch so eine erstaunliche neue Erkenntnis. Gemeinhin gelten Kohlenhydrate, also Zucker, Pasta, Kartoffeln, als problematisch, weil sie den Blutzuckerspiegel erhöhen und damit zum Ausstoß des »Masthormons« Insulin führen. Jetzt zeigt sich: Zur Insulinausschüttung führen auch Steaks, Milch und vor allem die üblichen Kombinationen der Speisen. Das ergab eine umfangreiche Erhebung zu den Insulin-Effekten verschiedener Nahrungsmittel von Wissenschaftlern aus Harvard und Sydney im Jahr 2011.

Der Food Insulin Index (FII) gibt diese Effekte an. Weißbrot ist dort beispielsweise mit einem Index von 100 geführt, Beefsteak mit Kartoffeln liegt schon knapp dahinter bei 88, und Pizza mit Coca-Cola bei 85 Indexpunkten. Und ein fettarmer »Fruchtjoghurt« aus dem Supermarkt, Geschmacksrichtung Erdbeere, wird mit 84 geführt.

Das bedeutet: Bei allen modernen Zivilisationskrankheiten, bei denen bisher die Kohlenhydrate im Vordergrund standen, insbesondere der Zucker (siehe Hans-Ulrich Grimm: »Garantiert gesundheitsgefährdend«), können auch die tierischen Produkte eine Rolle spielen, weil sie – vor allem in Verbindung mit den Kohlenhydraten – den Insulinspiegel in die Höhe treiben.

Die Proteine haben, im Übermaß, aber noch weitere Effekte. So ergab eine 2013 veröffentlichte Studie der Johns Hopkins School of Medicine in Baltimore im US-Staat Maryland, dass die Nierenfunktion beeinträchtigt werden kann, wenn bei der Ernährung viel tierisches Eiweiß im Spiel ist.

Sogar das Risiko für manche Arten von Nierenkrebs steigt, wie der Epidemiologe Mohammed El-Faramawi von der University of North Texas in Fort Worth herausgefunden hat. Eine Gruppe brasilianischer Forscher wies 2015 auch auf steigenden Blutdruck durch erhöhten Proteinverzehr hin – jedenfalls bei Diabetikern.

Dass es so etwas wie »Proteinmast« geben könnte, war bislang den wenigsten bekannt. Der deutsche Professor Lothar Wendt hatte zwar das Konzept der »Eiweißspeicherkrankheit« in den 1940er Jahren entwickelt, doch gleich darauf geriet es in Vergessenheit. Dabei hatte schon Wendt einen Zusammenhang gesehen zwischen Protein-Überversorgung und Folgen wie Übergewicht, Bluthoch-

druck, Herzinfarkt, Schlaganfall, Rheuma, Gicht, Nieren-
entzündung und Diabetes Typ 2.

»Proteine sind primär keine Brennstoffe, sondern Bau-
stoffe und werden nur in geringen Mengen benötigt«, sagt
der Arzt und Autor Ludwig Manfred Jacob, der aus seiner
Kritik an Fleisch und anderer Zivilisationskost gleich ein
ganzes Alternativ-Imperium aus Gesundheitspülverchen
und Ersatznahrungsmitteln erwachsen ließ (Buchtitel: »Dr.
Jacobs Weg«).

In China liegt die tägliche Aufnahme von tierischem
Protein bei sieben bis elf Gramm, in Europa bei 47 bis zu
80 Gramm, in Deutschland bei 62.

»Eine Ernährung mit einem hohem Proteingehalt, etwa
aus magerem Fleisch, kann nach einigen Wochen sogar tödlich enden«, sagt Jacobs. Man nennt das »Rabbit Starvation«
(»Kaninchenhunger«). Es ist eine Form von Mangelernährung, die entsteht, wenn man zu viel mageres Fleisch isst.
Amerikas Ureinwohner kannten das Problem, wenn sie mal
bei der Jagd nur Kaninchen erlegt hatten: Sie litten an
Durchfall, Kopfschmerzen und dauerndem Fetthunger.

Bisher galt das Steak zum Salat als Schlankheitsgarant.
Aber: Zu viel Eiweiß kann auch dick machen. Das fand die
Wissenschaftlerin Antonia Trichopoulou von der Universität Athen heraus, bei einer Untersuchung mit 27 862 Frei-
willigen im Alter von 25 bis 82 Jahren, die schon 2002 im
European Journal of Clinical Nutrition erschienen ist. Ergebnis: Diejenigen, die am meisten Protein verzehrten, waren am dicksten. Ähnliches ergab eine Studie von Michael
Hermanussen, veröffentlicht im Jahr 2008.

Die Massentierhaltung erhöht aber nicht nur die Fleisch-
menge. Sie verändert auch die Qualität, die Zusammensetzung, und damit die Folgen für den Körper.

Gibt es einen Zusammenhang zwischen dem Glück der Tiere und der Qualität von Schnitzel, Milch und Steak? »Machen die Haltungsbedingungen einen Unterschied?«, fragte die *Los Angeles Times* den berühmten Harvard-Experten Walter Willett. »Das wissen wir nicht sicher«, sagte dieser. »In unserer Studie hatten wir uns mit dem roten Fleisch beschäftigt, so wie es in den Vereinigten Staaten gegessen wird.« Und es gebe schlicht zu wenige Menschen, die Fleisch von glücklichen Tieren essen, um das beurteilen zu können, von Rindern etwa, die noch grasen dürfen.

Dabei gibt es sie wirklich, solche Rinder, die glücklich sind, auch Schweine, die wohlig grunzend im Erdreich wühlen, und Hühner, die da gackern und – täglich ein Ei legen, die Enten und Gänse drunten am Bach. All das gibt es tatsächlich. Auch heute noch. Aber nur außerhalb der Welt der Supermärkte. Die brauchen die Massen. Und die kommen aus den Fabriken der Tierindustrie.

Das meiste rote Fleisch liefert bei uns: das Schwein. Es trägt mithin, man muss es leider so sagen, die Hauptverantwortung für die Krankheiten, die damit verbunden sind. Ausgerechnet das sympathische Tier, das doch eigentlich als Glücksbringer gilt. Jetzt hat es Pech – wenn es in diese Maschinerie gerät. Und die anderen Beteiligten auch. Manchmal wird dabei einer so gereizt, dass er zum Messer greift.

2. Anhaltende Schmerzen

Arme Schweine:
Mit Gewalt zur Überdosis
Wurst und Schnitzel

*Schock für Currywurstfans: Schon ein Würstchen am Tag
kann zu viel sein / Schlimme Schmerzen: Die Wirtin konnte kaum
noch das Bier zapfen / Die Wurst ist die Zigarette der Zukunft /
Salami und Schinken können Ihre Fruchtbarkeit gefährden /
Glückliche Schweine beißen nicht*

Das Messer lag bereit, als Werkzeug, nicht als Waffe. Es war »ein Schlachtermesser mit orangefarbenem Griff und einer *sehr* schmalen Klinge«, 14 Zentimeter lang, Identifikationsnummer 17146. Irgendwann hatte sich zu viel aufgestaut. Er nahm es. Er stach zu »und zog dann das Messer sofort wieder heraus«. So steht es im Gerichtsurteil. Nur dank einer Notoperation endete der Stich nicht tödlich.

Sie standen zusammen am Fließband, zehn auf der einen, zehn auf der anderen Seite. Zwischen ihnen das Band, an dem das Fleisch seinen Weg zum Schnitzel nimmt. Jeder hatte einen eigenen Korb mit Messern. Rustikale Umgangsformen sind hier üblich, es ist schließlich ein Schlachthof. Auch Streitereien, Hänseleien. Gelegentlich bewarf der Vorarbeiter seine Leute mit Fleischstücken oder Eiswürfeln, aus »Spaß«. So steht es in den Gerichtsakten.

Manchmal zog er unter dem Gelächter der Kollegen seinem Untergebenen eine Folie über den Kopf.

Es ist Stress, klar, wenn das Schnitzel so billig werden muss. Das Schlachten eines ganzen Schweines kostet ja, alles in allem, nur 1,03 Euro. Pro Schwein, wohlgemerkt, nicht pro Kilo.

»Wir stehen unter Druck, und den gebe ich weiter«, sagte Piotr, der Vorarbeiter, der aus Polen stammt und der schließlich das Messer zwischen den Rippen stecken hatte, genauer: in der linken Thoraxflanke, zwischen der zehnten und elften Rippe, geführt von Andrzej, gleichfalls ein Pole, »in einem großen Halbbogen«, mit »großem Schwung« und »einiger Kraft«, so der Urteilstext.

Andrzej wurde zu einem Jahr und zehn Monaten Gefängnis auf Bewährung verurteilt, von der 1. Großen Strafkammer des Landgerichts Halle. Aber selbst der Anwalt des Messerstechers, Janusch Nagel, stellt die Frage: »Wer ist hier Täter, wer Opfer?« Und wer Gewinner, wer Verlierer?

Verlierer sind zunächst die tausend Polen, die hier schuften müssen, im ostdeutschen Weißenfels, inmitten der Zone mit den monströsesten Tierfabriken Europas.

Auf der Gewinnerseite steht, rein geschäftlich betrachtet, natürlich der Besitzer der Tötungsanlage, Clemens Tönnies, der größte Schlachtfabrikant Deutschlands. Allein 17 Millionen Schweine schlachtet er im Jahr, 5,6 Milliarden Euro Umsatz macht er damit insgesamt. Er ist ein angesehener Mann, Deutschlands Supermarktkonzerne kaufen gern bei ihm. Auf dem Gelände des Schlachthofs stehen große Trucks mit Werbung drauf: »Toasty: Don't call it Schnitzel«. Das ist ein Erfolgsprodukt des Hauses, überall zu haben, bei Rewe, bei Edeka. Im Fernsehen machen sie Werbung dafür. Aldi und Lidl beliefert er natürlich auch.

So scheint auch der Verbraucher zu den Gewinnern zu gehören. Jedenfalls solange er noch keine Symptome zeigt. Denn rotes Fleisch ist, glaubt man Wissenschaftlern und auch Behörden, inzwischen als Gesundheitsrisiko einzustufen, mitverantwortlich für die großen Zivilisationskrankheiten. Und zu den Betroffenen gehört, tragischerweise, womöglich auch Fleischkönig Tönnies.

Rotes Fleisch, das klingt nach Rind oder Lamm. Hierzulande ist es aber vor allem: Schweinefleisch. Und, fast wichtiger noch: die Wurst.

Das will nun, im Lande der Currywurstkultur, nicht jedem gefallen. Und noch weniger einleuchten. Schließlich gibt es die Wurst seit Menschengedenken, und das Schwein ist schließlich Begleiter und auch Fleischlieferant des Menschen seit Jahrtausenden.

Bisher galt es ja sogar als Glückssymbol. Ein sympathisches Tier, lustig, intelligent, einfühlsam, flink. Rennen kann es auch, und glücklich grunzen dazu. Schweinernes, Wurst, Wammerl, Braten, Haxen, all das war so etwas wie ein kulinarisches Kulturgut. Und das soll plötzlich zum Gefahrgut geworden sein?

Das nun hat tatsächlich viel zu tun mit den Verhältnissen wie in jenem Schlachthof, in dem die Messerstecherei stattfand. Verhältnisse, in denen unter hohem Druck, in optimierten Verfahren, aus lebendigen Wesen Waren gemacht werden, die zu Billigpreisen verramscht werden, in irren Mengen.

Mit herkömmlichen, traditionellen Zucht- und Schlachtmethoden wäre das gar nicht möglich. Mit herkömmlichen Methoden könnte also gar nicht so viel produziert werden, dass es schadet, den beteiligten Schweinen, den Beschäftigten im Schlachthof und der Gesundheit der Konsumenten.

Die Tierindustrie schafft das. Mit »industrieller Mast«,
zum Beispiel. So hieß das hier früher, in Deutschlands Osten, wo auch der Schlachthof liegt, in dem es zur Messerstecherei kam. Industrielle Mast, das bedeutet: riesige Ställe, dunkle, fensterlose Baracken, irgendwo im Wald oder
auf weiter Flur versteckt. Niemand hört die Tiere, die hier
eingepfercht sind. Diese Produktionsbedingungen haben
es überhaupt erst möglich gemacht, so viel Fleisch zu produzieren, dass es ungesund wird.

Für Schweine-Kritiker ist das keine Überraschung. Denn
nicht nur die kulinarische Liebe zum Schwein hat Tradi-
tion, sondern auch die Skepsis. Dass Schweinefleisch nicht
gut sei, das glaubten viele Kulturen. Der Sage nach soll
Buddha an einer »Überladung des Magens« mit Schweinebraten gestorben sein – was allerdings bei seinen Anhän-
gern umstritten ist. Juden und Muslimen ist der Verzehr
von Schweinefleisch verboten. »Der Herr redete mit Mose
und Aaron und sprach zu ihnen: Redet mit den Kindern
Israel und sprecht: Dies sind die Tiere, die ihr essen sollt«
(Levitikus 11, 1–47). Vom Schwein sollten die Gläubigen
»nicht essen«, denn es sei »unrein«. Auch im Koran (2.
Sure, Vers 173) stehen Schweine auf dem Index, es ist »untersagt«, sie zu essen.

Als Grund für die Ächtung gelten die sogenannten Tri-
chinen, kleine Fadenwürmer, die beim Menschen zu Erbrechen und Durchfall, aber auch zu Schwindel, bei Immun-
schwäche sogar zum Tod führen können. Das Trichinenproblem gilt mittlerweile als gelöst; es scheint nur noch
eines auf manchen Kleinbauernhöfen zu sein, vor allem in
armen Ländern mit mangelhafter Hygiene, wie in Rumä-
nien.

Die Tierindustrie hat das Trichinenproblem im Griff –

aber dafür neue Probleme geschaffen. Durch die schiere Masse. Zum Beispiel die Krankheiten, die die bayerische Wirtin Irene Huber plagen, und viele mehr, vor denen Wissenschaftler und Behörden in Europa und Amerika warnen: Herzprobleme, Übergewicht, Diabetes, Nierenleiden, sogar Krebs. Womöglich ist sogar Großschlächter Tönnies ein Opfer: Er litt an einem Nierentumor. Und solche Krankheiten könnten, meinen jedenfalls manche Wissenschaftler, auch mit dem roten Fleisch, etwa vom Schwein, zusammenhängen.

Auch der neue Überschuss an Proteinen, dem tierischen Eiweiß, stammt zum großen Teil von Schnitzel, Braten, Wurst. Das sogenannte L-Carnitin etwa ist so ein Fleisch-Eiweiß, das bisher als sehr gesund galt, sogar als Nahrungsergänzungsmittel verkauft wurde, aber nach einer US-Studie von 2013 die Bildung von Ablagerungen in den Adern und damit Herzkrankheiten begünstigen kann – wie die, an der Frau Huber leidet.

Hinzu kommen die Leiden, für die speziell das Schweinefleisch steht. Wie zum Beispiel die Schmerzen an den Gelenken. Irene Huber hat sie vor allem am Daumen: »Der tut mir immer unwahrscheinlich weh.« Sie kann im Wirtshaus das Bier kaum noch zapfen. Manchmal wacht sie nachts auf vor lauter Schmerzen.

Zu den Krankheiten, bei denen das Schwein eine besondere Rolle spielt, gehört die Gicht. Zu erkennen ist sie oft an hohen Harnsäurewerten, wie sie auch bei Frau Huber gemessen wurden. Das Fleisch enthält sogenannte Purine, die wandelt der Körper in Harnsäure um. Gicht ist eine besonders schwere Form der Arthritis. Allein an der sogenannten Polyarthritis sollen 800 000 Menschen in Deutschland leiden – mit zunehmender Tendenz. Und auch hier

stehen Schweinefleisch-Bestandteile am Pranger, wie auch
bei der sogenannten Fibromyalgie, einer besonders lästigen
Krankheit. Ihr »Leitsymptom« ist – der Schmerz. Wie bei
einer Betroffenen namens Emilia, die im Internet schreibt:
»Ich habe schon viele Jahre Fibromyalgie. Immer wenn
ich Schweinefleisch esse, habe ich einen Tag später einen
starken Schmerzschub. Weil ich zu wenig Blut habe, sollte
ich ab und zu Fleisch essen. Was ist im Schweinefleisch,
dass dieses so starke Schmerzen auslöst? Schmerzen habe
ich jeden Tag, am ganzen Körper, doch ein Schmerzschub
ist sehr schlimm und dauert dann einige Wochen.«

Was drin ist? Vor allem die sogenannte Arachidonsäure,
von der besonders viel in tierischen Produkten enthalten
ist – an der Spitze steht dabei das Schwein: Mageres Schweinefleisch enthält davon 120 Milligramm pro 100 Gramm,
ebenso viel die Fleischwurst, bei Schinken sind es 130, bei
Schweineleber 870 Milligramm. An der Spitze steht Schwei-
neschmalz mit 1700 Milligramm pro 100 Gramm.

Aus der Arachidonsäure bildet der Körper Eicosanoide,
Botenstoffe. Davon benötigt der Körper etwa 50 Milligramm am Tag, bekommt aber in Deutschland durchschnittlich 300 bis 350.

Früher gab es nicht so viele von diesen Eicosanoiden. Es
gab auch keinen übermäßigen Fleischkonsum. Früher gab
es auch noch keine Tierindustrie. Mensch und Schwein, sie
lebten zusammen, waren über Jahrtausende eine Schick-
salsgemeinschaft. Das Schwein ist, neben dem Hund, das
älteste domestizierte Haustier. Der Mensch hat dem
Schwein viel zu verdanken – sogar die Sesshaftigkeit, meinen jedenfalls manche Forscher. Denn: Schweine zu halten
sei einfacher, als Weizen anzupflanzen. Weil: Getreide muss
man nicht nur anpflanzen, sondern auch weiterverarbeiten,

mahlen, backen. Das Schwein hingegen muss man nur in
den Wald treiben, Eicheln fressen lassen, später schlachten,
fertig. Womöglich hätten die Menschen vom Schwein sogar die Technik des Pflügens abgeschaut, als jene mit dem
Rüssel den Boden aufwühlten. In der sogenannten akkadi-
schen Keilschrift aus dem alten Mesopotamien jedenfalls,
dem Gebiet des heutigen Irak, seien sogar die Wörter für
Schwein, Umwühlen und Pflügen ähnlich. Dort im Vorde-
ren Orient stand die »Wiege des Hausschweins«, wie es
gern formuliert wird. Die ältesten Funde, die auf eine frühe
Schweinehaltung deuten, stammen aus der Osttürkei, aus
einer 10 000 Jahre alten Siedlung. Weltweit erfreuten sich
die Schweine früher Beliebtheit. In China gab es schon im
4. Jahrtausend vor Christus eine florierende Schweinemast,
auch in Ägypten hatten sie schon Hausschweine, auf Zeich-
nungen aus jener Zeit waren sie am Ringelschwänzchen
von der Wildsau zu unterscheiden. Im antiken Griechen-
land sowie im alten Rom gab es zeitweilig sogar »Stadt-
schweine«, ebenso im europäischen Mittelalter – als Müll-
verwerter: Sozusagen als Mitarbeiter der Stadtreinigung
vertilgten sie Abfälle und Essensreste. *Urban Farming* mit
Schweinen: Das gab es bis ins 19. Jahrhundert sogar in
New York City.

Also: ein durchaus sympathisches Tier. Auch hierzulande. Und die aus seinem Fleisch geformten Produkte genießen auch heute noch Kultstatus, die Currywurst etwa, die
seit Jahrzehnten die Hitlisten der beliebtesten Kantinen-
gerichte anführt.

Und so gilt selbst der Wurstfabrikant bisher durchaus als
Ehrenmann. Ein berühmter Vertreter seiner Gattung namens Uli Hoeneß, Lieferant für den Billighändler Aldi und
lange Manager des Fußballvereins FC Bayern München,

musste ja nicht wegen seiner Wurst ins Gefängnis, sondern wegen Steuerhinterziehung.

Fußballfunktionär ist auch der Besitzer des blütenweißen Schlachthofes, in dem die Bluttat am Schnitzelband stattfand, Clemens Tönnies, Aufsichtsratsvorsitzender bei Schalke 04. Und auch wenn er vor Gericht steht, dann geht es nicht um Gesundheitsschäden durch sein Fleisch, sondern in der Regel um eine Familienfehde, die sich rankt um Anteile, um Stimmrechte, undurchsichtige Firmengeflechte, auch im Steuerparadies Liechtenstein. Sein Bruder Bernd war früh gestorben, dessen Söhne streiten mit Onkel Clemens um die Macht im Konzern.

Natürlich steht auch der unter Druck, er ist im globalen Maßstab ja nur ein kleiner Fleisch-Krösus. Der weltgrößte Fleischkonzern JBS zum Beispiel sitzt in Brasilien, schlachtet neben Hunderttausenden anderen Tieren 72 000 Schweine am Tag. Die US-Gesellschaft Tyson Foods, nach JBS zweitgrößter Schlachter der Welt, knapp 56 000, ebenfalls pro Tag. Und jetzt haben sich auch noch Amerikaner und Chinesen zusammengetan, zum größten Schweine-Imperium der Welt: Die US-Firma Smithfield, der größte Schweinefleischproduzent der Welt, tötet täglich 113 000 Schweine, beliefert Weight Watchers und McDonald's und verkauft auch nach Europa, weltweit insgesamt drei Millionen Tonnen pro Jahr. Geschluckt wurde sie von einem chinesischen Konzern namens Shuanghui International, der 2,7 Millionen Tonnen Fleisch pro Jahr produziert.

So gibt es eigentlich keine persönlich Schuldigen, die dafür verantwortlich sind, wenn jetzt die Menschen an den Fleischfolgen leiden. Es ist sozusagen das ganze globale Schweinesystem, das dazu führt, dass immer mehr Schwein im Angebot ist, immer mehr Wurst und Arachidonsäure und Proteine, all die Substanzen, die jetzt in wachsendem Maße zu Problemstoffen werden.

Allein der Verbrauch von Schweinefleisch hat sich in Deutschland seit 1950 fast verdreifacht. Die Zahl der Schweine, die gehalten werden in Deutschland, hat sich mehr als verdoppelt: Von 12 Millionen im Jahr 1950 auf 28 Millionen im Jahr 2014.

Der weltweite Schweinefleischverzehr, 1961 im Schnitt bei acht Kilo pro Kopf, stieg bis zum Beginn des neuen Jahrtausends auf 15 Kilo. Europa liegt weit darüber, ganz vorne mit dabei stets Deutschland und Österreich, mit einem Pro-Kopf-Verzehr von um die 40 Kilo pro Jahr.

Kein anderes Land in Europa erzeugt Schweinefleisch so billig wie Deutschland. »Kostenführerschaft« nennen das die Branchenprofis. Deutschland produziert schon mehr, als es braucht: Es ist hinter den USA der weltgrößte Schweineexporteur. 2,6 Millionen Tonnen werden ins Ausland verkauft.

Ein Glück war für den Schweine-Krösus Tönnies, dass sich für ihn und die anderen Tierindustriellen Europas eines Tages eine einmalige Chance bot: Ein ganzes Land tat sich auf, von vielen seiner Bewohner verlassen, aber bestens vorbereitet für Schweinebarone und Wurstkönige, auch für Hühnerbarone, für die ganze Tierindustrie: der Osten Deutschlands.

Die ehemalige DDR war zwar bei vielen ihrer Einwohner nicht sehr beliebt, hatte aber in den Augen der Massentierhalter bezwingende Vorzüge: riesige Tierfabriken, Modellbetriebe sozusagen für die industrielle Tierhaltung nach amerikanischem Vorbild. Selbst die Fachvokabeln stammten von drüben, der »Broiler« zum Beispiel, eigentlich der amerikanische Ausdruck fürs Masthähnchen, wurde zur

DDR-Spezialität, sogar als »Goldbroiler« erhältlich, und im Westen immer ein bisschen belächelt.

Jetzt lächelt niemand mehr, jetzt ist der Broiler Standard für ganz Deutschland, erhältlich in allen Supermärkten des Landes, nur Broiler heißt er nicht mehr. Und an den Baracken und den eisernen Toren steht jetzt nicht mehr »Kombinat Industrielle Mast«, sondern zum Beispiel: Wiesenhof.

So ist das in einem Ort namens Möckern, Landkreis Jerichower Land, in Sachsen-Anhalt, 80 Kilometer westlich von Berlin. Möckern ist ein Ort mit 27 Teilgemeinden, 14 000 Einwohnern – und 1 624 000 Hühnern, nach einer amtlichen Aufstellung des zuständigen Ministeriums.

An der Zufahrt zum Headquarter des Kombinats, das jetzt nicht mehr so heißt, steht ein riesiges Kunstwerk aus Edelstahl, eine Skulptur, die den Stolz des Ortes auf die Hühnerfabrikation zeigt, mit langen, mattsilbrigen Stäben, die senkrecht in die Höhe ragen, und an einem von ihnen steht »KIM« für »Kombinat Industrielle Mast«. So hieß das damals, ehrlich, nichts beschönigend. Als die Hühnerbarone aus dem Westen kamen, haben sie dann gleich ihr Logo danebenschweißen lassen: »Wiesenhof«. Klingt wie eine Lüge, ist aber eine Marke, die erfolgreichste in Deutschland.

Das gehört zu den Erfolgsrezepten: Die Massentierhaltung ist unsichtbar geworden, wird versteckt hinter idyllischen Bezeichnungen. Und auch Tiermassen sind unsichtbar. Auf der »Mecklenburger Broilerfarm« zum Beispiel, in einem Ort namens Jörnstorf, 30 Kilometer von Rostock. Da leben 830 000 Masthähnchen, ausweislich amtlicher Unterlagen, in einem Gewerbegebiet, ein paar hundert Meter abseits der Hauptstraße, in der Nachbarschaft gibt es noch ein Hotel, eine Spedition, einen Campingbedarfshändler. Und dann die Anlage, am Waldrand. Wieder eine dieser Baracken, Solaranlagen auf dem Dach. Und eine merkwürdige Stille. Nur die Blätter rascheln im Wind, kein Hahn kräht, kein Huhn gackert.

Den Zugang zum Gelände versperrt ein Zaun mit elektrisch betriebenem Tor, darauf ein rotes Schild:

»Mecklenburger Broiler Farm GmbH
Unbefugten ist das Betreten
des Firmengeländes verboten!«

Dann taucht neben der Baracke ein silberner Golf mit Anhänger auf, das Stahltor rollt langsam zur Seite. Nachdem der Golf durch die kleine Kuhle gerollt ist, in der sie vermutlich immer die Reifen desinfizieren, bei den Tiertransporten, lässt der Fahrer das Fenster hinunter.

Entschuldigung, leben hier die Hühner?
»Ja.«
830 000 Hühner in dieser einen Halle?
»Nein, das sind ja vier Farmen, mit 36 Hallen.«
Und wo werden die geschlachtet?
»Keine Ahnung, ich bin ja nur der Hausmeister.«

Die »Mecklenburger Broiler Farm« ist nur eine von vielen Massenfarmen. Ein paar Kilometer weiter südlich steht eine weitere »Hähnchenmastanlage«, mit 380 000 Tieren. Eine andere zählt exakt 236 256. Eine »Junghennenanlage« hat 329 984 »Tierplätze«. In Dutzenden weiteren Anlagen leben 40 000, 80 000 oder gleich 200 000 Hühner. Eine »Hähnchenmastanlage«, die ebenfalls zum Wiesenhof-Imperium gehört, mästet gar 966 000 Tiere. Und so geht es weiter, kreuz und quer durchs Land. Farmen mit Hunderttausenden, Millionen von Tieren.

Die Tierbarone können ihr Glück kaum fassen. »Ost-deutschland ist eine super Gegend für Landwirtschaft, mit seinen großen Strukturen und Flächen aus der DDR-Zeit«, sagte der größte Schweinebaron Europas, der Holländer Adriaan Straathof. Auch er hat natürlich die Gelegenheit ergriffen, ins Eldorado der Massentierhaltung vorzustoßen. 50 000 Sauen hält er allein in Deutschland, 15 000 weitere in Holland und Ungarn. Und er produziert 1,5 Millionen Ferkel im Jahr.

Den größten Schweinestall Deutschlands betreibt ein Landsmann von ihm, Harry van Gennip, in einem Ort, der Sandbeiendorf heißt. Er besteht nur aus ein paar Häusern und einem kleinen Kirchlein in der Mitte. Am Waldrand sind dann die Ställe zu sehen. Eine riesige Anlage aus DDR-Zeiten, vorne ein Pförtnerhäuschen, dahinter lange Reihen mir Gebäuden. Alles sieht schon ein bisschen herunterge-kommen aus. Der Zutritt ist verboten. Heimlich haben Tierschützer von Animal Rights Watch (Ariwa) hier Videos gedreht.

Aus den Besuchsprotokollen: »Beim Betreten der Schwei-neanlage stockt der Atem: Der Ammoniakgehalt in der Luft ist kaum zu ertragen, Millionen von Fliegen schwirren her-um, Gestank von Verwesung, leidende Schweine, wohin das Auge schaut, Milliarden von Maden bewegen sich in den Güllegruben unter den Schweinen. Die Kadavertonnen sind gefüllt mit toten Schweinen.«

Die Tierschützer haben Anzeige erstattet. »Die aktuellen Undercover-Aufnahmen belegen massenhaft tierschutz-rechtliche Verstöße«, so Jürgen Foß von Animal Rights Watch. Anders sieht das der Betreiber: »Das ist eine ganz normale Anlage, wo Tiere auf dem besten Niveau tierartge-recht gehalten werden«, meint van Gennips Betriebsleiter in Sandbeiendorf: »Ich würde sagen, die Tiere fühlen sich wohl hier.«

»Schweine-KZ« nennen Leute wie Dieter Roloff von der Bürgerinitiative Mahlwinkel solche Wohlfühloasen. In den USA heißen solche Anlagen ganz offiziell »CAFO«: »Concentrated Animal Feeding Operation«, konzentrierte Tierfütterungsanlage. Dass sich darin ein Tier wohl fühlt, darf als ausgeschlossen gelten.

Schweine sind ja eigentlich sehr umgänglich, einfühlsam. Die meisten Menschen wissen das nicht, aber die Tierfreunde von Peta: »In ihrer natürlichen Umgebung, also nicht in der Intensivhaltung, sind sie sozial, verspielt und beschützend, gehen Beziehungen miteinander ein, machen Betten, relaxen in der Sonne und kühlen sich im Schlamm ab.« Schweine kommunizieren permanent miteinander. Sie können mehr als zwanzig Varianten ihrer »Oinks« äußern, sich sehr subtil mit Grunzlauten und Quieken verständigen – in unterschiedlichen Situationen, von der Partnerwerbung bis zum »Ich hab Hunger!«.

Im Massenstall aber ist nicht mehr viel mit Oink und Quiek. Im Massenstall wird gebissen und zurückgebissen. Schwein beißt Schwein: Die Fachwelt nennt es, mit einer gewissen Übertreibung, »Kannibalismus«; in Wahrheit fressen sie sich natürlich nicht auf, aber sie beißen sich ins Ohr, in den Schwanz, oft mit blutigen Folgen. Das Branchenblatt *DGS-Magazin* ordnet dieses Verhalten den Oberbegriffen »produktionsbedingte Erkrankungen« oder »Discomfort-Syndrom« zu. Damit sind »Störungen im Wohlbefinden« gemeint, »die zu Verhaltensanomalien führen«. Die Ursache für diese Aggressionen gegen Artgenossen liege in den Haltungsbedingungen, meint *DGS*-Autor Dieter Mischok. Wenn die Gruppen ständig neu zusam-

mengesetzt werden, etwa nach Gewicht, mithin nach Mast-
erfolg, weil nur das den Schweinebaron interessiert, ohne
Rücksicht auf familiäre oder andere Bindungen, seien
»Rangordnungskämpfe« die Folge, »die neben Verletzungen und einer generellen Stressbelastung auch Leistungs-
rückgänge« zur Folge haben können, schreibt die Zeitschrift *Der praktische Tierarzt.*

Zudem schlägt das Klima im modernen Massenstall vielen
Schweinen auf den Magen: Nach Angaben des Fachmaga-
zins *Top Agrar* leiden schätzungsweise 60 Prozent der Hausschweine an Magenreizungen, Vorstufen von Geschwüren.
Als Ursache gilt, neben dem Stress im Stall, den großen
Gruppen, »fehlenden Spielmöglichkeiten und Drängeleien
am Trog«, ein schlechtes Betriebsklima: »hohe Schadgas-
konzentrationen, Staub und Zugluft«.

Hinzu kommen akute Schädigungen: 90 Prozent aller
Schweine, die im Schlachthof angeliefert wurden, hatten
Verletzungen, insbesondere schmerzhafte Entzündungen
an den Beingelenken, so eine Untersuchung der Ludwig-
Maximilians-Universität (LMU) München 2014 im süd-
deutschen Raum.

Das alles ist eigentlich nicht zu ertragen. Und es wird
auch immer weniger toleriert, der Widerstand wächst. In
den Massentierhaltungs-Hochburgen in Niedersachsen
beispielsweise, vor allem aber im deutschen Osten. In Mag-
deburg schlossen sich mehrere Bürgerinitiativen zum
Bündnis »Bauernhöfe statt Agrarfabriken« zusammen. In
Weißenfels, wo die Schlachtfabrik des Schweinemagnaten
Tönnies steht, kämpft die Bürgerinitiative »Pro Weißenfels«.

»Kontra Industrieschwein« heißt eine weitere, die gegen
die industriellen Mastanlagen des Holländers Harry van

Gennip kämpft. Im Mai 2014 haben Tierschützer die Zufahrt zum Hauptkomplex des Wiesenhof-Kombinats in
Möckern blockiert – einige hatten sich sogar in eine Art
Abwasserröhren einbetoniert. »Wir«, sagte ein Sprecher
der Polizei, »mussten mit schwerem Gerät die Blockade
durchbrechen.«

Sogar die Behörden wachen jetzt langsam auf. So könnte
das Kernland der Industriemast vielleicht auch am Beginn
einer Auflösung dieser Strukturen stehen. »Kündigen die
Trompeten von Jerichow die von den Grünen beschworene
Agrarwende an?«, so fragte schon die *Welt*. Die Trompeten
von Jericho, unterstützt vom »Feldgeschrei des Volkes«,
haben nach biblischem Bericht bekanntlich die Mauern der
Stadt zum Einsturz gebracht (Josua 6, 4–20). Das »Feldgeschrei des Volkes«, es ist jetzt auch wieder zu vernehmen
im Jerichower Land, wo schon legendäre Schlachten geschlagen wurden, anno 1813 beispielsweise, am 5. April, als
die Preußen, gemeinsam mit den Russen, hier bei Möckern
Napoleons Truppen schlugen, lustigerweise unter Befehl
von General Friedrich Heinrich Karl Georg Freiherr von
Hünerbein (1762–1819).

Jetzt geht es gegen die Tierbarone. Mit mehr als sechzig
Leuten hatte die Polizei bei einer Razzia im März 2014 eine
Schweineanlage von Adrian Straathof durchsucht, im nahen Gladau. Angeblich kommen dort mehr als 30 Prozent
der lebendgeborenen Ferkel nicht durch. Tausende Fotos
dokumentierten die Vorwürfe. Offene Wunden voller Fliegen, angefressene Ohren, heraushängende Mastdärme. Es
erschien den Offiziellen »wie eine riesige Schweinehölle«
(Stern). Eine Sau war sogar mit einem Gurt fixiert. Noch
als die Polizei dabei war, gingen die Misshandlungen mun-
ter weiter: Eine Straathof-Mitarbeiterin packte ein Ferkel

an den Hinterbeinen und schleuderte es mit dem Kopf und Nacken auf die nächste Kante an der Box, vier Mal. Offenbar ein ganz normaler Vorgang, warum sollte sie sich also von der Polizei stören lassen.

Bei der Begutachtung der Beweise kamen die Veterinäre des Landkreises zu dem Schluss, dass Straathofs Schweinen in Gladau »erhebliche oder länger anhaltende Schmerzen, Leiden und Schäden« zugefügt werden. Im Dezember 2014 verhängten sie gegen Adrian Straathof ein »Tierhaltungs- und Betreuungsverbot« nach dem Tierschutzgesetz. Das Unternehmen bestritt die Vorwürfe und legte Widerspruch ein.

Dabei geht es nicht nur um die Tiere. Es geht auch um den Menschen. Bei einer der Demos predigte auch Pfarrer Horst Kasner, der später verstorbene Vater der deutschen Bundeskanzlerin Angela Merkel: »Vieh, das ist keine Sache, das sind lebende Wesen, denen eine ihnen entsprechende Ehrfurcht gebührt.« Wer sie ihnen vorenthält, entwürdigt nicht nur das Tier, sondern auch sich selbst, sagte er: »Bei der industriellen Massentierhaltung nimmt der Mensch Schaden.«

Und er scheint recht zu haben. Darauf deuten nicht nur all die Studien zum roten Fleisch hin. Gerade Schweinefleisch birgt offenbar noch weitere, spezielle Risiken. Neben Rheuma, Arthritis, Gicht soll es überraschenderweise sogar zu Leberzirrhose führen, sogar mehr noch als Alkohol, wie der Epidemiologe Francis Stephen Bridges von der Universität von West Florida in einer 2009 veröffentlichten Studie herausgefunden haben will. Selbst bei Leberkrebs soll es einen ähnlichen Einfluss haben wie der Alkohol.

Sogar bei multipler Sklerose (MS) kann Schweinefleisch eine Rolle spielen. Hier gab es sogar eine ziemlich hohe

Korrelation (0,87, am höchsten wäre: 1,0). Bei den anderen roten Fleischsorten, also Rind und Lamm, gab es hingegen gar keinen Zusammenhang. Nur das Schweinefleisch war »hoch signifikant«, so die kanadischen Forscher Amin Nanji und Steven A. Narod in ihrer schon 1986 veröffentlichten Studie. Multiple Sklerose kommt kaum in Ländern vor, in denen der Schweinefleischkonsum aus religiösen Gründen verpönt ist, wie etwa im Mittleren Osten, oder wo weit mehr Rind- als Schweinefleisch gegessen wird, wie in Brasilien oder Australien.

Am weitreichendsten aber ist sicher das bisher völlig unterschätzte Gesundheitsrisiko durch Würste, Schinken, Speck. Die Harvard School of Public Health warnt sogar ausdrücklich vor frühem Tod: Während jede zusätzliche Portion (90 Gramm) roten Fleisches die Sterblichkeit um 13 Prozent erhöhen könne, seien es bei »verarbeitetem« rotem Fleisch, wie etwa Wurst, sogar 20 Prozent. Daran denkt natürlich kein Kantinengänger, der gern Currywurst aufs Tablett legt: dass die ihn vorzeitig ins Grab bringen könnte.

Ausgerechnet die Wurst!

Das schockt natürlich vor allem die, die ihr ihren Reichtum verdanken: die bisher so ehrenwerten Wurstfabrikanten. »Es gibt einige in der Branche, die sagen, die Wurst wird die Zigarette der Zukunft«, berichtet Christian Rauffus, Chef der Firma Rügenwalder Mühle.

Und sie befinden sich mit dieser Einschätzung ganz auf der Höhe der Zeit, jedenfalls was die medizinische Bedrohungsdiagnose angeht: Tatsächlich hat die Expertengruppe der Weltgesundheitsorganisation (WHO), die sich im Oktober 2015 mit dem Thema befasste, in ihrer Expertise nicht nur das rote Fleisch, also auch das vom Schwein, bewertet

(»wahrscheinlich krebserregend«), sondern ganz speziell auch die Wurst, also die verarbeiteten Formen von Fleisch – und sie in die gleiche Gefahrenstufe einsortiert wie Nikotin. Denn hier gebe es sogar »hinreichende Anzeichen« auf Krebsrisiken, so die WHO-Fachleute.

Das sorgte natürlich für einen medialen Aufschrei der Empörung: Schließlich war die Wurst bisher so etwas wie ein nationales Kulturgut, in Deutschland, aber auch anderswo. Sogar in der Sprache hat sich das niedergeschlagen. Es geht um die Wurst bedeutet: um etwas sehr Wesentliches. Eine Extrawurst braten: Da bekommt einer einen besonderen Bonus. Jetzt ist klar: Es ist eher ein Malus.

Und Krebs ist nur eines der möglichen Risiken. Herzschwäche ein anderes. Das ergab eine Langzeitstudie aus Schweden, die im Mai 2015 im *International Journal of Cardiology* veröffentlicht wurde; 34 057 Frauen hatten daran teilgenommen, bei 2802 von ihnen wurde im Laufe der Jahre eine sogenannte Herzinsuffizienz diagnostiziert. Diejenigen unter ihnen, die gern Wurst aßen, hatten ein »signifikant« höheres Risiko dafür.

»Ein Würstchen am Tag ist bereits zu viel«, sagt auch Sabine Rohrmann von der Universität Zürich. Wer mehr als 40 Gramm Wurst am Tag esse, erhöhe demnach sein Risiko, früher zu sterben. Sie ermittelte in einer aufwendigen Studie, zusammen mit Kollegen von 37 europäischen Institutionen, an der 448 568 Menschen in zehn Ländern teilnahmen, erhöhte Risiken für Herz-Kreislauf- und Krebserkrankungen.

Auch hier ging es nicht um pures Fleisch, sondern verarbeitetes: gesalzenes, gepökeltes, geräuchertes. »Wir schätzen, dass drei Prozent der Todesfälle jedes Jahr verhindert werden könnten, wenn die Leute weniger als 20 Gramm verarbeitetes Fleisch am Tag essen würden«, so Studienleiterin Rohrmann.

In den englischsprachigen Ländern ist es vor allem der »Bacon«, der jetzt auf dem Index steht. »Warum Sie nie ein Bacon-Sandwich essen sollten«, schrieb schon der britische *Telegraph* in einem Artikel über den aktuellen Erkenntnisstand zu den bösesten Lebensmitteln. Der Grund: erhöhtes Risiko für Herzinfarkt, Schlaganfall, Darmkrebs. Wissenschaftler hätten sogar errechnet, um wie viel das Leben verkürzt werde: »Jedes Bacon-Sandwich kostet Sie eine halbe Stunde Ihres Lebens.«

Bacon, das ist jenes verbrutzelte Stück Bauchspeck, das Urlauber und Geschäftsreisende vom Hotelfrühstück kennen. In Deutschland wäre es wohl die Currywurst. In der Schweiz die »Nationalwurst« Cervelat. In Österreich die mit dem sprichwörtlichen Namen »Extrawurst«, in Südtirol der Speck, in Italien die Mortadella.

Doch es droht nicht nur ein früher Tod, sondern auch ausgedünnte Nachkommenschaft. Denn: Für die Fruchtbarkeit ist die Wurst ebenfalls Gift. Die Samenqualität werde schlechter durch Wurst, ergab eine Harvard-Studie 2014. Besser sei: Fisch.

Oder eben Schweinernes nach dem Motto »Weniger ist mehr«. Am besten von Schweinen, die wirklich glücklich waren in ihrem Leben. Die sind natürlich nicht leicht zu finden. Aber es gibt sie: Schweine, die fröhlich grunzend per Rüssel den Boden durchpflügen.

Die Weideschweine. In vielen Gegenden gibt es sie jetzt wieder, die glücklichen Exemplare von *Sus scrofa domestica*. Das Hausschwein, das sich, nach Verhaltensrepertoire und Charakter, offenbar gar nicht so sehr von *Sus scrofa*, dem Wildschwein, unterscheidet.

Sie heißen »Weideschweine«, aber von der Weide ist bald nichts mehr zu sehen. Mit dem Rüssel durchpflügen sie das Erdreich, grunzen dabei glücklich, stoßen sich kumpelhaft an, rennen auch mal ein paar Meter durchs erdige Gelände. Manche haben einen schwarzen Kopf, andere ein schwarzes Hinterteil.

Es ist der Hof der Haslingers, der Schmitzberger Hof im Hausruckviertel. So heißt die hügelige Landschaft hier in Oberösterreich mit den kleinen Bauernhöfen zwischen Wiesen, Äckern, Wäldern. Andrea Haslinger bewirtschaftet ihn zusammen mit ihrem Mann, der nebenbei noch einen Baggerbetrieb hat. Ihre Weideschweinhaltung steht noch ganz am Anfang. Vier Äcker haben sie, 12,6 Hektar insgesamt, sie reichen bis zu den Bäumen am Horizont. Hinter dem Schweineacker liegen die anderen drei, immer abwechselnd bepflanzt mit den Feldfrüchten, die ihre dreißig Schweine dann zu fressen bekommen, zehn Monate lang. Den Industrieschweinen bleiben nur sechs Monate.

Was die Schweine hier nicht machen: Ohren anknabbern. Oder das Ringelschwänzlein des Nächsten. »Sie beißen nie«, sagt Andrea Haslinger. »Das ist für konventionelle Landwirte ganz neu. Mein Papa ist ein konventioneller Landwirt, der hat sich gefürchtet, als ich da reingegangen bin, und hat gesagt, pass auf, die beißen doch. Naa, hab ich gesagt, die beißen nicht.«

Schwein beißt Bauer?

Andrea Haslinger: »Die normalen Schweine in ihrem engen Kastenstand, wenn man denen das Futter mit der Hand reintut, da hab ich als Kind auch Angst gehabt, dass die beißen. Die können schon wütend werden, die Schweine.«

Diese hier haben dazu keinen Grund. »Die sind einfach ausgeglichen. Die können sich ja austoben, die können im

Feld wühlen, die wissen, wir tun ihnen nichts. Wir schlagen sie nicht, wir sind nicht aggressiv, wir schimpfen nicht, wir sind ruhig und lieb zu ihnen.«

Wie man in den Saustall reinruft, so grunzt es heraus …

Schwein grunzt zustimmend.

Andrea Haslinger: »Das sind sehr soziale Tiere.«

Auch zu den Menschen?

»Sie gehen teilweise sogar spazieren mit uns.«

So richtig, am Sonntagnachmittag?

Andrea Haslinger: »Ja wirklich, das haben wir schon gehabt, dass mein Mann vorneweg gegangen ist und die Schweine im Gänsemarsch hinterher, und ich habe das Schlusslicht gemacht.«

Der Umgang mit den Schweinen wirke auch auf die Menschen besänftigend, sagt Andrea Haslinger: »Wenn man eine halbe Stunde bei den Schweinen ist, dann ist man relaxed. Nach einem halben Tag mit denen hat man seine eigene Mitte wieder.«

Die Sache mit den Weideschweinen, das war eine Idee von Christian Hintersteininger. Der Metzgerssohn mit den dunkelblonden Haaren hat sich Gedanken gemacht. Über sein Verhältnis zu den Tieren und eine zeitgemäße Art der Tierhaltung.

Hintersteininger: »Uns würds nicht mehr geben, wenn es das Weideschwein nicht gäbe. Es gibt sehr viele Kunden, die von weit her kommen und für ein besonderes Fest, für besondere Gelegenheiten, ein Stück Fleisch vom Weideschwein wollen. Da findet schon ein großes Umdenken statt, die Menschen werden kritischer. Und lassen sich nicht mehr alles aufschwatzen.«

Die Vorteile?

Hintersteininger: »Zum Beispiel die Sache mit den Krankheiten. Die Viecher haben einfach weniger Krankheiten, wenn sie tagein, tagaus draußen sind. Der Tierarzt ist so gut wie nie da. Bei 250 bis 300 Schweinen, die wir gehabt haben in den letzten Jahren, hatten wir einmal eine Behandlung bei einem oder zwei Tieren.«

Und: Natürlich schmeckt es auch besser, sogar der *Prosciutto*, den Hintersteininger draus macht, eine ganz wunderbare Version des Schinkens.

Solche Glücksschweine gibt es nicht nur in der Gegend von Linz. Es gibt sie auch auf dem Biohof Labonca im steirischen Burgau und auf dem Hofgut Farnsburg in der Schweiz. Im nordrhein-westfälischen Höxter wühlt das »Düppeler Weideschwein«. In Itterbeck an der deutsch-holländischen Grenze leben auf dem Feijter Hof die »Bunten Bentheimer« und in 32361 Preußisch Oldendorf-Lashorst die »Lashorster Weideschweine«.

Weideschweine, auch die sogenannten Eichelschweine, halten jetzt auch wieder die Pioniere der Branche, die sich um ein besseres Verhältnis zwischen Mensch und Tier bemühen – und um eine gesellschaftlich akzeptable Art, mit Tierhaltung als Bauer Geld zu verdienen.

Etwa in den Herrmannsdorfer Landwerkstätten bei Glonn, rund 40 Kilometer südlich von München. Sie nennen sie dort die »WWW-Schweine«, für Weide, Wühlen, Würmer. »Alles das, was Schweine brauchen«, sagt der Mitbegründer, Georg Schweisfurth: »Sie sind neugierig, reinlich und sehr gesellig. Deswegen müssen sie auf die Weide. Ein Schwein, das wühlen darf, frisst dabei so viel gutes Zeug, was kein Kraftfutter ersetzen kann, auch Käfer und Würmer.«

Oder bei der Bäuerlichen Erzeugergemeinschaft Schwäbisch Hall, deren Schwein zum Erfolgsmodell avanciert ist:

Das Schwäbisch-Hällische Landschwein, immer noch genannt »Mohrenköpfle«, wegen der schwarzen Vorderpartie.

Obwohl sich Patron Rudolf Bühler gern marketingbewusst als »kleinen Biobauern« *(FAZ)* feiern lässt – so ganz klein und idyllisch ist die »Bäuerliche Erzeugergemeinschaft Schwäbisch Hall« auch nicht mehr: Sie schlachten schon 4000 Schweine pro Woche. 1500 Bauern sind Mitglied. Aber immerhin: Auch einige von ihnen lassen die Schweine wieder auf die Weide.

Aber damit sind sie eine winzige Minderheit.

Dass die Tiere glücklich sind, das ist leider die Ausnahme. Dominant ist das industrielle System. Nicht nur bei den Schweinen, auch bei den anderen Tieren. Den Kühen beispielsweise. Selbst die Milch, die sie geben, ist neuerdings in Misskredit geraten, aus gesundheitlichen Gründen. Die armen Kühe können dafür natürlich nichts. Schuld sind ganz andere. Die sind allerdings nicht leicht zu finden.

3. Spuk im Regal

Die Industrialisierung der Milch und ihre Folgen für die Gesundheit

*Krämpfe, Fieber, traurige Augen: Für die junge Frau ist jetzt
Schluss mit Latte macchiato / Kinderglaube: Milch macht
starke Knochen – Mediziner warnen: Pickel macht sie,
und sogar Krebs / Tot, toter, H-Milch: Die Verwandlungskünste
der Industrie / Echte Kühe haben Hörner*

Natürlich kann Herr Müller nichts dafür, dass es Frau Witt immer so schlechtging, nach seiner Buttermilch oder dem Joghurt mit der Ecke. Er kennt sie ja gar nicht, und überhaupt denkt er sowieso meist ans Geschäft.

Wo ist überhaupt Herr Müller?

Das hier ist sein Hauptquartier, ein imposantes Gebäude mit langer Glasfront. Kühe gibt's keine, es ist schließlich die Firmenzentrale des berühmtesten Milchkonzerns Deutschlands. Sie liegt nur nicht in Deutschland, sondern in Luxemburg, genauer: in der Rue Albert Borschette 2b, L-1246 Luxembourg.

Hier haben viele Firmen ihren Sitz, aber sie möchten darauf nicht groß hinweisen. Es gibt keine Neonreklame, keine Schilder.

Auf den berühmtesten Milchkonzern Deutschlands weist nur der Firmenname am Briefkasten hin:

»Unternehmensgruppe Theo Müller«.

Im Aufzug steht sogar nur: »UTM«. Erst oben, im dritten Stock, prangt dann, auch nicht sehr groß, das Müller-Logo, das jeder aus dem Supermarkt kennt. Eine Glastür, eine Klingel und eine freundliche, blonde Frau, die öffnet, dann wieder Platz nimmt hinter ihrem Empfangstresen, Thermoskanne neben dem Bildschirm. Sonst ist niemand da. Herr Müller nicht, und sonst eigentlich auch keiner. Ein Blick in die Büros, den Konferenzraum, die Türen stehen offen: menschenleer alles, bis auf die freundliche Dame am Empfang.

Sie sind die einzige Vertreterin der Firma hier?

»Ja.«

Okay. Schon klar: Das hier ist keine Molkerei, sondern eine Unternehmensgruppe. Die hat es natürlich nicht direkt mit Kühen zu tun, mit Milch, Butter, Käse, sondern eher mit *Cashcows*, *Cashflow*, so etwas. Und dass das menschenleere Hauptquartier in Luxemburg liegt, ist wohl den Vorzügen des Finanzplatzes hier zu verdanken.

Es ist die moderne Form der Milchproduktion, bei der es in erster Linie um die Bilanzen geht, und die hat womöglich doch sehr viel zu tun mit den Leiden von Frau Witt und der Tatsache, dass der Ruf der Milch mittlerweile stark lädiert ist.

Seit Leute wie Herr Müller die Macht über die Milch an sich gerissen haben, häufen sich die Beschwerden. Bisher galt gerade die Milch als besonders gesund. Milch macht starke Knochen. Das weiß jedes Kind. Aber selbst das scheint nicht mehr zu gelten. Schon warnen Mediziner vor den Folgen der Milch. Sie soll zu Übergewicht führen. Pickel machen. Sogar Krebs fördern, jedenfalls manche Arten. Und vieles mehr.

Dabei nährt die Milch den Menschen seit Tausenden von

Jahren. Viele Naturvölker, Hirtenvölker, auch die Bauern
bei uns, sie lebten gleichsam in Hausgemeinschaft mit ihren
Kühen – und von dem, was sie geben. Nie sind sie davon
krank geworden. Sonst hätten sie sie ja nicht jahrtausende-
lang getrunken. Irgendwas muss mit der Milch passiert sein.

Tatsächlich hat die Milch von heute, die es im Supermarkt gibt, kaum noch etwas mit dem zu tun, was der Hirte aus dem Euter zapfte. Es ist die Industrie, die sich zwischen Mensch und Kuh geschoben hat. Sie hat das Getränk
von Grund auf verändert, und dazu völlig neue Produkte
geschaffen.

Und jetzt kommen die Beschwerden.

Wie bei Frau Witt. Bei ihr hat es lange gedauert, bis sie
gemerkt hat, was los ist. Marie-Luise Witt hat eine Praxis
für Dentaldesign im vornehmen Städtchen Bad Homburg
im Taunus, 18 Kilometer von Frankfurt. Eine schicke Alt-
bauetage im Stadtzentrum, in der Einfahrt parkt ein Jagu-
ar-Cabrio, das ihrem Partner und Lebensgefährten gehört.
Sie trägt ein leichtes Sommerkleid, sie ist blond, hübsch,
jung. In der kleinen Teeküche steht eine Espressomaschine,
früher hat sie auch immer Cappuccino getrunken, Latte
macchiato, damit ist jetzt Schluss. Die Milch steht bei ihr
inzwischen auf dem Index. Und nicht nur die: »Jegliche
Milchprodukte«, sagt Frau Witt. Auch Käse, Quark, Sahne,
selbst Tomaten mit Mozzarella kommen bei ihr nicht mehr
auf den Tisch.

Was ist denn eigentlich passiert?

Witt: »Wenn ich Milchprodukte esse, dann kriege ich
Krämpfe, Magen-Darm-Probleme. Und richtig Durchfall.
Früher war ich auch drei- bis viermal im Jahr krank, müde,
manchmal sogar depressiv; mir schwollen die Schleimhäute
an, ich bekam Nasennebenhöhlenentzündungen, Erkäl-

tungskrankheiten. Ich hab mich nie richtig gesund gefühlt. Schon in der Pubertät hatte ich häufig Krankheiten, Pfeiffersches Drüsenfieber etwa, und es wurde immer schlimmer. Bis ich vor zwei Jahren eine Kehlkopfdeckelentzündung bekommen habe und im Krankenhaus lag, weil ich daran beinahe erstickt wäre.«

Die Ärzte waren ihr keine große Hilfe bei der Suche nach der Ursache ihrer Beschwerden. Bis sie zu Frau Dr. Petra Bracht kam, die ihre Praxis ganz in der Nähe hat, direkt am Kurpark, in der Kaiser-Friedrich-Promenade, von Ahornbäumen gesäumt, in einer Stadtvilla mit schmiedeeisernen Balkongeländern, in einer Gegend, in der Steuerberater ihre Büros haben, Consultingfirmen, Rechtsanwälte.

Für Frau Dr. Bracht wie für eine wachsende Zahl von Medizinerkollegen und Wissenschaftlern ist tatsächlich die Milch Ursache zahlreicher Leiden. Bei Allergien und Unverträglichkeiten wie der sogenannten Laktoseintoleranz, an der Marie-Luise Witt leidet, oder bei Neurodermitis. Milch soll auch eine Rolle spielen bei Bluthochdruck, bei der Zuckerkrankheit, bei Prostata- und Brustkrebs sowie bei Morbus Alzheimer. Vieles ist dabei noch umstritten, aber die Kritik nimmt zu. »Für mich als Ärztin steht fest«, sagt Petra Bracht, »dass wir den ausschweifenden Kuhmilchkonsum viel kritischer hinterfragen sollten.«

Der ausschweifende Milchkonsum: Damit wiederum hat Herr Müller sehr viel zu tun. Schließlich sorgten seine Milchfabriken und vor allem sein legendäres Marketing für stetig wachsenden Konsum.

Theo Müller ist der berühmteste Molkereiunternehmer Deutschlands, ein »echter Hundling«, wie die *Lebensmittelzeitung* schrieb: »In der Öffentlichkeit hat er das Image eines skrupellosen Kapitalisten.« Einem Greenpeace-Fotografen hatte er »die Kamera höchstpersönlich aus der Hand geschlagen«. Und sogar zwei bewaffneten Entführern sei »nur die Flucht« geblieben.

Berühmt geworden ist er auch wegen seiner Position in Steuerdingen. Auf der einen Seite jammerte er gern, etwa über Erbschaftssteuern, wie im Nachrichtenmagazin *Der Spiegel*: »Ich werde enteignet.« Auf der anderen Seite hatte er nichts gegen Steuern – wenn er sie kassieren durfte, in Gestalt von Subventionen: 70 Millionen Euro bekam er für das Molkerei-Unternehmen Sachsenmilch. »Müller-Milch melkt Steuerzahler«, titelte der BUND in einer Studie.

Herrn Müllers Konzern ist natürlich nicht der einzige, der die Milch verwandelt, von einem Kuherzeugnis, das die Menschen seit Jahrtausenden nährt, in ein Profitobjekt – und Risikoprodukt. Das Milchbusiness operiert global. Und der Ausstoß ist gewaltig. Die Europäische Union ist der größte Milcherzeuger weltweit. Produktion: 156 Milliarden Liter. An zweiter Stelle überraschenderweise: das Land der heiligen Kühe, Indien (141 Milliarden Liter). Dann folgen die USA (91 Milliarden Liter).

Platz eins im globalen Ranking der Milchriesen belegt: Nestlé (»Schöller-Eis«, »Mövenpick«). Auf Platz zwei liegt Danone (»Fruchtzwerge«). Die Giganten rücken zusammen: Müller ist in Italien aktiv, in Tschechien, den Niederlanden und Großbritannien. In den USA hat er sich mit Pepsi-Cola verbündet. Konkurrent Coca-Cola hat auch schon eine Milch herausgebracht, chemisch aufgerüstet, mit mehr Kalzium, noch mehr Proteinen. Nestlé hat sich mit dem neuseeländischen Molkereikonzern Fronterra verbündet. Danone wiederum mit dem chinesischen Milchriesen Mengniu. Parmalat, Tochter des französischen Milchriesen Lactalis, strebt nach Brasilien. Und Arla, der dänische Milchkönig, will sich nach Afrika ausbreiten: Nigeria, Elfenbeinküste, Senegal, Kongo und weitere Länder Ostafrikas.

Die Globalisierung der Milch: Eigentlich geht das gar nicht. Oder besser: Sie ist wider die Natur. Denn die Milch wird ja sauer. Wer da also im großen Stil Geschäfte machen will, muss die Milch verändern. Und das hat dann auch gesundheitliche Folgen. Denn die Milch ist dann nicht mehr das, was seit Jahrtausenden die Menschheit nährt. Es ist etwas Neues. Auch für den menschlichen Körper.

Er bekommt nun nicht mehr das Naturprodukt aus der Kuh, sondern eher eine Neu-Milch, verändert und passend gemacht für Supermarktkonzerne und globalen Handel. Und dazu eine ganze Palette von Produkten, die völlig neu gestylt werden, mit Chemikalien, Zusätzen. Und er bekommt von allem viel mehr als früher, oder besser: als ihm guttut.

Also: Die Industrialisierung und die Globalisierung des Milch-Business erhöhen die Verzehrsmengen, und sie verändern die Qualität der Waren, die aus dem Kuh-Getränk hergestellt werden. Fruchtzwerge zum Beispiel oder Dany Sahne, oder die ganzen Milchdrinks: Dafür kann ja die Kuh nichts. Das, was die Menschen an »weißer Ware«, wie das in der Fachsprache heißt, zu sich nehmen, hat mit Kuh und Natur immer weniger zu tun.

Die Deutschen zum Beispiel konsumieren pro Kopf und Jahr 58 Kilo (56 Liter) Milch (davon 25 Liter Vollmilch), verspeisen dazu aber 37 Kilo andere »Frischmilcherzeugnisse«, also häufig jene Designerprodukte, die in diversen Geschmacksrichtungen in den Kühlregalen der Supermärkte stehen. Und der Anteil dieser Erzeugnisse nimmt zu, seit 1990 um 50 Prozent.

Auch die Kuh ist eine andere als ihre Ahnen: Sie wurde erbarmungslos auf Ausstoß getrimmt. Um das Jahr 1800 herum lieferte sie vier Liter am Tag, heute um die 20 – im Durchschnitt. Allein von 1990 bis 2010 wurde ihre Produktionsmenge von 4600 auf 7300 Liter pro Jahr erhöht, Spitzenkühe schaffen bis zu 12 000. Das hat natürlich Folgen für die arme Kuh, auch für die Qualität der Milch – und für die Menschen, die so etwas trinken.

Immer mehr Wissenschaftler in aller Welt sammeln Verdachtsmomente gegen die Milch. Genauer: gegen viel Milch, gegen die veränderte Milch.

Der Medizinprofessor Bodo C. Melnik von der Universität Osnabrück sieht in Milch ganz allgemein einen »Förderer von chronischen westlichen Krankheiten«. Das liegt an den Eigenschaften, die das Getränk hat – und die durch die modernen Produktionsmethoden noch verändert werden.

Milch ist eigentlich fürs Baby der Kuh gedacht, und ein Baby soll wachsen. Daher enthält sie Stoffe, die das Wachstum fördern. Die Menschen in klassischen Milchtrinkerländern wie Skandinavien sind, folgerichtig, auch ziemlich groß. Aber: Milch kann auch den Krebs wachsen lassen. Die Harvard School of Public Health in Boston im US-Staat Massachusetts empfiehlt deshalb, den Verzehr von »Milchprodukten auf ein bis zwei Portionen am Tag zu reduzieren, weil ein höherer Verzehr mit einem erhöhten Risiko für Prostata- und Ovarialkarzinome einhergeht«. Ovarialkarzinom, das ist der Eierstockkrebs.

Die Harvard-Forscherin Davaasambuu Ganmaa fand ein erhöhtes Krebsrisiko bei Milchtrinkern, als sie den Zusammenhang zwischen Ernährungsgewohnheiten und Krebsraten in 42 Ländern untersuchte. Dabei zeigte sich eine Beziehung zwischen Milch- oder auch Käsekonsum und

Hodenkrebs. Am höchsten waren die Krebsraten in traditionellen Käsenationen wie der Schweiz und in Dänemark. In Ländern wie Algerien hingegen, in denen Milchprodukte seltener konsumiert werden, gibt es tendenziell weniger Krebsfälle.

In Japan wiederum stieg parallel zum Milchkonsum in den letzten fünfzig Jahren auch die Zahl der Prostatakrebserkrankungen an. Auch die europäische EPIC-Studie (»European Prospective Investigation into Cancer and Nutrition«) ergab einen Zusammenhang zwischen Milchprotein, Kalzium und Prostatakrebs. Forscher um Li-Qiang Qin an der japanischen Yamanashi-Universität zeigten sogar, wie die Milch den Brustkrebs wachsen ließ – bei ihren Versuchsratten. Sie fütterten sie mit verschiedenen Milchsorten aus dem Supermarkt sowie Milch aus Milchpulver ohne Milchprotein. Ergebnis: Die Vollmilch war am stärksten krebserregend.

Ein Grund könnte das Phosphat in der Milch sein, meint der amerikanische Professor Harold Newmark in einer 2010 erschienenen Studie. Oder das Kalzium. Am wichtigsten aber scheint ein Stoff namens IGF-1 zu sein. Das Kürzel steht für »Insuline-like Growth Factor«, insulinähnlicher Wachstumsfaktor: ein Signalstoff, der vielerlei Wachstumsprozesse anstößt: Das Wachstum der Embryos insbesondere, aber auch das Körperwachstum allgemein – und auch das Wachstum von Pickeln. Weiterhin soll IGF-1 bei Arteriosklerose, der Zuckerkrankheit, Übergewicht, Krebs und neurodegenerativen Erkrankungen beteiligt sein, sagt Professor Melnik. Und wenn eine werdende Mutter meint, Milch wäre in ihrem Zustand besonders wichtig, dann hält Milchkritiker Melnik dagegen, sie sei, im Gegenteil, »besonders bedenklich«. Denn gerade die Signalstoffe in der Milch könnten sich auch an das werdende Baby im Mutterleib richten: Die »Milchaufnahme während der Schwangerschaft« könne die hormonelle Programmierung des Embryos nachteilig beeinflussen, was zu »Gesundheitsrisiken im späteren Leben führen« könne.

Der bisherige Blick auf die Milch war offenbar zu undifferenziert. Jenseits von Nährwert, Kalorien, Vitaminen enthält die Milch eine Fülle von Signalstoffen. Neben dem IGF-1 gibt es noch einen weiteren »Zentralschalter des Wachstums« (Petra Bracht), ein Enzym namens mTORC1. Und dazu noch einen Stoff, der Wachstumsbremsen ausschaltet. Denn die gibt es sinnvollerweise auch, schließlich soll niemand wachsen bis auf Eiffelturmgröße. Beim Baby allerdings gibt es noch keinen Grund, das Wachstum zu bremsen. Daher enthält die Milch auch Stoffe, die die Wachstumsbremse ausschalten, sogenannte Mikro-Ribonukleinsäuren (»Mikro-RNS«). Diese schalten gezielt die Bildung von »bremsenden« Eiweißmolekülen ab, »was eine weitere Wachstumsbeschleunigung zur Folge hat«, sagt die Medizinerin. Daher sei nur die Muttermilch gut beim Baby, denn diese enthalte exakt die kindgerechte Menge dieser wachstumsaktivierenden Stoffe. Milch von Tieren aber sei sowohl in der Säuglingszeit als auch später verhängnisvoll, meint jedenfalls Petra Bracht: »Denn beide Mechanismen begünstigen die Entwicklung mTORC1-abhängiger Zivilisationskrankheiten wie Übergewicht (übermäßige Stimulation der Fettzellen), Diabetes (Überaktivierung der Insulin-bildenden Inselzellen der Bauchspeicheldrüse), Krebs (Überstimulierung mTORC1-abhängigen Wachstums von Krebszellen), Demenz (vermehrte Aktivierung der Proteinbiosynthese in Nervenzellen) und Akne (Überstimulation der Talgdrüsen).«

Ganz schlechte Neuigkeiten also für die Milch. Und selbst die überlieferten Volksweisheiten werden jetzt zurechtgerückt. Dass Milch die Knochen stärkt, zum Beispiel. Das Gegenteil sei der Fall: dass Milch die Knochen schwächt. Das jedenfalls wollen schwedische Forscher um Karl Michaëlsson von der Universität Uppsala herausgefunden haben. Denn Milchtrinker brechen sich sogar öfter die Knochen als andere, so ihre Studie, die 2014 im *British Medical Journal* erschien. Durchschnittlich brechen sich demnach 35 von 1000 Menschen die Knochen – bei Frauen hingegen, die viel Milch trinken, sind es 42. Bei jenen aber, die wenig Milch trinken, nur 31. Bei Männern gab es keinen Unterschied bei der Knochenbruchrate. Das heißt aber auch: Milch stärkte ihre Knochen leider nicht.

Ähnliches hatte schon eine wissenschaftliche Studie der Universität Zürich und der Harvard Medical School ergeben, die im Jahr 2014 in der Zeitschrift *JAMA Pediatrics* erschienen ist. Mädchen, die als Teenager zwischen 13 und 18 Jahren viel Milch getrunken hatten, brachen sich später auch nicht seltener die Knochen als die anderen.

Die schwedischen Forscher gingen noch einen Schritt weiter: Sie wollen zudem mit ihrer Studie an 61 433 Frauen im Alter von 39 bis 74 Jahren herausgefunden haben, dass Menschen sogar früher sterben, wenn sie sehr viel Kuhmilch trinken. Nach 20 Jahren zeigte sich: Schon drei Gläser Milch am Tag, über einen Zeitraum von zehn Jahren, können das Leben verkürzen:

Wenn Frauen so viel trinken, liegt die Sterblichkeit höher, bei 180 von 1000. Von denen, die nur ein Glas Kuhmilch trinken oder weniger, sterben lediglich 110 von 1000. Bei Männern war es ähnlich, nur der Unterschied war weniger ausgeprägt. Eine mögliche Ursache sei ein Stoff namens Galaktose, der im Milchzucker enthalten ist und in Tierstudien das Altern beschleunigte.

»Bewiesen ist ein schädlicher Einfluss von Milch auf die Gesundheit damit natürlich noch nicht«, meinte das *Deutsche Ärzteblatt* in einem Bericht über die schwedischen Erkenntnisse.

Stimmt. Bewiesen ist vor allem nicht, dass jedwede Milch schädlich ist. Denn es geht auch gar nicht um die Milch als solche, das Getränk aus dem Euter der Kuh. Das wurde schließlich seit Jahrtausenden praktisch nebenwirkungsfrei geschluckt. Jetzt geht es um die »moderne Milch« und ihre Risiken, wie das *Harvard Magazine* klarstellte.

Denn die »moderne Milch« kommt aus einer modernen Kuh, und sie wird zudem noch industriell verändert, in einer Molkerei, zum Beispiel jener, mit der Theo Müller – der »Wüterich von Aretsried«, wie ihn das *Greenpeace Magazin* genannt hat – einst sein Imperium begründete.

Aretsried, das ist dieser bizarre Ort zwischen Augsburg und dem Allgäu, inmitten einer sattgrünen Hügellandschaft, mit einem silbernen Monstrum in der Mitte, das sich zwischen den paar Häusern erhebt und den Kirchturm ganz klein erscheinen lässt: das Müller-Ensemble, die Fabrik mit ihren Stahltanks. Auf der Rückseite gibt es eine Art Molkerei-Outlet, einen schmucklosen, kühlen Raum, in dem die Produkte der Firma zu kaufen sind: Die »Müllermilch« in der »Happy Halloween Edition« (»Müllermilch spukt durch die Regale!«) zum Beispiel, für die die Firma auch kräftig Werbe-Remmidemmi macht: »Eigene TV-Kampagne – 301 Millionen Kontakte!« Die Spuk-Milch gibt es unter anderem in den Geschmacksvarianten Schoko, Banane, Erdbeere, Vanille und Pistazie.

Was es nicht gibt: Milch. Also: normale Milch.

Keine Milch? Das hier ist doch eine Molkerei!

»Normale Milch haben wir nicht«, spricht die Frau, die in einer Kabine an der Kasse sitzt, eine tiefe Wahrheit gelassen aus. »Normale Milch« gibt es heute gar nicht mehr. Jedenfalls nicht mehr in diesem Kosmos der Konzerne, in der Welt der Supermärkte, die von der Tierindustrie beschickt werden.

»Die Milch, die wir heute trinken, ist eine ganz andere als die, die unsere Vorfahren getrunken haben«, sagt auch die Medizinerin Ganmaa. Die Gastwissenschaftlerin an der Harvard-Universität, die aus der Mongolei stammt, hat festgestellt, dass die Frauen in ihrer Heimat viel seltener Brustkrebs haben als ihre Geschlechtsgenossinnen in Großbritannien – obwohl sie sehr viel Fleisch und Milch zu sich nehmen, wie eine andere Untersuchung von ihr ergab, die 2014 im Online-Wissenschaftsmagazin *Plos One* erschienen ist.

Es liegt also gar nicht an der Milch, wenn das Krebsrisiko erhöht ist. Sondern an der Tierindustrie. Schon der Produktionsstress, unter dem die Kuh in den Milchfabriken steht, verändert die Inhaltsstoffe der Milch. Denn er erhöht zum Beispiel den Hormongehalt. »Hormone in der Milch können gefährlich sein«, titelte die *Harvard University Gazette* in einem Artikel über die Forschungsergebnisse der mongolischen Medizinerin. Der Japaner Kazumi Maruyama glaubt sogar, dass die sexuelle Reifung der Teenager durch solche hormonell verstärkten Milchprodukte beeinflusst werden könnte, wie er 2010 im Fachblatt *Pediatrics International* schrieb. Sie könnten zum Beispiel bei Jungs den Testosteronspiegel senken. Milch mache mithin junge Männer weniger männlich. Allerdings war seine Datenbasis etwas begrenzt, auf nur 18 Versuchspersonen, davon sechs Kinder.

Der Grund für die Hormon-Effekte der modernen Milch: Die moderne Hochleistungskuh hat keinen ausreichenden Mutterschutz. Sie muss ja jedes Jahr ein Kalb gebären, damit sie Milch produziert, sie muss aber auch arbeiten bis kurz vor der Geburt ihres Kindes, wird gemolken noch bis zum siebten Monat. Bei traditionellen Hirtenvölkern wie in der Mongolei geht das hingegen nur bis zum fünften Monat; insgesamt haben die Kühe dort sechs Monate Pause vom Milchgeschäft, die modernen Kühe hierzulande nur zwei Monate.

Mit jedem Schwangerschaftsmonat aber steigt der Hormonspiegel der Mutter – und der Milch. »Wir sind besorgt über Milch und Milchprodukte, weil die Milch heute von schwangeren Kühen stammt«, bei denen die Gehalte an weiblichen Hormonen wie Östrogen und Progesteron »deutlich erhöht« seien, so die Harvard-Forscherin Ganmaa.

In der Milch hochschwangerer Kühe steckt bis zu 33-mal mehr Estronsulfat als in der Milch von Kühen, die gerade gekalbt haben. Diese Östrogenverbindung steht bei Hoden-, Prostata- und Brustkrebs im Verdacht. Das krebserregende Potenzial von solchen natürlichen Östrogenen sei zudem bis zu 100 000-mal höher als das von hormonähnlichen Substanzen in Pestiziden.

Die Kuh ist im Dauerstress: Neun Monate ist sie trächtig, achtzig Tage später soll sie wieder geschwängert werden. Lust hat sie da oft überhaupt keine, Kinder zu produzieren wie am Fließband, nur damit die Milch fließt, hektoliterweise.

Aber mit Lust hat das alles ja gar nichts zu tun, auch mit Natur nicht viel. Das ganze Familienleben ist ohnehin gestört, nicht nur bei Mama Kuh, auch bei Mutter Sau und

bei Frau Pute. Die Herren kommen im Familienleben ohnehin nicht vor. Der Herr Eber zum Beispiel darf höchstens zuvor mal durch den Stall stolzieren, um so die Damen
zu stimulieren; dann kommt der Besamungstechniker mit
dem Spermasäcklein. Auch Mister Puter wird nicht mehr
gebraucht. Nur noch sein Samen. Zwei bis drei Techniker
werden zur Gewinnung abgestellt; der arme Puter kommt
in ein trichterartiges Gestell, so dass nur noch der hintere
Körperteil rausguckt, dann folgen »Manipulationen zur se-
xuellen Stimulierung«, wie es in einem Handbuch heißt.

Bei den modernen Hühnern ist die Familiengründung
sowieso ausgeschlossen: Viele von ihnen können sich nicht
mehr fortpflanzen. Sie müssen nach Abschluss des Produk-
tionszeitraums neu nachgekauft werden, beim Zuchtkon-
zern. So ist das üblich bei den sogenannten Hybridhüh-
nern, die für das Eierlegen und die Fleischproduktion im
Einsatz sind.

Und auch wo es stattfindet, das Kinderkriegen in der
Tierindustrie, läuft es unter extrem spaßwidrigen und fami-
lienfeindlichen Bedingungen ab. Bei den Schweinen etwa
werden Hormone verabreicht, für die »Gleichschaltung der
Geburtseintritte« *(DGS-Magazin)* – damit die Säue im
Stall synchron ihre Ferkel bekommen. »Brunstsynchronisa-
tion« heißt das, sie dient der fabrikmäßigen Fortpflanzung.
»Vorwiegend größere Bestände« praktizierten diese Form
der »Gleichschaltung« des Geschlechtstriebes, stellte die
niedersächsische Ladwirtschaftskammer fest.

Wenn die Kinder kommen, wird die Mutter eingesperrt
in einen sogenannten Kastenstand. 95 Prozent der Sauen
geht es so. Die kleinen Ferkelchen daneben. Die Mutter,
fixiert zwischen Stäben, kann sich praktisch nicht bewegen.

Und die Kuh? Sie verweigert sich zunehmend. »Die

Landwirte sind mit dem Problem konfrontiert, dass die moderne Milchkuh immer weniger Brunstsymptome zeigt. Bald jede vierte Kuh zeigt überhaupt keine Brunst«, weiß ein Prospekt des holländischen Vitamin-Weltmarktführers DSM. Die Ursache: Das artwidrige Kraftfutter, das der Kuh aufgezwungen wird, ist mit seinem hohen Maisanteil arm an lustförderndem Beta-Carotin. Das Gras, das die Kühe normalerweise fressen würden, hätte mehr davon. Doch leider bringt Kraftfutter mehr Profit.

Wie gut, dass mit Mittelchen nachgeholfen werden kann, etwa mit ROVIMIX® (»Die Grundlage für profitable Kühe«). Oder mit »MIRAVIT®« Carotin 8000: »Durch die Verfütterung werden Fruchtbarkeitsprobleme, bedingt durch Mangelsituationen in der Hochleistung, reduziert.« Wenn die Kuh dann willig ist, registriert das nicht Papa Bulle, sondern die Firma Semex mit ihrem »Brunsterkennungssystem« namens »Semex ai24™«. Der Apparat wird am Bein oder am Hals der Kuh befestigt und »erfasst rund um die Uhr das Verhalten sowie Bewegungen jedes einzelnen Tiers«, was auf Brunst oder auch Gesundheitsstörungen hindeuten könnte. Vorteil: »Sie sind immer in der Lage, zum richtigen Zeitpunkt zu besamen.«

Der Papa wird aus dem Katalog ausgesucht. Einer der imposantesten ist »Imposium« aus dem Hause Eurogenetik. Er hat schon unglaubliche 90 000 Nachkommen. Seine Söhne sind ebenfalls schon im Dienst: »Imminent«, »Imens« oder »Immerdar«, »Im Wald« sowie »Immaculata«. Sohn »Symposium« wurde für 100 000 Euro verkauft.

Man kann sich gezielt die Eigenschaften aussuchen: Die einen sind begabt im Fleisch-Ansetzen, die anderen vererben Turbo-Milchleistung. Ein Bulle namens »Goldday« ist berühmt für seine schönen Töchter. Sie seien »auffällig schick und groß«, hätten »super Beine«, schwärmt Ines Linschmann, Herdenmanagerin des Thüringer Betriebs Laproma Schloßvippach. Und nicht nur das: »Die fest sitzenden Euter sind tatsächlich für Melkroboter geeignet.« Darauf kommt es an bei der fabrikmäßigen Milchproduktion mit ihren 1200 Kühen, von denen 750 am Roboterkarussell gemolken werden: darunter schon 77 »Goldday«-Töchter.

Logisch, dass es für die neugeborenen Kälbchen alles andere als naturgemäß weitergeht. Milch zum Beispiel bekommt das Kalb in der Regel nicht, sondern ein sogenanntes Kälberaustauschfutter. Auf der Messe »Eurotier« in Hannover, der Leitschau für die Tierindustrie, preist der Kälberaustauschfutter-Vertreter, der sehr freundlich ist, ein bisschen korpulent und kurzatmig, seine Produkte an: »Da gibt es verschiedene Qualitäten, da gibt es Molkepulver, Sprühsüßmolkepulver, teilentzuckertes Molkepulver, Molkepulver eiweißreich.«

Warum kriegen die armen Kälber nicht die Milch von Mutter Kuh?

Kälberaustauschfutter-Vertreter: »Die Vollmilch ist heute nicht mehr optimal für die Kälber geeignet. Weil wir die Kühe züchterisch so beeinflusst haben, dass sie Milch geben, die für die Industrie geeignet ist, für unsere industrielle Verarbeitung der Milch, aber nicht mehr geeignet fürs Kalb.«

Klingt schrecklich, aus der Sicht des armen Kalbes. Für den Menschen allerdings scheint die Milch, die solchermaßen züchterisch umgemodelt wurde, auch nicht mehr ganz das Wahre zu sein. Weitreichende Folgen soll etwa eine Veränderung haben, auf die der neuseeländische Agrarwissenschaftler Keith Woodford aufmerksam gemacht hat, in einem Buch mit dem Titel »Der Teufel in der Milch«. Es geht um A1 und A2: Moderne Kühe, sagt der neuseeländische Professor, produzierten nicht mehr das A2-Beta-Casein wie ihre Vorfahren, sondern das A1-Beta-Casein – allerdings schon seit ein paar tausend Jahren. Und das verändert offenbar das Risikoprofil der Milch, hin zu Herzerkrankungen, Diabetes Typ 1 und mehr. Zudem werde das A1-Beta-Casein zu einem Stoff namens BCM-7 (»Beta-Casomorphin-7«) abgebaut, das habe eine Wirkung wie Opioide und werde mit Autismus und Schizophrenie in Zusammenhang gebracht.

Widerspruch kam da auf einem Ernährungsworkshop des weltgrößten Molkereikonzerns Nestlé im marokkanischen Marrakesch: Der Wissenschaftler Roger A. Clemens von der Universität von Südkalifornien meinte bei dem Treffen, die Daten zeigten »keinen ursächlichen Zusammenhang« zwischen A1 und A2 und Diabetes.

Sicherheitshalber, und vielleicht auch in der Hoffnung auf neue Marketing-Argumente, haben neuseeländische Farmer schon mal begonnen, ihre Kuhherden wieder auf A2 umzustellen.

Schon der Urvater der Milchkritik, Max Otto Bruker (1909–2002), hat nicht die Kuh gescholten, sondern die Milchindustrie. Selbst bei den Menschen mit Laktoseintoleranz scheint die molkereimäßige Verwandlung verantwortlich zu sein für die Beschwerden. Durch die Erhitzung, durch die Milch länger haltbar wird, wird auch ein Enzym namens Laktase zerstört, ein »Verdauungshelfer«, zuständig für die Aufspaltung des Milchzuckers. Und wenn der fehlt, bekommen die Laktoseintoleranten Durchfall, Blähungen, Krämpfe.

Was sie noch zu spüren bekommen: die Folgen der »Homogenisierung« der Milch. Dabei wird das Fett, das sich normalerweise oben auf der Milch sammelt, gleichmäßig verteilt – indem man es in ganz kleine Kügelchen zertrümmert. Homogenisierung gilt als völlig unproblematisch, sie wird von allen praktiziert – außer den Milchbauern des Demeter-Bioverbandes. Laut Bruker ist sie »überflüssig wie ein Kropf«, nütze niemandem »außer der Milchindustrie«, schade womöglich sogar.

»Homogenisierte Milch – eine der Ursachen für Herzkrankheiten?«, fragte Bruker mit Verweis auf Dr. Kurt A. Oster, einst Chefkardiologe am Park City Hospital in der Stadt Bridgeport im US-Staat Connecticut. Der hatte schon 1971 diese These verfochten, war aber vorwiegend auf Widerspruch gestoßen. Gleichwohl ist auch Bruker der Überzeugung, dass die Homogenisierung zu Ablagerungen in Herz und Blutbahnen führen kann, weil dabei das Milchenzym Xanthinoxidase freigesetzt werde, das daraufhin »die Darmwand ungehindert passieren kann, in die Blutbahn gelangt und die Arteriosklerose begünstigt«. Die Homogenisierung erhöhe auch das Allergierisiko der Milch, wie Studien dänischer Wissenschaftler ergaben, und zwar um das 20-Fache.

Höchst problematisch ist nach Ansicht Brukers die sogenannte H-Milch – die mittlerweile in Deutschland dominiert, mit rund 70 Prozent Marktanteil. H-Milch ist tote Milch, sagt Bruker. Stimmt ja auch: Leben ist vergänglich, nur der Tod währt dauerhaft. Und wenn Milch monatelang hält, dann kann sie das nur, weil sie tot ist. Genauer: weil sämtliches Leben in ihr abgetötet wurde, durch »Ultrahocherhitzung« auf bis zu 150 Grad, mit der Milch mehrere Monate lang haltbar gemacht wird. Schimpft Bruker: »H-Milch ist so tot wie eine Leiche, die man sicherheitshal-

ber noch einmal erschossen hat.« Denn: »H-Milch, das bedeutet Verarmung und Entnatürlichung: Verlust bzw.
Wertminderung von Vitaminen, Enzymen, Aromastoffen,
Denaturierung des Eiweißes, Verlust anderer biologischer
Wirkstoffe, der Stoffe also, die den Faktor Leben ausma-
chen.« Fazit: »Hier wird der Gesundheitswert auf Kosten
einer wochenlangen Haltbarkeit geopfert.« Dr. Bruker rät
deshalb, H-Milch sollte »auf keinen Fall als menschliche
Nahrung genossen werden«. Sie sei dafür vollkommen
»ungeeignet«.

H-Milch senkt zum Beispiel die Zahl der weißen Blut-
körperchen, ein wichtiger Bestandteil des Immunsystems,
noch stärker als die normale, pasteurisierte Milch. Für die
H-Milch werden auch die Fettklümpchen noch weiter zer-
kleinert, damit sie die längere Haltbarkeitsfrist überstehen,
ohne sich oben zu sammeln: auf bis zu 0,2 Mikrometer,
also Tausendstelmillimeter, 250-mal dünner als ein menschliches Haar. Bei der normalen, pasteurisierten Milch sind
sie bis zu 1,5 Mikrometer groß. In der Milch ab Kuh, also
der Rohmilch, sogar bis zu acht Mikrometer.

Immer wichtiger wird die sogenannte ESL-Milch. Sie ist
schon so etwas wie die neue Frischmilch, gilt auch bei Experten als praktisch gleichwertig – obwohl sie in Wahrheit
eine weiterverarbeitete, denaturierte Form ist, zwischen
der H-Milch und der normalen, pasteurisierten Frischmilch
anzusiedeln. ESL, das bedeutet »Extended Shelf Life«, also
verlängerte Haltbarkeit im Regal. Bis zu drei Wochen hält
eine solche Milch. Auf der Packung ist das nur bei genauem
Hinsehen zu erkennen: »länger haltbar«, steht da, bei der
frischen Frischmilch hingegen, ganz klein: »traditionell
hergestellt«. Bis zu 75 Prozent der »frischen« Milch ist in
Deutschland mittlerweile ESL-Milch. In Österreich liegt

die H-Milch nur bei 16 Prozent, aber die ESL-Milch auch schon bei 43,6 Prozent.

Damit die ESL-Milch so lange hält, wird sie entweder erhitzt, auf bis zu 127 Grad, oder durch einen Filter gepresst, in dem dann die Bakterien hängen bleiben. Lauter Praktiken, die die Milch immer weiter von dem Ausgangsprodukt entfernen, das die Kuh geliefert hat.

Umso verwunderlicher, dass die Experten unablässig versichern, dass sich die dauerfrische ESL-Milch praktisch nicht von der normalen Milch unterscheide. Selbst die weithin respektierte Stiftung Warentest behauptet: »Wie jede andere Milch liefert auch ESL-Milch alles Lebensnotwendige.« Und: »Was die Vitamine A, D und mehrere B-Vitamine betrifft, schneidet ESL-Milch kaum schlechter ab.« Auch das staatliche Max-Rubner-Institut (MRI) in Karlsruhe meint, es gebe »aus mikrobiologisch-hygienischer Sicht keine relevanten Unterschiede zwischen der traditionell hergestellten Frischmilch und der ESL-Milch«.

»Keine relevanten Unterschiede«. Also praktisch das Gleiche? Das ist sehr seltsam, denn es gibt ja einen Unterschied, und zwar einen ganz erheblichen: Die eine Milch hält ein paar Tage, die andere ein paar Wochen. Und damit das Produkt so lange hält, muss die Milch bearbeitet werden, was wiederum ihre Eigenschaften verändert und ihre Qualität, auch ihren gesundheitlichen Wert – und zwar zum Negativen.

So wird durch den Bearbeitungsprozess, der die Haltbarkeit verlängert, das Eiweiß in der Milch verändert (»denaturiert«). Zudem entstehen Stoffe, die schneller alt machen, die sogenannten AGEs (»Advanced Glycation Endproducts«). Sie erhöhen nach Ansicht vieler Forscher das Risiko für die Zuckerkrankheit, aber auch für Herzproble-

me, Alzheimer, Nierenleiden, Arthritis bis hin zu Knochen-
schwäche und Muskelschwund.

Eines dieser AGEs namens CML (Carboxymethyllysin)
gilt speziell als Marker für frühen Herztod. Frauen mit den
höchsten CML-Werten starben am schnellsten an Herzkrankheiten. Auch dieses CML entsteht durch die Erhitzung der Milch. Dazu noch Lysylpyralline, Pentosidine,
Maltole, Furfurale. Also eine ganze Palette von Stoffen, die
das Altern beschleunigen.

Frühe Falten, schneller Herztod, vorzeitige Vergreisung
durch die Milch aus dem Supermarktregal?

Klingt natürlich nicht gut. Aber auch hier beruhigen bisher die Experten: zum Beispiel der Ernährungswissen-
schaftler Majs (»Tiny«) van Boekel von der holländischen
Universität Wageningen: Die ganzen Stoffe seien von der
Menge her »nicht weiter von Bedeutung«.

Stimmt leider auch nicht so ganz. Jedenfalls widerspricht eine Studie, die Anfang 2015 erschienen ist, allen
bisherigen Berühigungsbehauptungen. Die Forscher haben erstmals ausführlich untersucht, welche Stoffe in der
Milch durch die Erhitzung zerstört und verändert werden.
Und sie haben dabei auch höchst Gesundheitsrelevantes
gefunden.

Die Details sind natürlich nur für Chemie-Freaks wirklich spannend, denn die Forscher stießen dabei auf 308 bislang nicht berücksichtigte Substanzen, die sie mit viel Liebe
zum Detail vorstellten: »Amadori-Addukte mit Glukose/
Galaktose, ihre Dehydrationsprodukte, Carboxymethyllysin und Dihydroxyimidazoline, abgeleitet vom Glyoxal,
3-Deoxyglukoson/3-Deoxygalaktoson und 3-Deoxylakto-
son und/oder Halbaminale waren die am häufigsten beob-
achteten Derivate.«

Das Fazit aber ist klar und für jeden verständlich: Unter den veränderten Proteinen waren auch solche, die bei der Verwertung von Nährstoffen wichtig sind, oder bei der Abwehr von Krankheitserregern. Das heißt: Die Milch wird mit jedem Grad, um das sie erhitzt wird, immer wertloser, weniger gesund, womöglich sogar ungesünder. Die Erhitzung könnte mithin »zu einem zunehmenden Verlust an Nährwert in der Milch führen, weil sie die funktionellen Eigenschaften der Proteine verändern, die Bioverfügbarkeit der essenziellen Aminosäuren und möglicherweise die Verdaulichkeit beeinflussen« könne, so die Bilanz der Wissenschaftler vom ISPAAM (Istituto Per Il Sistema Produzione Animale In Ambiente Mediterraneo), das zum wissenschaftlichen Netzwerk des nationalen italienischen Forschungsrates gehört.

Das bedeutet, die Milch, die heute vorwiegend getrunken wird, ist zumeist von minderem Nährwert: Die – in unterschiedlichem Ausmaß praktizierte – Erhitzung zerstört genau jene Milchproteine, die eigentlich ganz wichtig wären fürs Immunsystem und damit für die Gesundheit.

Die Pasteurisierung schwächt zum Beispiel die Abwehrkraft, wie ein von Schweizer Wissenschaftlern durchgeführter Fütterungsversuch zeigte. Dabei wurden Tiere mit Salmonellen infiziert. Nachdem sie zehn Wochen lang Milch getrunken hatten, rohe und pasteurisierte, war die Rohmilch-Gruppe abwehrstärker.

Im Rohzustand ist übrigens auch die Muttermilch gesünder: Sie lässt die Babys besser gedeihen, als wenn sie erhitzt wurde, so eine schon 1978 veröffentlichte Studie von britischen Forschern.

Nach einer Studie des Schweizer Wissenschaftlers Bernard Blanc steigt durch Rohmilchgenuss die Zahl der Monozyten im Blut, wichtigen Abwehrstoffen, deutlich stärker als nach H-Milch. Zudem scheint Rohmilch auch Kinder vor Allergien zu schützen. Das ergab eine ganze Reihe von Untersuchungen im Rahmen der »GABRIELA-Studie« mit insgesamt 8334 Schulkindern aus Deutschland, Österreich und der Schweiz.

Kinder von Bauern, die Rohmilch tranken, hatten auch signifikant mehr T-Zellen im Blut, die wichtig sind fürs Immunsystem. Das ergab eine 2014 veröffentlichte internationale Studie unter Leitung der Biologin Anna Lluis von der Ludwig-Maximilians-Universität (LMU) München. Die in Rohmilch noch vorhandenen Bakterien sollen außerdem die Verdauung fördern, das Immunsystem stärken, womöglich kann Rohmilch sogar bei Autoimmunerkrankungen helfen, und vielleicht sogar bei Arthritis, Arteriosklerose und Krebs.

Tatsächlich werden auch Säuglinge, die rohe Kuhmilch bekommen, seltener krank als etwa H-Milch-Trinker. So schützt die rohe Kuhmilch Kinder vor Atemwegsinfekten, Fieber und Mittelohrentzündung, wie eine europaweite Studie unter der Leitung der Münchner Professorin Erika von Mutius zeigte, veröffentlicht im *Journal of Allergy and Clinical Immunology*.

Aber auch die normale pasteurisierte Milch erwies sich immer noch als gesünder als die H-Milch. Pasteurisierte Milch schützt vor fieberhaften Erkrankungen, H-Milch hingegen gar nicht. Die Studie bestätigt damit die neuen Erkenntnisse über den zerstörerischen Einfluss der Erhitzung auf wertvolle Inhaltsstoffe: »Die unterschiedlich schützenden Effekte der Milchtypen beruhen vermutlich auf bestimmten hitzeempfindlichen Inhaltsstoffen der Milch. Vor allem bei Atemwegsinfekten und Mittelohrentzündung scheinen Inhaltsstoffe, die in Rohmilch vorkommen, aber nicht in erhitzter Milch, eine tragende Rolle zu spielen«, sagt Georg Loss, der Sprecher der Studiengruppe aus München.

Da Rohmilch jedoch auch Krankheitserreger enthalten könne und ihr Verzehr daher ein »hohes gesundheitliches Risiko« berge, raten eigentlich sämtliche Experten vom Rohmilchgenuss und sogar vom Bauernhofbesuch ab: »Hier droht eine erhebliche Infektionsgefahr«, so der Münchner Ernährungsspezialist Professor Berthold Koletzko. Trotzdem kann man sie kaufen, oft sogar im Automaten direkt ab Bauernhof.

Für die, denen das zu riskant ist, sei Rohmilchkäse eine gute Alternative, um die schützenden Inhaltsstoffe aufzunehmen, meinen die Experten. Oder eben Milch, die näher am natürlichen Kuhprodukt ist. Es ist ja ein weites Spektrum zwischen der Milch ab Kuh und der H-Milch, die Milchkritik-Pionier Bruker als »Totmilch« schmäht. Er hat dafür ein Schema entwickelt:

1 Rohmilch
2 Vorzugsmilch (ebenfalls Rohmilch)
3 Rohmilch von einem üblich bewirtschafteten Bauernhof
4 Pasteurisierte Milch vom Demeterhof
5 Pasteurisierte Milch
6 Pasteurisierte und homogenisierte Milch
7 Dosenmilch, Milchpulver
8 H-Milch, ESL-Milch

Wichtig für den Wert der Milch ist offenbar auch der Fettgehalt. Beliebt ist heute vor allem die fettarme – besser aber ist nach neuesten wissenschaftlichen Erkenntnissen die vollfette Variante. So ergab eine Studie von Georgina E. Chrichton aus dem Fachjournal *Nutrition Research* im Jahr 2014 auf der Basis von Daten aus Luxemburg, dass jene Menschen am wenigsten Herzprobleme hatten, die am meisten vollfette Milch tranken.

Besser sei das auch für die Figur: Die polnische Studie GEBAHEALTH ergab, dass Mädchen umso schlanker waren, je mehr fette Milch und Milchprodukte sie zu sich nahmen. Ähnliches haben schwedische Studien gezeigt. Und: Menschen, die mehr vollfette Milchprodukte zu sich nehmen, leiden seltener an Diabetes als die anderen, die weniger oder gar keine konsumierten. Das ergab eine Auswertung der »Malmö Diet and Cancer Cohort« durch Ulrika Ericson von der Universität Lund.

Womöglich spielt auch die äußere Erscheinung der Kuh eine Rolle für den gesundheitlichen Wert ihrer Milch.

Denn in aller Regel sieht die Kuh heute schon gar nicht mehr aus wie eine Kuh. Sie hat zum Beispiel zumeist keine Hörner mehr, damit sie sich besser in engen Massenställen unterbringen lässt. Für die Kuh ist das natürlich nicht gut, und wohl auch nicht für den Menschen, meint ein Mann namens Martin Ott, der als ausgewiesener Kuhversteher gilt und sogar ein Buch darüber geschrieben hat (»Kühe verstehen«). Das Horn sei eminent wichtig für die Kühe, für ihr Wohlbefinden – und möglicherweise auch für den gesundheitlichen Wert der Milch.

Das Horn ist ein sehr sensibles Organ, stark durchblutet, mit Nerven durchzogen. Ein Sinnesorgan, meint Ott: »Wenn Sie eine Infrarot-Aufnahme einer Kuh machen, eines Kuh-Kopfes, ist die heißeste Stelle das Horn. Das heißt, da ist am meisten Bewusstsein, da, wo es am wärmsten ist.«

Ott kommuniziert mit seinen Kühen auf Gut Rheinau,

einem stattlichen Anwesen beim schweizerischen Schaff-
hausen, nahe dem Rheinfall. Die Kühe grasen auf der Wiese, unter Bäumen, die Mütter, ihre Kälber, auch die Bullen.
Es herrscht ländliche Ruhe. Vögel zwitschern. Die Katze
miaut, die Kühe muhen, die Glocken bimmeln. Und natürlich hat noch jede ihr Horn.

Ott: »Wenn das amputiert wird, ist das, wie wenn Sie
einem Menschen die Zunge abschneiden. Die Kuh kann
sich nicht mehr ausdrücken.«

Die Kuh kann doch muhen …

Ott: »Da die Kuh eher schlecht sieht, braucht sie die
Hörner, um sich zu verständigen. Sie kann mit der Stellung
der Hörner signalisieren, wie sie sich den Kontakt wünscht.
Ob sie lieber in Ruhe gelassen oder von der anderen Kuh
geleckt werden will.«

Wenn ihnen das Horn weggenommen wird …

Ott: »… dann puffen sich bis zu achtmal mehr in den
Körper, um ihre Grenzen zu markieren. Neue Forschungen
zeigen, dass Kühe mit Hörnern sich weniger körperlich be-
rühren als die ohne Horn.«

Und das wirkt sich auf die Milch aus?

Ott: »Das Horn macht die Kuh sicher, gibt ihr die Möglichkeit, ihre Umgebung zu beherrschen und ihre innere
Ruhe zu finden. Das Gleichgewicht zwischen innen und
außen. Das braucht sie, auch für ihre lebenswichtige Aufgabe, das Futter zu verdauen, eine Aufgabe, mit der sie ja
16 Stunden am Tag beschäftigt ist. Darum ist es kein Wunder, wenn die Milch der Kuh mit Hörnern eine andere,
eine bessere Qualität hat als die der hornlosen.«

Tatsächlich berichten Allergologen, dass Patienten, die
auf Milch empfindlich reagieren, Milch von horntragenden
Kühen problemlos vertragen. Ähnlich sei es bei Kindern

mit Neurodermitis. Die Forschung dazu steht allerdings noch völlig am Anfang.

Sicher ist, dass die Hörner direkt verbunden sind mit dem riesigen Verdauungstrakt der Kuh. Wenn dort Gärgase aufsteigen, können diese ins Horn ausweichen. Wenn das Horn fehlt, entwickelt sich eine Art Ballon auf der Stirn – ein Hohlraum, der das Horn ersetzt und zur Aufnahme der Gase dient. Die Kuh baut sozusagen ihren Körper um, wenn die Tierindustrie ihr ein Organ raubt.

Merkwürdigerweise ist es nicht einmal verboten, die Kühe am Kopf zu verstümmeln. Die Staatsgewalt kümmert sich nicht um diese barbarischen Akte am Körper der Kuh. Und auch ein öffentlicher Aufschrei der Empörung bleibt aus.

Die Staatsgewalt hat ohnehin genug zu tun mit den anderen Delinquenten aus der Tierindustrie. Es ist eine Branche, die in ausgeprägter Weise dazu neigt, die Grenzen des Legalen zu überschreiten. Das hat Folgen für die armen Tiere, die Hühner zum Beispiel, die in ihren Massenställen häufiger Krankheiten ausbrüten. Und für die Menschen, die sie schließlich auch bekommen.

4. Höchste Vorsicht

Globales Geflügel:
Über Risiken und Nebenwirkungen

Lähmungen im Gesicht: Die mysteriöse Krankheit aus dem Hühnerstall / Zwei Tote, 500 Kranke – und die Behörden im Tiefschlaf / Beruf: Tierdesigner – ein Familienkonzern formt die Hühner dieser Welt / Massenställe: Brutstätten der Erreger / Über Eier, die schön machen

Das Gefängnis liegt direkt gegenüber, ein Bau wie aus dem Bilderbuch, mit Backsteinmauern und vergitterten Fenstern; jeden Morgen gehen sie daran vorbei, doch es ist lange her, dass sie einen dort untergebracht haben: jenen legendären Hühnerbaron, der Aldi mit billigen Eiern versorgt hatte und als »Tierquäler der Nation« galt.

Die Staatsanwälte hier im niedersächsischen Oldenburg, mitten in der Hochburg der Massentierhaltung, sind Spezialisten für Täter aus dem Agrarmilieu. Sie bilden die einzige Schwerpunktstaatsanwaltschaft für solche Delikte in ganz Deutschland – und sie haben gut zu tun, denn die Branche hat sich offenbar daran gewöhnt, die Grenzen des Legalen zu überschreiten. Die Adresse der Dienststelle: Gerichtsstraße 7. Einlass nur nach persönlicher Aufforderung. Ein Wachtmeister öffnet, »Justiz« steht auf seiner Uniform. Gleich neben der Pforte: ein Metalldetektor, um Waffen aufzuspüren.

Auf der ersten Etage haben die Ermittler fürs Agrarische ihre Büros. Ein nüchterner Behördenflur, mit Linoleumboden, einem Treppenaufgang aus Beton, an den Wänden Drucke des Pop-Art-Künstlers Roy Lichtenberg. Darunter Umzugskartons voller Akten, mitgebracht von der letzten Razzia, Pardon: Durchsuchung. Sorgfältig gekennzeichnet mit weißen Aufklebern, darauf große Ziffern: 10/30. Oder: 29/30. Und: Computer. Die werden »gespiegelt«, sagt Oberstaatsanwältin Susanne Böhm. Die Ermittler nehmen sie mit, um die Beweise zu sichern.

Und die Tiere?

Nein, Tiere nehmen sie natürlich nicht mit: »Wir laufen da nicht mit dem Huhn unterm Arm raus.« Um Hühner geht es häufig.

Gerade hatten sie so eine Durchsuchung, an fünf Orten, gut fünfzig Leute waren im Einsatz, Staatsanwälte, Polizisten, Amtstierärzte, Fachleute von der zuständigen Lebensmittelbehörde. Es ist einer der größten Fälle von Agrarkriminalität in der Geschichte der Bundesrepublik Deutschland. Es geht um Hunderte Millionen Eier, vielleicht eine Milliarde. 331 Verfahren haben die Oldenburger Ermittler eingeleitet, gegen Hunderte von Beschuldigten in vielen Teilen Deutschlands; zahlreiche Verfahren haben sie zuständigkeitshalber weitergereicht.

Die Delinquenten hatten noch mehr Hühner in die Ställe gequetscht als ohnehin schon erlaubt. Das ist nicht nur gesetzwidrig, sondern auch schwer zu ertragen, wenn man sich da mal hineinbegibt, sagt Oberstaatsanwältin Böhm: »Sie flattern durcheinander, es ist dunkel, es riecht nicht sehr angenehm, man stolpert teilweise über tote Tiere, das ist ein sehr unangenehmer Anblick.«

Die Enge in den Ställen: Das geht zunächst natürlich die

Hühner an. Es betrifft aber auch die Menschen. Denn je mehr Tiere zusammengequetscht werden, desto eher können sich Krankheiten ausbreiten – und die können auch die Menschen treffen. Da geht es dann, sagt Staatsanwältin Böhm, auch »um Leib und Leben«. Paragraph 222 Strafgesetzbuch (StGB): fahrlässige Tötung. Der kommt zum Tragen, wenn Krankheitserreger über Lebensmittel verbreitet werden.

Wie im Falle jenes Mannes, der jetzt für Schlagzeilen gesorgt hat: Stefan Pohlmann, Sohn jenes Anton Pohlmann, den sie damals ins Gefängnis gebracht haben. Zwei Menschen kamen ums Leben, Hunderte erkrankten, in ganz Europa. Die Ursache: Krankheitserreger aus den Massenställen von Pohlmann junior. So jedenfalls lautet der Verdacht, dem auch Staatsanwälte nachgehen, am anderen Ende der Republik: Denn die Neigung zur Delinquenz ist flächendeckend in dieser Branche.

Das Hühner-Business ist der Inbegriff der Massentierhaltung. Hunderttausende von Tieren in einem Stall, künstliches Licht, nie an der frischen Luft. Jeder kennt die erbarmungswürdigen Bilder von den verzweifelten, zerrupften, abgemagerten Hühnern, die die billigen Eier legen. Solche Umstände, wie sie in den meisten Ställen herrschen, steigern natürlich die Krankheitsgefahren. Die Erreger haben leichtes Spiel. Zumal die armen Hühner ziemlich anfällig sind, durch Turbozucht empfindlich geworden. Ihr Körper kann sich gegen Erreger nicht wehren. Wenn Krankheiten aufkeimen, verbreiten sie sich in Windeseile, im Massenstall und rund um den Globus.

Bei der Debatte um die Gesundheitsgefahren kam das Huhn weitgehend ungerupft davon. Dabei werden jedes Jahr Hunderttausende krank, durch die Erreger aus den

Hühnerställen. Sogar Todesfälle sind immer wieder zu beklagen. Hinzu kommt: Gerade Gesundheitsbewusste greifen gern zum mageren Geflügel – nicht ahnend, dass natürlich auch dieses zur Überdosis an Proteinen beiträgt, die neuerdings als Ursache für viele Zivilisationsleiden gilt.

Und der Verbrauch steigt stetig: In den 1950er Jahren waren es noch 2 Kilo, die pro Kopf und Jahr verspeist wurden, jetzt sind es in Deutschland schon an die 20 Kilo Geflügelfleisch; in der gesamten Europäischen Union sogar 27 Kilo. Weltweit wurden in den 1960er Jahren noch 8 Milliarden Hähnchen konsumiert, inzwischen sind es über 50 Milliarden. Der Pro-Kopf-Verbrauch beim Ei stieg ebenfalls: in Deutschland von 136 im Jahr 1956 auf 231 im Jahr 2014. Insgesamt: 18,7 Milliarden Eier. Weltweit sind es heute 700 Milliarden Stück pro Jahr.

Zur Proteinüberdosis kommen die akuten Risiken durch die Krankheitserreger aus den Hühnerfarmen. Manchmal reiht sich Krankheitsfall an Krankheitsfall, und dann führen die Spuren zum Imperium eines Hühnerbarons.

So war es, als in Europa Hunderte Menschen erkrankten, in Deutschland, in Frankreich, wo Lidl verdächtige Eier verkauft hatte, in Österreich. Erstes Todesopfer war ein 75-jähriger Österreicher. Für seinen Tod »mitverantwortlich, wenn nicht alleinverantwortlich« seien Salmonellen, erklärte die österreichische Agentur für Gesundheit und Ernährungssicherheit. Auch in England starb ein Mann, in Birmingham. Leonard Spiers, 88.

Es waren Salmonellen, die den mysteriösen Ausbruch ausgelöst hatten, und zwar vom Typ *Salmonella enteritidis* PT14b. Ein besonders seltener Erregertyp, der plötzlich auch vermehrt aus Bayern gemeldet wurde. 73 Prozent aller deutschen PT14b-Fälle, die der zentralen Seuchen-

Überwachungsstelle in Berlin, dem Robert Koch-Institut (RKI), übermittelt wurden, kamen aus den Landkreisen um die Hühnerfarmen einer einzigen Firma: Bayern-Ei.

Die kennt kein Mensch. Dabei ist sie der größte Eier-Produzent in Bayern, beschäftigt insgesamt mehr als eine Million Hühner. Und der Chef trägt einen großen Namen: Pohlmann. Stefan Pohlmann ist der Sohn des berühmt-berüchtigten Hühnerbarons aus dem niedersächsischen Vechta, der mit seinen 28 Großfarmen einst ein Pionier war in seinem Fach. Stefan saß sogar einmal gemeinsam mit seinem Vater im Gefängnis, in Untersuchungshaft. Er hat also, sozusagen, das Gewerbe von der Pike auf gelernt, mit allen möglichen Nebenfolgen. Sein Papa hatte damals die Exkremente seiner Tiere kurzerhand ins Trinkwasser-schutzgebiet kippen lassen, er hatte auch Schwarzbauten hochgezogen, Frischedaten gefälscht. Zur Schädlingsbe-kämpfung versprühte er eine hochgiftige Nikotinbrühe, Eier wurden verseucht, ein Mitarbeiter schwer verletzt. Ein andermal vergaste er einen Stall voller Hühner mit Kohlen-monoxid, die Tiere starben unter Qualen.

1996 waren Pohlmann und Sohn deswegen angeklagt worden. Für den Vater gab es eine Bewährungsstrafe und Berufsverbot, das Verfahren gegen Sohn Stefan wurde gegen Zahlung einer Geldbuße von 100 000 D-Mark einge-stellt.

Tierschützer nannten Pohlmann fortan den »Tierquäler der Nation«. Trotzdem war die Firmenpolitik wegweisend für die Branche: Pohlmann hatte natürlich die Preisführer-schaft, lieferte an den Kult-Discounter Aldi, bis es dem auch irgendwann zu viel wurde – am Ende nahm nicht mal mehr der Billigheimer von ihm noch ein Ei. Die Geschäfte über-nahmen dann andere und führten sie weiter, ohne spektakuläre Verfehlungen, gleichwohl sehr erfolgreich. Die Hühner- und Eierschwemme setzte sich fort, die Konsumenten verspeisten immer mehr vom Geflügel, es war für viele eine Alternative zum roten Fleisch von Schwein, Rind oder Lamm.

Das weiße Fleisch hatte einen untadeligen Ruf, schön mager, »mit viel wertvollem Eiweiß«, wie es in den Frauenzeitschriften heißt. Zu jedem Salatblättchen ein Hähnchenstreifen, in der Mittagspause die »Chicken Wings« oder ein Wrap mit Hühnerfleisch: So etwas galt bisher als gesund, eigentlich noch bis gestern.

Doch jetzt erscheint das »wertvolle Eiweiß« angesichts der neueren Erkenntnisse über die Folgen überhöhten Proteinverzehrs in ganz neuem Licht.

Forscher liefern dazu völlig neue Erkenntnisse. So etwa eine Harvard-Studie vom Juli 2015. Thema: Bluthochdruck, die »Volkskrankheit Nr. 1« in Deutschland; 35 Millionen Bundesbürger sollen daran leiden und sind so zudem einem erhöhten Risiko ausgesetzt für Herzinfarkt, Schlaganfall, auch Augenleiden.

Dabei hatten Harvard-Forscher noch kurz zuvor geraten: »Essen Sie mehr Geflügel« – ausgerechnet, um das Risiko für Bluthochdruck zu senken. Und jetzt ergab die neue Harvard-Studie: Auch Hähnchenstreifen und Putenbrust können den Blutdruck erhöhen.

Zudem enthält auch Hühnerfleisch häufig krebserregende Chemikalien; 33 solcher Substanzen hatten spanische Forscher in einer 2015 erschienenen Studie identifiziert. Sie rieten daher, auch weniger Hühnchenfleisch zu essen.

Die vermeintlich gesunden Geflügelgerichte treiben sogar den Insulinspiegel in die Höhe. Insulin, das »Masthormon«, das Dickmacherhormon, aktiviert durch das magere,

»weiße« Fleisch von Hähnchen und Pute? Das alle essen, vor allem Frauen, ihrer Figur zuliebe?

Gebratenes Hühnerfleisch mit Avocado und Vollkornbrot zum Beispiel, das klingt direkt nach *Brigitte*-Diät. Doch diese Kombination aktiviert so viel Insulin wie Süßes: Der »Food Insulin Index« (FII) dafür liegt bei 51 – etwa so hoch wie bei Eiskrem mit Keksen (54). Das hatten Harvard-Forscher in ihrer 2011 veröffentlichten großen Studie zur Insulinausschüttung herausgefunden. Auch nicht besser: pochierte Eier mit Vollkornbrot (FII: 53). Vor allem solche Kombinationen sind es, die das »Masthormon« in die Höhe treiben – weniger das pure Geflügel: So hat das gebratene Hähnchen, pur und solo, einen bescheidenen Insulin-Index-Wert von 17 bis 19. Nur: Wer isst 100 Gramm Hähnchen mit gar nix?

Die Folgen sind natürlich nicht sofort zu sehen, die Insulin-Dauerberieselung wirkt schleichend, die Schäden im Körper drohen erst später – von Alzheimer bis zur Zuckerkrankheit.

Anders bei den akuten Effekten, wenn die Krankheitserreger aus den Massenställen auf den menschlichen Körper treffen, die Salmonellen beispielsweise oder der bislang eher unbekannte, aber immer einflussreichere *Campylobacter*.

Salmonellen sorgen europaweit für über 100 000 Krankheitsfälle pro Jahr. Zu den Symptomen gehören Durchfall, Erbrechen, Kopfschmerzen, Fieber und Abgeschlagenheit. Aber auch Todesfälle sind immer wieder zu beklagen, wie im Falle der Epidemie aus den Ställen von Pohlmann junior. Wichtigste Heimstatt ist der Geflügelstall. Nach einer EU-Studie kommen Salmonellen umso häufiger vor, je größer die Betriebe sind: »Größere Betriebe mit mehr als

3000 Legehennen« waren häufiger betroffen, so fasste das deutsche Bundesinstitut für Risikobewertung (BfR) die Ergebnisse zusammen. Bei Schweinen ist es ähnlich.

Immer wieder müssen die Supermärkte Rückrufaktionen starten. Rewe Österreich zum Beispiel orderte am 22. August 2014 das »Chef Menü Chicken Wings« zurück. Wegen »bakterieller Kontamination«.

Oft sind Kinder die Betroffenen: Im Jahr 2007 beispielsweise erkrankten 42 Kinder und drei Erzieher in Nordrhein-Westfalen, im Ennepe-Ruhr-Kreis und in Hagen. Auslöser: Salmonellen aus einer Großküche, die 14 Kindertagesstätten und eine Ganztagesschule belieferte. Bei Salmonellenschäden geht es durchaus nicht nur um Unwohlsein und Durchfall. Im Jahr 2009 reichte eine australische Familie eine 10-Millionen-Dollar-Klage (9 Millionen Euro) gegen die US-Fastfoodkette Kentucky Fried Chicken ein: Die elfjährige Tochter hatte einen salmonellenverseuchten »Chicken Twister Wrap« gegessen und saß seither hirngeschädigt im Rollstuhl. KFC wies die Vorwürfe zurück.

Immer wieder gibt es sogar Todesfälle, vor allem, wenn die Erreger Kranke und Senioren befallen, wie Mitte August 2015 in zwei südbadischen Altenheimen in Endingen und Rheinhausen: Zwei der Bewohner starben, dreißig waren infiziert worden. Bei einer Salmonellenepidemie 2007 in Fulda kamen sogar acht Menschen ums Leben, 271 Menschen waren erkrankt. Im Januar 2011 starb ein 73-jähriger Rentner im nordrhein-westfälischen Rhede an Salmonellen. Seine Frau Gertrud hatte rohes Schweinefleisch beim örtlichen K+K-Markt gekauft und Mettbrötchen zum Abendessen gemacht. Tags darauf konnte sie sich nicht mehr auf den Beinen halten. Gatte Karl-Heinz brach kurz darauf zusammen, starb zehn Tage später im Krankenhaus.

Gertrud laut *Bild:* »Ich fühle mich verantwortlich, weil ich das Mett gekauft und die Brote geschmiert habe.«

Noch tückischer scheint der neue König der Krankheitserreger aus den Massenställen zu sein: *Campylobacter.* Er bringt es schon auf mehr als 200 000 Erkrankungen im Jahr. Die europäische Lebensmittelbehörde rechnet mit einer hohen Dunkelziffer, die »tatsächliche Zahl von Fällen« liege bei neun Millionen im Jahr. Das Hauptsymptom ist: fiebriger Durchfall. Aber: 300 bis 400 Menschen sterben jedes Jahr daran, allein in Deutschland. Und: *Campylobacter* kann auch zu dem mysteriösen Guillain-Barré-Syndrom führen, mit Lähmungserscheinungen in den Beinen, den Armen, im Gesicht, die immer wieder auftreten, dann wieder abklingen. Auch bleibende Schäden sind möglich, bis hin zu schweren Lähmungen. Herzrhythmusstörungen können ebenfalls auftreten. In fünf Prozent aller Fälle endet die Krankheit sogar tödlich. Die Infektion mit *Campylobacter* gilt als wichtigste Ursache für das seltsame Syndrom.

Bei amtlichen Untersuchungen in Deutschland sind regelmäßig mehr als 50 Prozent der Hühnerproben mit *Campylobacter* belastet. Ähnliches ergaben Untersuchungen der österreichischen Arbeiterkammer, und auch in der Schweiz sieht es nicht besser aus.

Die Hühnerbarone zucken dennoch nur mit den Schultern: »Keime sind ein natürlicher Bestandteil der Umwelt«, rechtfertigt sich der Zentralverband der deutschen Geflügelwirtschaft. Stimmt natürlich. Nur: Es kommt auch drauf an, wie die Umwelt aussieht. Und für einen Krankheitserreger ist die Umwelt ideal, die die Tierindustrie geschaffen hat. Er kann sich da nach Herzenslust ausbreiten, angesichts von Hunderttausenden von Tieren in einem Stall und auch der traumhaften Reisemöglichkeiten: Schon Küken werden im zarten Alter von einem Tag mit riesigen Trucks oder gar Flugzeugen durch die Welt gekarrt. Da lacht sozusagen das Erregerherz. Zudem sind die Tiere meist völlig geschwächt, ohne Abwehrkräfte: Nicht nur die bedrückende Enge, sondern auch der beißende Gestank durch »Ammoniak in der Stallluft« könnte das »Immunsystem schwächen und die Krankheitsanfälligkeit erhöhen«, diagnostiziert eine Untersuchung der eigentlich eher industrienahen Tierärztlichen Hochschule (TiHo) Hannover »zur Besatzdichte bei Masthühnern entsprechend der RL 2007/43/EG«.

Hinzu kommt die Enge im Stall. Nach EU-Vorschrift 2007/43/EG dürfen bis zu 26 Hühner auf einem Quadratmeter zusammengepfercht werden. Da kann der Erreger ganz lässig von Huhn zu Huhn spazieren. »Gerade bei einer hohen Aufstallungsdichte«, so das *DGS-Magazin*, das Fachblatt für Schweine- und Geflügelfabrikanten, hätten »Krankheitserreger ein hohes Potential, sich zu vermehren«.

Kurzum: Alle diese Faktoren bieten einen perfekten Nährboden für die Ausbreitung von Krankheiten. Die Experten sprechen daher auch von sogenannten Faktorenkrankheiten. Das bedeutet: Nicht die Bakterien sind verantwortlich für die Epidemien. Die Massentierhaltung sorgt für die krankheitsfreundlichen »Faktoren« und ist somit der eigentliche Krankheitserreger.

Dass die Öffentlichkeit von den herrschenden Zuständen erfährt und mithin Licht ins Dunkel der Ställe kommt, ist vor allem den Tierschutz-Aktivisten zu verdanken. Sie sind es, die nachts in Ställe einsteigen, das Elend dort dokumentieren, ihre Videos in Internet und Fernsehen zeigen und die Staatsanwaltschaften mit Anzeigen auf Trab bringen.

Sie nennen sich »Soko Tierschutz«, was schon wie eine Polizeiabteilung klingt, oder »Animal Rights Watch« oder »Vier Pfoten«.

Die weltgrößte Tierrechtsorganisation ist »Peta«. Die Deutschland-Filiale hat ihren Sitz in Stuttgart, in einem ganz normalen Gewerbegebiet nahe der Autobahn, mitten unter Ingenieurbüros, Wirtschaftsprüfern wie Ernst & Young, Architekten, Logistikfirmen, Software-Schmieden. Die französische Bank BNP sitzt direkt gegenüber. Peta arbeitet auf einer Etage in einem Bürogebäude, alles wirkt wie bei einer ganz normalen Firma. In kleinen Büros sitzen Angestellte vor ihren Computern, blauer Teppichboden, Drucker und Kopierer, alles so weit ganz normal und geschäftsmäßig. Nur dass ihr Geschäft ein ungewöhnliches ist: Es geht ihnen ums Wohlergehen der Tiere, insbesondere und immer wieder ums Geflügel.

»Keiner Branche haben Ministerien und Behörden so viele Rechtsbrüche durchgehen lassen wie der Geflügelindustrie«, sagt Edmund Haferbeck, Chef der Peta-Rechtsabteilung. Er ist es oft, der den Staatsanwaltschaften auf die Sprünge hilft und ihnen manchmal auch ein bisschen auf die Nerven geht, mit Einsprüchen, Dienstaufsichtsbeschwerden, auch mit Klagen – wenn wieder einmal eine Staatsanwaltschaft ein Verfahren eingestellt hat. »Skandal«, tönt es dann aus der Peta-Etage im Gewerbegebiet.

Die Aktivisten leben natürlich streng tierfrei. Neben der kleinen offenen Küche im Eingangsbereich prangt über der Essecke die Parole an der blauen Wand: »Vegan for Life«. Trotzdem kaufen sie immer wieder mal Eier im Supermarkt. Besonders gern, wenn der Supermarkt wie etwa Kaiser's verspricht: »Hier finden Sie Eier von glücklichen Hühnern.« Die Peta-Fahnder suchen dann die glücklichen

Hühner. Im Falle von Kaiser's war es eine Firma namens
»Landkost«, die auch Edeka versorgt.

Doch nach Glück sieht es nicht so sehr aus am Produk-
tionsstandort der Firma Landkost in Spreenhagen östlich
von Berlin. Eher nach einem der üblichen Industrieställe
im deutschen Osten. Von »Freilauf-Idylle« könne »keine
Rede sein«, protokollierten die Mitarbeiter der Tierschutz-
firma Peta nüchtern: »Es existiert überhaupt kein richtiger
Zaun, der Freilauf Tausender Hühner ist hier unmöglich.«
Ort des Geschehens: »Betrieb: Farm B7 – Spreenhagener
Abteil Fünf«. Dreißig Hallen befinden sich dort, es ist: eine
riesige Tierfabrik.

Insgesamt lieferte die Firma Landkost-Ei, so verkündete
sie damals ganz stolz, »jährlich etwa 1 Milliarde Eier«.
Dafür habe sie an ihren drei ostdeutschen Standorten in
Brandenburg, Sachsen und Sachsen-Anhalt »insgesamt ca.
3 Millionen Legehennenplätze sowie 600 000 Aufzucht-
plätze für Junghennen«.

1 Milliarde Eier, über 3 Millionen Hühner: Das klingt
unglaublich. Nur mit dem Glück wird es natürlich schwie-
rig, bei so einer Masse: »Der Prospekt der Firma enthält
schöne Bilder von glücklichen Hühnern, doch die Realität
sieht leider anders aus«, stellt Peta fest. Also: ein klarer Fall
von Beschiss. Peta erstattete Strafanzeige; später legte das
Berliner »Tierschutzbüro« nach. Die Staatsanwaltschaft
Potsdam leitete ein Verfahren ein (Az. 4107 Js 58600/08).

Manchmal kommen auch Whistleblower zu Peta, um zu
erzählen, wie es bei den Hühnerbaronen so zugeht, wie es
beispielsweise zu dem Stempel auf dem Ei kommt, der Auskunft geben soll, ob das Ei aus dem Käfig kam, aus Boden-
haltung, Freiland oder aus Biohaltung (www.was-steht-auf-
dem-ei.de).

Einer gab in einer »eidesstattlichen Versicherung« gegenüber Peta zu Protokoll, in seiner Firma (»in einer Lagerhalle in der Nordrather Straße 130«) seien Eier aus verschiedenen Betrieben »ungestempelt und unsortiert« gelagert worden. Diese Blanko-Eier seien dann je nach Bedarf mit »1«, »2« oder »3«, den Codes für Freiland-, Boden- oder Käfighaltung gestempelt worden, oder auch mit dem »0« für Bio. Das sei durchaus üblich in der Branche, sagt Peta-Rechtsabteilungsleiter Edmund Haferbeck: »Welcher Stempel auf die Eier kommt, hängt von der Nachfrage ab.« Und es setzte die übliche Strafanzeige (Staatsanwaltschaft Wuppertal, Aktenzeichen 50 Js 301/09).

Eierfälscherei ist in der Branche ein gern betriebenes Geschäft. Schon 1996 wurde ein gewisser Engelbert Homann vom Amtsgericht im westfälischen Rheine zu eineinhalb Jahren Gefängnis auf Bewährung verurteilt. Im bis dahin größten Eierfälscher-Skandal der Republik standen insgesamt 980 Millionen Eier unter Schwindel-Verdacht (siehe Hans-Ulrich Grimm: »Der Bio-Bluff«). Homann hatte die Eier über Zwischenhändler geliefert, wie etwa die Firma Gutshof-Ei, die zu den Giganten der Branche gehörte und, so die Gerichtsakten, 10 Milliarden Eier an große Supermarktketten wie Tengelmann und Rewe, Karstadt und Kaufhof verkaufte.

Bei einem anderen Betrügerring erstreckten sich die Aktivitäten offenbar über ganz Europa.

»Eier-Superhirn betrog Verbraucher mit 500 Millionen gefälschten Freiland-Eiern«, titelte die britische *Times online* im März 2007. Die Eier waren mit mindestens zehn 44-Tonnern wöchentlich auf die Insel gekommen, verkauft wurden sie von den großen Supermarktketten wie Tesco oder Morrisons. Die Eier stammten, so die britischen Ermittler, aus zwei europäischen Ländern; eine Spur führte nach Deutschland.

Sogar am anderen Ende der Welt sind Eierfälscher aktiv: 2014 wurde der Neuseeländer John Garnett zu zwölf Monaten Hausarrest verurteilt, weil er Käfig- zu Freilandeiern umetikettiert hatte: insgesamt fast 2,5 Millionen Stück.

Im Jahr 2013 wurde ein Österreicher aus der Steiermark vom Landesgericht Wiener Neustadt wegen schweren Betrugs zu 39 Monaten Haft ohne Bewährung verurteilt. Er hatte 260 000 Eier aus Polen importiert und dann als heimische Eier verkauft, zudem 180 000 konventionelle Eier zu Bio-Eiern veredelt. Auch er hatte sie kurzerhand umgestempelt. Insgesamt war es im Prozess um 11 Millionen Eier gegangen.

Solche Urteile aber sind eher die Ausnahme. Die Delinquenten aus dem Agrarmilieu werden in der Regel mit Wohlwollen und Milde behandelt, wie im Falle eines Hühnerbarons mit dem schönen Namen Hennenberg, Richard Hennenberg, der zwar seine Bio-Zulassung verlor, nachdem Peta immer wieder über die Zustände in seinen Ställen berichtet hatte, von strengeren Strafen aber verschont blieb. Die Staatsanwaltschaft Wuppertal stellte das Verfahren nach sechsjährigen Ermittlungen gegen eine Geldbuße von 4000 Euro ein. Empörte sich Peta-Rechtsabteilungsleiter Haferbeck: »Die Staatsanwaltschaft Wuppertal ist aus meiner Sicht eine Rechtsbeuger-Staatsanwaltschaft.«

Besondere Duldsamkeit zeigen die Behörden offenbar in Bayern, wie im Falle von Hühnerbaron Pohlmann junior. Nach jenem europaweiten Salmonellenausbruch mit 500 Erkrankten und mindestens zwei Todesopfern dauerte es mehr als eineinhalb Jahre, bis sich die Behörden zu Sanktionen durchringen konnten. Die Salmonellen-Eier wurden

derweil einfach weiter verkauft – rechtswidrigerweise, wie
sogar die EU-Kommission befand.

Am 18. Februar 2014 hatte das Landratsamt Dingolfing-
Landau bei einer Routinekontrolle Eier aus einem Stall von
Bayern-Ei zur Untersuchung mitgenommen, am nächsten
Tag ans zuständige Landesamt für Gesundheit und Lebensmittelsicherheit (LGL) geschickt. Dort zog sich die
Untersuchung, normalerweise eine Sache von fünf Tagen,
ein bisschen hin, genauer: über sieben Wochen. Dann immerhin stand das Ergebnis fest: Salmonellen auf den Eier-
schalen. Konsequenzen: keine.

Kurz darauf erkrankten in Großbritannien die ersten
Menschen. Am 7. Juni starb der Brite Leonard Spiers. Am
9. Juli schickten die französischen Behörden eine Eilwar-
nung durch Europa: »Durch Lebensmittel verursachter
Ausbruch von Salmonellose«. Sie lieferten sogar den Code
mit, der auf den Eiern bei einer erkrankten Familie gefunden worden war: 3-DE-0920411.

Das schreckte dann sogar die Kontrolleure vom Landratsamt Dingolfing-Landau aus ihrer Ruhe auf. Sie warteten
aber lieber noch ein bisschen. Zwei Tage später aber standen sie dann auf der Farm, zu der jener Code gehörte: »Sie
lassen sich zwei Eier geben, dann gehen sie wieder«, notier-
te die *Süddeutsche Zeitung*, die den Fall zusammen mit dem
Bayerischen Rundfunk aufgedeckt hatte.

In den Ställen waren Hunderte Hühner gestorben, jeden
Tag. Mal 366, mal 281, mal 460. So die internen Aufzeich-
nungen. Behördlicherseits passierte – wieder nichts. Wieso
denn auch: »Eier kommen aus einem Hühnerstall und
nicht aus einem sterilen OP«, teilte der Präsident des Lan-
desamtes für Gesundheits- und Lebensmittelsicherheit
(LGL), Andreas Zapf, der Öffentlichkeit mit.

So herrschte behördlicherseits weiterhin Ruhe. Jedenfalls gab es keine wahrnehmbaren Aktivitäten. Auch der Eierverkauf ging, trotz kranker und toter Tiere, trotz nachgewiesener Erreger, immer noch weiter. Ziemlich genau ein Jahr lang.

Erst am 31. Juli 2015 teilte das Amt der Öffentlichkeit mit, bei einer am 21. Juli entnommenen staatlichen Probe seien Salmonellen auf der Eischale festgestellt worden. »Das Unternehmen hat sich deshalb entschlossen, aus Gründen höchster Vorsicht« die betroffenen Eier zurückzunehmen. Freiwillig, das Amt sah offenbar immer noch keinen Grund, ins Geschehen einzugreifen.

Schließlich begann die Staatsanwaltschaft Regensburg mit Ermittlungen wegen Körperverletzung mit Todesfolge, auch wegen Betruges. So hätten die Pohlmann-Leute nach Aussagen von Beteiligten zurückgegangene Eier einfach umgepackt und mit einem neuen Mindesthaltbarkeitsdatum versehen, obwohl auf ihnen mitunter schon die Maden umhergekrochen seien. Darüber hatten auch die Medien schon berichtet, die Behörden hatten das natürlich mit Gleichmut hingenommen.

Sie ließen die Firma weiter operieren, auch Edeka störte sich offenbar nicht an den Praktiken, verkaufte Pohlmann-Eier selbst dann noch weiter, als »Soko Tierschutz«-Aktivisten am Eingang des Supermarkts standen, in Schutzanzügen, mit Plakaten: STOP QUAL EI. Die bayerische Staatsmacht legte weiter die Hände in den Schoß. Dann schließlich, wieder Wochen später, und eineinhalb Jahre nach den ersten Verdachtsmomenten gegen die Firma, wurde sie aktiv; offenbar war ihr in der Spätschicht eine Eingebung zuteilgeworden. Um 22.38 Uhr verschickte die Regierung von Niederbayern eine E-Mail an die Presse:

»Bayern-Ei: Verkehrsverbot«. Sie machte den Laden dicht. Schließlich wurde Pohlmann junior festgenommen, nachdem er seinen Chefposten niedergelegt hatte.

Dass die Dinge sich ein bisschen schleppend entwickeln bei Verstößen in diesem Milieu, ist gleichwohl keine bayerische Spezialität. Das kennen auch die Ermittler von der Staatsanwaltschaft im niedersächsischen Oldenburg. »Die stetige und kontinuierliche Kontrolle dieser Branche ist noch ausbaufähig«, sagt der Chef der Oldenburger Staatsanwaltschaft, Roland Herrmann. Mit der häufig praktizierten Höflichkeit gegenüber Verdächtigen jedenfalls würde die Verfolgung von Straftaten nicht unbedingt erleichtert: »Wenn der Veterinär seinen Besuch vorher ankündigen muss, dann findet er natürlich nicht viel.« Oft seien die örtlichen Behörden auch nicht besonders an Aufklärung interessiert: »Die Firmen sind ja sehr gute Steuerzahler. Wie intensiv geht man gegen die vor? Da gibt es ein großes Dunkelfeld, und es ist die Frage, wie intensiv man da reinleuchtet.«

Zum Beispiel bei einem Unternehmen mit dem schönen, aber ein bisschen irreführenden Namen Wiesenhof. Klingt nach Bauernhof, klein und sympathisch, doch das Gegenteil ist der Fall. Die Firma ist ein Gigant, Marktführer in Deutschland, mit seinen Produkten flächendeckend vertreten in den Supermärkten, und darüber hinaus einer der ganz großen Player im weltweiten Agro-Business. Und: ein Unternehmen mit zweifelhaftem Ruf.

Immer wieder dokumentieren Tierschützer die Zustände in den Wiesenhof-Farmen. Am nachhaltigsten wirkte ein Fernsehbeitrag zur besten Sendezeit, Titel: »Das System Wiesenhof«. Die Nation war schockiert. Das Medienecho: niederschmetternd. »Wiesenhof-Arbeiter erschlägt Ente

mit Mistgabel«, so titelte zum Beispiel die *Bild*-Zeitung.
»Die Bilder vom Hühnerhof waren ein Schock«, schrieb die
Süddeutsche Zeitung: »Es war ein Film zum Abschalten. Ge-
zeigt wurde die systematische, ja brutale Tötung Hunderter
Tiere. Hühner liegen da leblos auf dem Boden, andere wer-
den von Mitarbeitern getreten und in Kisten geschleudert.«

McDonald's stoppte daraufhin die Annahme. »Wir haben unsere Lieferanten angewiesen, kein Fleisch mehr von
Wiesenhof zu beziehen«, sagte ein Sprecher. Der Bann war
allerdings befristet: »Wir wollen Wiesenhof Zeit geben, die
Vorwürfe gründlich aufzuklären.« Auch die drei größten
Schweizer Supermarktketten Migros, Coop und Denner
nahmen Wiesenhof-Produkte aus ihren Regalen. Sogar ein
Wiesenhof-Sprecher distanzierte sich von den Praktiken –
mit dem Verweis, die Bilder kämen aus den Ställen einer
externen Firma im Raum Cloppenburg. Die Verantwortli-
chen dort sollten sofort entlassen werden.

Den Leuten von der Tierschutzorganisation Peta genüg-
te das nicht. Sie stellten bei der Generalstaatsanwaltschaft
Oldenburg Strafanzeige gegen Verantwortliche von Wiesenhof, wegen Verstößen gegen das Tierschutzgesetz. »Wir
befürchten, dass wieder nichts passiert. Alle wissen von den
Praktiken dieser Fleisch-Mafia, aber keiner tut etwas«, sagt
Peta-Rechtsabteilungsleiter Haferbeck: »Was hier geschieht, ist völlig normal in der Geflügelproduktion. Die
Produkte aus der Massentierhaltung sind alle so wie bei
Wiesenhof. Die Veterinärämter sind wertlos. Sie können
neben der schlimmsten Tierquälerei stehen und stellen
dennoch ihren Persilschein aus.«

In der Tat wurden viele Verfahren eingestellt, einige en-
deten mit Strafbefehlen über ein paar hundert oder ein paar
tausend Euro.

Das System Wiesenhof: Das Unternehmen galt bis dahin als höchst professionell und für die Bedürfnisse der Supermarktketten optimal aufgestellt. Geführt von einer Familie mit Namen Wesjohann. Klingt nach kleinem niedersächsischem Familienclan, ist aber globales Big Business. Schon stammen 98 Prozent aller Masthähnchen weltweit aus nur drei Firmen: Und die Wesjohanns gehören dazu. In Deutschland stammt fast jedes dritte Hähnchen aus dem Herrschaftsbereich der Hühnerdynastie.

Gegründet wurde die Firma 1932 von Paul Wesjohann, als kleiner Landhandel mit Brüterei. Seine Söhne Paul-Heinz und Erich bauten das Unternehmen aus. Sie taten sich später zusammen mit Heinz Lohmann, dem »Hähnchen-Pionier«, wie er in der Branche genannt wird. Er gilt als Erfinder des »Goldhähnchens«. 1987 entstand die Firmengruppe Lohmann-Wesjohann, später schied Lohmann aus, 1998 teilten die Brüder Wesjohann dann die Firma auf, sie verstanden sich offenbar nicht so gut – persönlich. Geschäftlich schon. Seither gibt es zwei Zweige: die PHW-Gruppe (»Paul-Heinz Wesjohann«) und die EW-Gruppe, offiziell: »EW Group« (»Erich Wesjohann«).

Die PHW-Gruppe ist Deutschlands Geflügelmarke Nr. 1, und sie ist sogar zur Geflügel-Weltmacht aufgestiegen, engagiert sich auch bei Agrarbetrieben in den USA. Sie hat über 45 Tochtergesellschaften, liefert in achtzig Länder, macht einen Jahresumsatz von 2,3 Milliarden Euro, bei einem Absatz von 556 000 Tonnen Geflügel. Die wichtigste Marke ist Wiesenhof. In ihren Brütereien schlüpfen allein in Deutschland 270 Millionen Hähnchen pro Jahr. Mittlerweile sind auch die Kinder Doris, Peter, Markus und Felix im Boot. Seit 2009 ist Sohn Peter der Chef.

Insgesamt beschäftigt die PHW-Gruppe 6000 Mitarbei-

ter weltweit. Hinzu kommen rund 800 »bäuerliche Part-
nerbetriebe«, auch sogenannte Erzeugergemeinschaften.
Sie bekommen von Wiesenhof die Küken, siebenmal pro
Jahr, und siebenmal werden die schlachtreifen Tiere abge-
holt. Moralisch verantwortlich für die Massentierhaltung,
mit der seine Familie reich geworden ist, fühlt sich der Chef
eigentlich nicht: »Ich mache, was der Markt verlangt«, sagt
Peter Wesjohann.

Klingt bescheiden. Doch in Wahrheit ist der Einfluss seiner Familie kaum zu überschätzen, erstreckt sich sogar auf
ganze Tiergattungen. Das mag etwas seltsam klingen. Aber
es ist auch ein seltsames Geschäft, das die Familie betreibt
und von dem die Öffentlichkeit bisher noch kaum Notiz
genommen hat. Man könnte es als Tierdesign bezeichnen,
genauer: Geflügeldesign. Die Agrarindustriellen aus der
niedersächsischen Provinz haben sich angeschickt, das Fe-
dervieh dieser Welt nach ihrem Willen zu gestalten. Sie entwickeln und produzieren Hühner und Puten wie andere
Autos und Computer.

Dass eine ganze Tiergattung sozusagen durch planvolles
menschliches Handeln geformt wurde, ist wohl einmalig
und historisch ohne Vorbild. Weltweit haben sich dabei einige wenige Firmen durchgesetzt, und das Wesjohann-Im-
perium gehört dazu. Genauer: Erich Wesjohann mit seiner
EW-Gruppe. Er hat sich sozusagen zum Chefdesigner für
die Hühner dieser Erde aufgeschwungen. Die EW-Gruppe
ist die weltweite Nummer eins bei den Hühnerzuchtkon-
zernen. 70 Prozent aller Hühner weltweit, die weiße Eier
legen, stammen aus ihrer Produktion. Der Agro-Gigant
steckt hinter jedem dritten Ei, das weltweit gelegt wird, ist
nach eigenen Angaben der größte Anbieter von Legehennen, liefert jährlich 6 Millionen Hennen und 720 000 Häh-

ne in alle Welt. Auch bei den Masthähnchen sind sie führend: Drei Viertel des weltweiten Mastgeflügels kommen von nur zwei Firmen. Eine davon ist die zur EW-Group gehörende Firma Aviagen, Weltmarktführer für Masthennen- und Putenzucht, Hauptsitz Huntsville im US-Staat Alabama.

Insgesamt hat die EW-Group über hundert Tochterunternehmen auf allen Kontinenten, darunter auch die global aktive Firma Lohmann Tierzucht aus Cuxhaven. Auf der Weltkarte der Abnehmer von Lohmann-Hühnern gibt es kaum noch weiße Flecken. EW ist in Lateinamerika tätig, in Afrika, in China; dort haben sie eine neue Markenhenne präsentiert, »Lohmann Jade«, die »speziell für den chinesischen Markt entwickelt wurde«, so die Firma stolz. Ihr indischer Partner ist Marktführer Suguna Poultry Farm Ltd. Die Firma produziert Käfigeier und 7,5 Millionen Broiler – pro Woche. Natürlich stellen sie auch ihren Impfstoff gleich dort her. Dafür haben sie ein Joint Venture mit Lohmann Animal Health, der weltweit führenden Pharmafirma in diesem Bereich. Seit 2014 gehört Lohmann Animal Health zum amerikanischen Pharmaproduzenten Elanco und damit zum Großkonzern »Eli Lilly and Company«.

Das ist auch eines der Merkmale im globalen Hühnergeschäft: Die Krankheiten gehören dazu. Sie werden sozusagen gleich mitgezüchtet, gehören mithin ab Werk zu den patentierten Wesen, die die globalen Zuchtfabriken verlassen und die mit ihren Vorfahren eigentlich nur noch die Gattungsbezeichnung und die Federn gemeinsam haben. Es sind Wesen, die es eigentlich gar nicht gibt. Die es jedenfalls außerhalb der Parallelwelt der industriellen Tierhaltung gar nicht geben könnte: sogenannte Hybridhühner, speziell gezüchtet nach den Gesetzen des Profits. Sie

können ihre angezüchteten Eigenschaften nicht weitergeben.

Viele von ihnen sind unfruchtbar; die Fähigkeit zur Fortpflanzung ist ihnen abhandengekommen; so ein Huhn
kann ja auch nicht alles können. Es geht in erster Linie um
Turbo-Gewichtszunahme. Oder um Turbo-Eierlegen. Kinderkriegen gehört nicht zu den Zielen. Wenn sie sterben,
sind sie weg. Aus dem Ei kann gar kein Küken schlüpfen
oder jedenfalls keines mit den Turbo-Eigenschaften von
Papa oder Mama.

Für die Tierindustrie, die drei globalen Hühnerlieferan-
ten, ist das natürlich traumhaft. Die Hühnerfarmer müssen
alle paar Wochen bei den Konzernen nachkaufen. Weniger
gut ist das für die Hühner. Und für die Welt. Denn die
Krankheiten, die aus den Ställen kommen, sind sozusagen
produktionsbedingt.

Das Erbgut der rund 40 Milliarden Industrie-Hühner,
die jedes Jahr »produziert« werden, verfügt über höchstens
halb so viele Varianten wie das der ursprünglichen Artgenossen, berichtet ein internationales Forscherteam in den
Proceedings der US-Akademie der Wissenschaften (PNAS).
Dies mache die Tiere anfälliger für Infektionskrankheiten
und bedrohe somit auch die Geflügelwirtschaft als solche,
stellten Wissenschaftler um Hans H. Cheng fest. Die Forscher vom Agrarforschungsdienst des US-Landwirtschafts-
ministeriums befürchten schon einen »Krankheits-Schock«.
Sie hatten das Erbgut von mehreren tausend Hühnern untersucht und die genetische Variabilität an rund 2500 relevanten Stellen im Erbgut verglichen.

Dass die Krankheiten sozusagen zu den Kollateralschä-
den der Zucht in den Fabriken gehören, stellte auch die
europäische Lebensmittelbehörde Efsa fest: Das genetisch

einprogrammierte »schnelle Wachstum« führe zu »Skelett-
erkrankungen«, zu »Lahmheit«, sogar zu »plötzlichem
Herztod«. Zudem führe die Zucht zu »unregelmäßigen
Körperformen«.

Unregelmäßige Körperformen: Es sind offenbar Mons-
ter-Hühner, die da aus den Zuchtfabriken kommen. Ihr
Organismus wurde so modifiziert, dass sie so schnell wie
möglich wachsen, alles, was sie fressen, möglichst schnell in
Hühnerbrust und Hähnchenkeule verwandeln, was den
Körper verformt und den Organismus natürlich unter un-
glaublichen Stress setzt.

Mit normaler Nahrung könnten sie oft gar nicht überleben: »Wenn die schnellwachsenden Hühner normal gefüttert und nicht jung geschlachtet werden, überlebt nur die
Hälfte von ihnen ein Jahr«, schrieb Joyce D'Silva, damals
Generaldirektorin der britischen Organisation Compassion
in World Farming (CWIF), in einem Artikel des britischen
New Scientist. Titel: »Schneller, billiger, kränker«. Das
olympische Motto der Tierindustrie sozusagen. »Das ganze
System ist pervers. Öffentlich möchte das aber niemand
zugeben«, konstatierte auch die *Frankfurter Allgemeine
Sonntagszeitung*.

Es gibt natürlich noch eine andere Welt, jenseits von glo-
balem Huhn und Massentierhaltung. Die Welt der familiären Bauernhöfe – die mittlerweile auch nicht mehr ganz so
romantisch ist, sondern sehr professionell. Wie etwa jener
Hühnerhof in Westhausen auf der Ostalb, eine Autostunde
östlich von Stuttgart. Es ist ein stattlicher Hof, mit einem
properen Hauptgebäude, rostrot mit hellgrünen Fensterlä-
den. Ein kleiner Spielplatz, es gibt auch Ferienwohnungen.
Daneben der Hofladen, weiter hinten das Wohnhaus. Es
sieht ein bisschen anthroposophisch aus. Der Hof arbeitet

nach den Prinzipien des Demeter-Verbandes, der strengs-
ten unter den Bio-Vereinigungen.

Hinter einer kleinen Halle kommen dann schon die Ställe, neben weitläufigen Wiesen, manche sind sozusagen mö-
bliert, mit schattenspendenden zeltartigen Dächern, zum
Schutz für die Hühner. Alles ist offen, häufig kommen Spa-
ziergänger vorbei, oder Kunden, die mal sehen wollen, wie
es den Hühnern geht, die die Eier für sie legen.

Und die Hühner sehen tatsächlich sehr schön aus, haben
braunes, glänzendes Gefieder, die alten wie die jungen,
worauf Bauer Manfred Schmid sehr stolz ist: »Sehen Sie
einen Unterschied zwischen denen und denen da drüben?«

Nö.

Schmid: »Genau das ist die Kunst. Das ist das Management. Wenn Sie mir eines, nur eines zeigen, das schlecht
aussieht – aber Sie werden keines finden.«

Dabei sind es ganz schön viele Hühner, über 5000, in
zwei Ställen, mit verschiedenen Aufenthaltsbereichen, sie
können frei wechseln zwischen dem geschützten Innen-
raum, einer Art Terrasse oder Wintergarten, an der frischen
Luft, aber überdacht, und der Wiese draußen. Es ist ein
»Mehr-Klimazonen-Stall«, sagt Bauer Schmid: »Die Klima-
zonen brauchen wir, damit die Tiere den Witterungsverlauf
während des Tages erleben können. Das ist wichtig, weil
durch die Sonne das Immunsystem der Tiere gestärkt
wird.« Eine spezielle Vorrichtung eröffnet den Hühnern
den Zugang zum Außenbereich: »Morgens um sechs geht
der Stall auf, und abends um halb neun geht er zu«, sagt
Schmid: »Wenn die Hennen jetzt das Bedürfnis nach Kälte
haben, dann können die raus. Und wenn sie sagen, oh,
heut ist mir zu kalt, es geht der Ostwind, dann bleiben die
einfach drin.«

Ein Hahn kräht, und zwar gewaltig. Er stolziert mitten durch die Hühnerscharen hindurch.

Ein Hahn? Was macht denn der hier?

Bauer Schmid: »Der passt jetzt ein bisschen auf, auf seine Hennen. Der erkennt nicht, dass ich der Bauer bin, der sieht nur die Gefahrensituation. Und deswegen schreit er jetzt.«

Das gibt es nicht oft, Hähne bei den Hühnern.

»Die meisten haben keine Hähne, weil sie sagen, was soll ich mit denen, da hab ich ja keinen Nutzen davon, die bringen mir null Wirtschaftlichkeit, im Gegenteil. Aber ich sage: Insgesamt bringen sie mir einen Vorteil. Die beschützen die Hennen.«

Klingt ja nicht gerade genderpolitisch korrekt …

Schmid: »Aber es ist gut für die Hennen. Zum Beispiel, wenn der Habicht kommt oder eine Krähe. Kürzlich ist eine Krähe mitten unter meinen Hühnern gelandet. Der Hahn ist gleich auf sie losgegangen. Der war so mutig, das hätte auch ein Bussard oder Adler sein können, das weiß der Hahn ja nicht; jedenfalls ist er auf den Vogel losgerannt, und die Krähe ist abgehauen. Da hab ich gemerkt, der ist nicht bloß ein Macho, der herumgockelt, der kämpft für seine Hühner.«

Hinten, wo der Stall endet und die Wiesen beginnen, steht eine Trocknungsanlage für Grünzeug, für die Luzerne, eine besonders eiweißreiche Futterpflanze, aber auch normales Gras. »Ein Huhn ist eigentlich ein Körnerfresser, kein Grasfresser«, sagt Schmid, »aber Sie sehen ja, dass die das gern haben. Und Hühner, die viel Gras fressen, legen Eier mit gelberem Dotter. Und zwar natürlichem gelbem Dotter.«

Das macht sogar den, der die Eier verzehrt, glücklicher

und schöner. Eier von glücklichen Hühnern haben doppelt so viele gelbe Farbstoffe wie herkömmliche Eier. Das ergab eine Studie der Berliner Charité. Karoline Hesterberg und Jürgen Lademann haben mehrere hundert Eier auf ihren Farbstoffgehalt untersucht. Sie fanden in Eiern von Hühnern aus Grünlandhaltung unter anderem das besonders effektive Carotinoid Lycopin, das sonst eher in Obst und Gemüse vorkommt. Je grüner das Land, desto mehr Carotinoide im Ei – jedenfalls wenn die Hühner auf dem grünen Land auch herumpicken dürfen. Lycopin sorgt für glatte Haut, weniger Falten. Der Schönheitseffekt zeigt sich schon nach einer Woche, wie eine weitere Studie der Berliner Forscher ergab.

Klar, dass die glücklichen Hühner auch gesünder sind. Sie brauchen auch kaum Medikamente. Anders ist es bei den Kollegen aus den Massenställen. Da sich bei ihnen in Windeseile Krankheiten ausbreiten können, bekommen sie ständig Antibiotika, oft sogar obwohl sie völlig gesund sind. Die Krankheitserreger werden dadurch sozusagen abgehärtet, resistent gegen Antibiotika, und wenn dann ein Mensch ins Krankenhaus kommt, passiert es, dass die Ärzte machtlos sind und hilflos zusehen müssen, wenn eine Wunde monatelang nicht heilen will. Wie in jenem Fall, als es die Mutter am Rücken hatte und der Sohn ihr zur Operation riet. Was er jetzt sehr bereut.

5. Herrscher der Welt

Antibiotika-Resistenzen:
Die Furcht vor der Wiederkehr
der Seuchen

*Die Mutter starb an einer Wunde, die nicht mehr
heilen wollte / Resistente Bakterien, erhältlich bei Penny,
Rewe, Edeka, Lidl / Die Kükenfabriken brüten
tückische Bakterien aus / Gute Keime, böse Keime:
Wenn sich ein freundlicher Mitbewohner in einen
aggressiven Killer verwandelt*

Er macht sich immer noch Vorwürfe, dass er seiner Mutter zu der Operation geraten hatte. Sie erschien ja auch harmlos. Doch danach wollte die Wunde nicht heilen, am Rücken um die 25 Zentimeter lang, gut sichtbar unter einem durchsichtigen Pflaster. Sie hatten das mal fotografiert und waren selbst schockiert: »Das sah wirklich aus, als wenn man ihr mit der Axt in den Rücken geschlagen hätte«, erzählt Matthias Wolff, ihr Sohn.

Es war aber keine Axt, es war eine deutsche Universitätsklinik, und die Wunde konnte nicht heilen, weil Bakterien das verhinderten. Deshalb die Schutzanzüge, die damals alle tragen mussten, die zu Besuch kamen: »Die haben gesagt, unsere Mutter habe MRSA, und da müsse man besonders aufpassen.«

Die Mutter hatte schon so eine Ahnung: »Sie war ja Altenpflegerin, und als sie gehört hat MRSA, da wusste sie, was auf sie zukommt. Wir haben hinterher auch einen Zettel gefunden, da hatte sie draufgeschrieben: ›Lebet, solange ihr noch leben könnt.‹«

Am 5. Februar war sie in die Universitätsklinik Göttingen gekommen, zwei Wirbel, L4 und L5, wurden operativ verschraubt, um sie von ihren Rückenschmerzen zu befreien. Doch dann fing das Desaster an, erst mit der Wunde, und dann ging es immer weiter bergab mit der Mutter: »Sie hat uns nicht einmal mehr erkannt. Gehofft hat man ja immer noch, aber am Schluss haben wir nur noch gehofft, dass es schnell geht. Sie war überhaupt nicht mehr ansprechbar. Ich hab dann gesagt, lieber Gott, hol sie, das wird nichts mehr.«

Am 14. Juli ist sie schließlich gestorben.

MRSA: Das betrifft nicht nur die Familie Wolff aus Bevern, einem kleinen Ort beim niedersächsischen Holzminden. In Deutschland sterben allein an diesem Erreger etwa 1500 Menschen im Jahr, und weitere 4500 durch andere, bei denen die Arzneien auch nicht mehr wirken. »Die Probleme gerade mit multiresistenten Bakterien explodieren im Prinzip in Deutschland in allen Kliniken«, sagt Walter Popp, Professor am Uniklinikum Essen und Vorstandsmitglied der Deutschen Gesellschaft für Krankenhaushygiene.

MRSA, das bedeutet: Methicillin-resistenter *Staphylococcus aureus*. Eine dieser winzig kleinen Mikroben, vor denen sich der Mensch, der sich doch so mächtig fühlt, jetzt wieder fürchtet. Manche, wie der Biologe Bernhard Kegel, nennen sie schon die »Herrscher der Welt«. Sie waren die Ersten auf diesem Planeten, sie sind überall, sogar in uns drin, in unserem Körper, sie verwandeln zum Beispiel die Nahrung in die Nährstoffe, die wir brauchen, und halten uns so am Leben. Eigentlich ein Zusammenspiel, das gut funktioniert. Aber sie können uns auch töten, wenn etwas schiefläuft.

Lange dachte der moderne Mensch, er könne sie beherrschen, notfalls vernichten, mit Medikamenten. Doch die Waffen der Medizin sind stumpf geworden, weil die Ärzte sie zu häufig eingesetzt haben, aber auch, weil die Tierindustrie ihre selbsterzeugten Probleme nur noch mit dem Griff in den Medizinschrank lösen kann. Ein klarer Fall von Missbrauch der Macht über die Mikroben. Und dieser Machtmissbrauch rächt sich jetzt. Die Bakterien werden vom Begleiter zur Bedrohung – weil der Mensch das Zusammenleben mit den anderen Lebewesen auf diesem Planeten den Regeln des Profits unterworfen hat.

Jetzt stehen sie ganz oben auf der globalen Angst-Agenda, haben es sogar zum Topthema der G 7 gebracht, dem Gipfeltreffen der wichtigsten Industrienationen der Welt: die Antibiotika-Resistenzen. »Das Problem ist so ernst, dass es die Fortschritte der modernen Medizin bedroht«, warnt schon die Weltgesundheitsorganisation (WHO). Weltweit seien viele besonders gefährliche Fälle von Tuberkulose schon nicht mehr mit den traditionell wirksamen Medikamenten behandelbar.

Es ist ein Schreckensszenario: Wenn der Mensch machtlos wird gegen die Mikroben, könnten die Ängste wiederkehren, die ganz tief unten im kollektiven Gefühlsarchiv gespeichert sind, vor den Seuchen wie der Tuberkulose, ausgelöst durch den Erreger *Mycobacterium tuberculosis,* vor Pest, ausgelöst durch *Yersinia pestis,* und Cholera, ausgelöst durch *Vibrio cholerae.* Horror-Seuchen, ausgelöst durch winzige Krankheitserreger, und die Medizin: machtlos.

Die MRSA-Keime jedenfalls sind offenbar schon auf dem

Siegeszug: Bakterien, winzig klein, sie messen nur 0,8 bis
1,2 tausendstel Millimeter, sind mithin 60-mal winziger als
eine Haaresbreite. Sie gehören zu den sogenannten Staphylokokken. Der *Staphylococcus aureus* (»Goldener Staphylo-
kokkus«) ist weit verbreitet, jeder dritte Mensch hat ihn auf
der Haut, im Mund oder im Intimbereich. Er stört dort
auch nicht weiter. Wenn es allerdings immer mehr werden,
wenn sie sich ausbreiten können, etwa durch ein geschwächtes Immunsystem, kann es zu Furunkeln und Abszessen
kommen, aber auch zu Lungenentzündungen oder der
»Endokarditis«, einer Entzündung im Herzen, auch zu
Blutvergiftung oder einem toxischen Schock. Oder zu seltsamen schwarzen Flecken, wie bei Horst Henz, der von 85
auf 45 Kilo abgemagert war, als er in die Klinik nach Duisburg kam, wo seine Frau Ingeborg schließlich fragte: »Verfault mein Mann?« Zehn Tage später war er tot.

Schon schließen sich Mediziner, Gesundheitsämter und
Krankenhäuser zu Netzwerken zusammen, um sich zu ko-
ordinieren und Erfahrungen auszutauschen. Es gibt solche
MRSA-Netzwerke in Osnabrück, in der Region Hannover,
im Land Bremen und auch in Brandenburg. Betroffene
kommen regelmäßig zum »Wundstammtisch« in Kiel oder
in Remchingen-Karlsbad bei Karlsruhe.

Dagmar Tysiak hat in Duisburg eine Selbsthilfegruppe
initiiert, nachdem auch ihr Mann an einer MRSA-Infektion
gestorben war: »Sie konnten praktisch sehen, wie der Keim
meinen Mann auffraß«, erzählt sie, »er war nachher bis
zum Bauchnabel schwarz und wie verfault.« Auf dem To-
tenschein stand später: »Sepsis durch MRSA«. Sepsis, das
ist: Blutvergiftung.

Bisher gab man gegen diese Erreger Antibiotika wie das
klassische Penicillin oder auch sogenannte Cephalosporine.

Mittlerweile allerdings erfolglos, wie das Bundesinstitut für Risikobewertung (BfR) in Berlin nüchtern feststellt: »Diese Antibiotika wirken bei der Behandlung einer Infektion mit MRSA nicht mehr, daher können MRSA-Infektionen zu verlängerten Krankenhausaufenthalten und erhöhten Todesraten führen.«

Immer mehr Menschen sterben an Erregern, gegen die keine Medizin mehr hilft. »Die wachsende Zahl der Antibiotika-Resistenzen ist die gefährlichste neu entstehende Seuche überhaupt«, sagt Jeremy Farrar, Direktor des Wellcome Trust, der zweitgrößten privaten Stiftung der Welt (nach jener von Bill Gates). Und das Problem wächst in hohem Tempo.

Nach einer Prognose der Berliner Charité wird sich die Zahl der Toten in Europa bis 2050 von 25 000 auf 390 000 erhöhen, weltweit von derzeit 700 000 auf 10 Millionen.

Politisches Ziel, etwa bei den G 7-Nationen, ist es, den Einsatz von Antibiotika vor allem in der Tiermast zu verringern. Zwar spielt auch die Verabreichung in der Humanmedizin eine Rolle, Ärzte und Krankenhausmanager räumen Hygieneversäumnisse und vorschnelle Verschreibungen ein. Aber: Während die Menschen diese Arzneien brauchten, weil sie krank seien, bekämen sie viele Tiere, obwohl sie völlig gesund sind. So stellte die Weltgesundheitsorganisation (WHO) fest: »Antibiotika werden bei gesunden Haustieren in größeren Mengen gebraucht als bei kranken Menschen.«

Die Folge: Jetzt sind sogar schon die Top-Krankheitserreger aus den Massenställen resistent. Das deutsche Bundesinstitut für Risikobewertung (BfR) registrierte eine »hohe Resistenz von Salmonellen«. Und »wachsende Besorgnis« löst auch die zunehmende Resistenz von *Campylobacter* gegenüber mehreren Antibiotika aus, so die europäische Lebensmittel-Sicherheitsbehörde Efsa. Und »hohe Resistenzraten« gebe es auch bei Bakterien wie *Escherichia coli* und *Staphylococcus aureus,* nach Erkenntnissen des Bundesamtes für Verbraucherschutz und Lebensmittelsicherheit (BVL).

Neuerdings gibt es schon die sogenannten Superbugs. Sie waren zuerst 2009 aufgetreten. Ein 59-jähriger Schwede, der aus Indien stammte, hatte sie aus seinem fernen Heimatland mitgebracht; er war dort gegen eine Infektion behandelt worden. In seinem Blut entdeckten die Ärzte sogenannte *Klebsiellen* und *E.-coli*-Bakterien, die gegen alle bekannten Antibiotika resistent waren.

58 000 Kinder starben 2013 in Indien an einem neuen Keim, der resistent ist gegen die meisten Antibiotika und der einen genetischen Code trägt mit dem Kürzel NDM-1 (*New Delhi Metallo-beta-lactamase* 1). Eines der Opfer war ein Baby, vorzeitig geboren in Amravati, einer Stadt in Mittelindien, mit nur 1,8 Kilo Geburtsgewicht. Die Mutter, Anju Thakur, dachte, ihre Tochter käme trotzdem durch, doch dann schwoll deren Bauch an, ihre Lippen verhärteten sich, und ihre Haut wurde dicker. Klassische Anzeichen für eine Blutinfektion. Dabei hatten die Ärzte dem Säugling vorsichtshalber schon kurz nach der Geburt zwei starke Antibiotika verabreicht. Offenbar erfolglos. Die Ärzte wechselten zu anderen Medikamenten. Wieder ohne Erfolg. Und sie wechselten weiter. Nichts half, das Mädchen starb im Alter von nur sieben Tagen. Untersuchungen ergaben, dass der Erreger resistent war gegen praktisch alle bekannten Antibiotika.

»Vor fünf Jahren sahen wir fast nie solche Infektionen«, sagt Neelam Kler, Chefin der Neugeborenenabteilung in Neu Delhis Sr. Ganga Ram Hospital, einem der angesehenen privaten Krankenhäuser des Landes. »Jetzt haben fast 100 Prozent der Babys, die bei uns eingeliefert werden, solche Resistenzen gegen viele Medikamente. Es ist beängstigend.«

Auch ein Star wurde zum Opfer: Uppalapu Shrinivas, ein weltberühmter Mandolinenspieler, starb am 19. September 2014 an einer Infektion, die die Doktoren nicht heilen konnten, im Alter von 45 Jahren. Sogar die *New York Times* kondolierte.

Der Erreger breitet sich weiter aus, zieht seine Spuren: durch Frankreich, Japan, den Oman, die USA. Auch in Deutschland ist der Superkeim angekommen, meldet das für Seuchen zuständige Robert Koch-Institut. Jedenfalls gab es »einzelne Nachweise für NDM-1 bildende Bakterien« bei Patienten, die einen Krankenhausaufenthalt in Indien hinter sich hatten. Zwei polnische Touristen brachten den Keim im März 2015 aus dem Urlaub mit nach Hause; in Tunesien waren sie nach einem Terroranschlag in einem Krankenhaus behandelt worden.

Bisher hießen sie »Krankenhauskeime«: In den Hospitälern, so die Erklärung für das Phänomen, werden die Bakterien so häufig mit Antibiotika traktiert, dass sie irgendwann unempfindlich (»resistent«) werden. Und tatsächlich waren die MRSA-Erreger ursprünglich vorwiegend in Krankenhäusern heimisch. Mittlerweile aber bringen fast 80 Prozent der Patienten den Keim schon mit.

Viele haben ihn sich aus dem Supermarkt geholt, unabsichtlich natürlich: mit der Packung Putenfleisch oder mit dem Hähnchen, gekauft bei Edeka, Rewe, Penny, Lidl. In diesen Supermarktketten hat auch der Bund für Umwelt- und Naturschutz in Deutschland (BUND) Geflügelfleisch eingekauft – und die gefährlichen Keime gleich mit: MRSA oder die sogenannten ESBL-Erreger. Das sind Bakterien, die Antibiotika ausschalten können, weil sie bestimmte Enzyme absondern (»Extended-Spectrum-Beta-Lactamasen«, kurz ESBL). Diese ESBL-Keime fanden sich in abgepacktem Hähnchenfleisch, auf dem Etiketten mit idyllischen Bezeichnungen wie »Wiesenhof« und »Gut Ponholz« prangten. Oder »Wilhelm Brandenburg«, das ist der Rewe-»Metzger«, hinter dem in diesem Fall der Fleischkonzern Sprehe steckte.

Auch Wurst aus dem Supermarkt enthielt problematische Keime, Rohwurstsorten wie Mett, Teewurst, Salami und Schinken. In zehn von 63 Proben wurden ESBL-Keime gefunden, die höchste Dosis in Puten-Zwiebelmettwurst.

In Deutschland sind nach amtlichen Untersuchungen bis zu 50 Prozent der Hühnchen mit Antibiotika-resistenten Keimen belastet. Bei einer Untersuchung im Auftrag der Tierrechtsorganisation Peta waren es sogar 65 Prozent aller Fleischproben aus Supermärkten. Bei einer Untersuchung der Tierärztlichen Hochschule Hannover war bei 120 Hähnchen das Knochengerüst zu 89 Prozent mit ESBL-produzierenden Keimen belastet. In den Niederlanden wurden bei Hühnerproben 80 Prozent, in manchen Bereichen bis zu 94 Prozent nachgewiesen. In den USA ist fast jede zweite Fleischprobe mit MRSA-Keimen befallen. Drei Viertel sind es bei den Puten, zwei von fünfen bei Schwein, Huhn, Rind.

Dass diese Lebensmittel belastet sind, hat einen einfachen Grund: Die Tierfabriken, aus denen sie stammen, sind weithin verseucht. Die MRSA, die mit der Tierhaltung in Verbindung stehen (im englischen Fachjargon: »livestock associated MRSA«), wurden in Deutschland schon in bis zu 70 Prozent der Schweineställe nachgewiesen, zudem bei

Rindern und Geflügel. Eine unangenehme Nachricht hatte das Robert Koch-Institut für die Schweinehalter: 86 Prozent von ihnen haben solche MRSA im Körper. In den Niederlanden ist das ganz ähnlich – nur dass dort ebenso rabiat wie wirkungsvoll gegen diese Hochrisikogruppe vorgegangen wird: »Wenn solche Patienten kommen, werden sie so lange isoliert, bis nachgewiesen ist, dass sie MRSA-negativ sind«, sagt Dr. Robin Köck, Arzt an den Instituten für Hygiene und Medizinische Mikrobiologie der Universität Münster, ein Kenner der Verhältnisse im agrarisch dominierten Nachbarland.

Dass die Agrarier so hoch belastet sind, hat einen einfachen Grund: Insgesamt wird die Hälfte der weltweit verbrauchten Antibiotika für Nutztiere verwendet. In Deutschland gehen nach amtlichen Erhebungen insgesamt über 1200 Tonnen Antibiotika an die Tierärzte – das ist beinahe doppelt so viel, wie an alle Bundesbürger zusammen verschrieben wird. In China liegt die Verteilung zwischen Mensch und Tier etwa bei fifty-fifty: Die eine Hälfte der insgesamt 210 000 Tonnen Antibiotika, die im Land eingesetzt werden, bekommen die Menschen, die andere geht an die Tiere. In den USA werden sogar 80 Prozent der Antibiotika in der Landwirtschaft verwendet.

Eine Studie des Landes Nordrhein-Westfalen ergab, dass Antibiotika von 77 Prozent der Mastschweinbetriebe eingesetzt werden, bei 96 Prozent der Masthähnchen und sogar in 100 Prozent der Mastkalbbetriebe. Viele Tiere bekommen die Medikamente schon kurz nach der Geburt. Bei manchen Putenbetrieben lag die durchschnittliche »Therapiehäufigkeit« bei 81 Einzelgaben pro Tier.

Weil die Medikamente oft nur ein bis zwei Tage lang verabreicht werden, sehen Kritiker dies als verbotenes

Wachstumsdoping an. Die Geflügellobby wies den Vorwurf
zurück: »Das ist eine Unterstellung und schlicht nicht
wahr«, sagte der Geschäftsführer des Zentralverbandes der
Deutschen Geflügelwirtschaft Thomas Janning.

Wahr ist: Es ist in Europa verboten, Antibiotika an gesunde Tiere zu verabreichen, als Masthilfsmittel oder zur
Vorbeugung gegen Krankheiten. Gesunde Tiere bekommen sie aber dennoch – mit einem Trick, genannt: »Metaphylaxe«. Und der geht so: Wenn nur wenige Tiere im Stall
krank sind, bekommen trotzdem alle Antibiotika, auch die
gesunden. Im Englischen heißt das *preventive use*. Zu
Deutsch: vorbeugende Behandlung, also Prophylaxe. Prophylaxe aber ist ja verboten, also nennen es die Tierärzte:
Metaphylaxe.

Und diese Metaphylaxe, die ist ganz normal: »Bei hohem
Infektionsdruck und nach dem Auftreten von Krankheits-
symptomen bei einem Teil der Tiere einer Gruppe ist die
metaphylaktische Behandlung der Gruppe unter den gege-
benen Haltungssystemen angezeigt«, schreibt eine Auto-
rengruppe in der Zeitschrift *Der Praktische Tierarzt*. So wird
gleich der ganze Stall behandelt. »Ich kann mich doch nicht
um jedes Tier einzeln kümmern«, verteidigt sich Andreas
Wilms-Schulze Kump, Chef einer Praxis im niedersächsischen Visbek. Und fügt hinzu: »Das ist keine Prophylaxe.
Das ist die Behandlung von kranken Tieren, bei denen die
Erkrankung nur noch nicht ausgebrochen ist.« Ah ja.

Die Efsa schlägt vor, diese Metaphylaxe zu verbieten:
Dass Tiere, bei denen die Erkrankung noch nicht ausgebrochen ist, krank sein sollen, ist ja in der Tat außerhalb
von Massenställen nur schwer nachzuvollziehen. Und die
Gefahr, dass Resistenzen entstehen, steigt natürlich mit jeder »Behandlung«.

Manche Tiere kommen aber offenbar auch schon mit den Resistenzen auf die Welt, tragen sie sozusagen schon ab Geburt in sich – wenn sie zum Beispiel aus einer der Kükenfabriken der großen Hühnerkonzerne stammen.

Dort wird die Widerstandskraft gegen die Waffen der Mediziner gewissermaßen gleich mit ausgebrütet. »Die Elterntiere aus den Zuchtbetrieben der Hybridkonzerne geben ihren Küken über die Eier teilweise genetische Bausteine weiter, welche die Fähigkeit der Resistenz von einem Bakterium auf ein anderes übertragen können«, sagt Roger Stephan, Direktor des Instituts für Lebensmittelsicherheit und -hygiene der Universität Zürich: »Einzelne Küken in einer Mastherde können dann in wenigen Tagen die resistenten Keime auf Tausende von Tieren übertragen, ohne dass diese erkranken und auch ohne dass sie mit Antibiotika behandelt werden«, sagt Stephan. Die Tierindustrie wirkt gleich im globalen Maßstab darauf hin, dass die Medikamente der Humanmediziner wirkungslos werden. Schließlich stammen 98 Prozent aller Hähnchen auf der Welt aus nur drei Konzernen, an deren Spitze jene Agro-Dynastie aus Niedersachsen, zu der auch der »Wiesenhof«-Konzern gehört.

Die Resistenzen werden dann natürlich weitergereicht – an die Menschen. Lebensmittel gelten als wichtigster Übertragungsweg von Keimen zwischen Mensch und Tier. Doch nicht jeder, der bei Penny MRSA-Putenbrust kauft, holt sich damit gleich eine Krankheit. Eine »Besiedlung des Menschen« mit diesen MRSA-Stämmen scheint »nur in seltenen Fällen zu schweren Krankheitserscheinungen zu führen«, so das Bundesamt für Verbraucherschutz und Lebensmittelsicherheit (BVL).

Wie selten das allerdings ist und wie groß mithin die tatsächliche Gefahr, weiß niemand. Etwa bei den ESBL-Keimen: »Wie hoch das Infektionsrisiko ist, lässt sich derzeit nicht abschätzen«, so das deutsche Bundesinstitut für Risikobewertung in einer Stellungnahme über »ESBL bildende Bakterien in Lebensmitteln und deren Übertragbarkeit auf den Menschen«.

Und in der Tat können Resistenzen auf vielen Wegen übertragen werden. Beispiel Dänemark: Drei von vier Menschen, die dort an dem multiresistenten MRSA-Schweinekeim vom Typ ST398 gestorben sind, hatten keinen Kontakt mit lebenden Tieren. Es muss also andere Übertragungswege geben, folgerte Hans Jørn Kolmos, Professor für klinische Mikrobiologie im dänischen Odense. Er warnt vor einer »Epidemie, die bereits völlig außer Kontrolle ist«.

Das klingt dramatisch, könnte aber stimmen. Die resistenten Erreger verbreiten sich auf vielen Wegen. Sie können, beispielsweise, auch durch die Luft fliegen. Bei zwei Langzeitstudien der FU Berlin und der Tierärztlichen Hochschule Hannover im Auftrag des Bundeslandwirtschaftsministeriums waren die Keime aus Massenställen noch in einer Entfernung von bis zu 500 Metern nachweisbar. Das Ministerium versicherte zwar, es bestehe »kein unmittelbares Gesundheitsrisiko«. Aber: »Eine Verbreitung Antibiotika-resistenter Keime auf diesem Wege« sei »möglich«. Nach einer holländischen Untersuchung wurden Antibiotika-resistente Bakterien sogar noch in 1000 Meter Entfernung von Massenställen nachgewiesen. Sogar in der Nähe von Getreidefeldern, die mit der Gülle von betroffenen Tieren gedüngt wurden, sind erhöhte Resistenzwerte nachweisbar. Die Folge: In der Umgebung von Mastbetrieben herrscht ein erhöhtes Infektionsrisiko, so eine Studie der Umweltwissenschaftlerin Joan Casey und ihrer Kollegen von der Johns Hopkins Bloomberg School of Public Health in Baltimore im US-Bundesstaat Maryland, die 2013 in der Zeitschrift *JAMA* veröffentlicht wurde.

Es könnte sein, dass so eine Epoche zu Ende geht, in der die Menschen meinten, die Herrschaft über die Mikroben erlangt zu haben. Sie dauerte noch nicht einmal hundert Jahre. Begonnen hatte sie 1928 mit der Entdeckung des Penicillins durch den schottischen Bakteriologen Alexander Fleming. Er hatte mit Staphylokokken experimentiert und zufällig festgestellt, dass einige Bakterienkulturen von Schimmelpilzen befallen waren. Er wollte sie schon wegwerfen – und merkte dann, dass gerade da, wo die Schimmelpilze sich ausgebreitet hatten, keine Bakterien mehr waren.

Mit dieser Entdeckung begann das Zeitalter, in dem der Mensch erstmals die Macht erlangte über die schlimmsten Krankheitserreger. Und das, wenn die Entwicklung so weitergeht, vielleicht bald schon wieder enden könnte – durch Machtmissbrauch, unter anderem durch die Tierindustrie, die den Mikroben erst ideale Lebensbedingungen verschafft und sie dann umso entschiedener bekämpft.

Offenbar hat der Mensch die Winzlinge unterschätzt. Auch ihre Widerstandskraft. Und ihre Position auf diesem Planeten.

Sie sind zwar winzig, die meisten messen nur fünf hundertstel Millimeter, aber ihre Macht ist groß, womöglich größer noch als die des Menschen. Schließlich sind die Bakterien schon viel länger auf der Welt: schon seit drei bis vier Milliarden Jahren. Aus ihnen hat sich alles andere Leben entwickelt. Das bedeutet: Ohne diese seltsamen kleinen Wesen ist kein Leben möglich. Und sie sind erstaunlich hartnäckig und widerstandsfähig.

Der *Bacillus permians* zum Beispiel, der benannt wurde nach dem Saurierzeitalter Perm, denn er stammt aus dieser Epoche. Ein Vertreter dieser Gattung wurde damals geboren – und lebt heute noch: Er ist 250 Millionen Jahre alt und gilt damit als ältestes Lebewesen der Welt. Gefunden wurde er in einer Höhle bei Carlsbad im US-Bundesstaat New Mexico, die als mögliche Endlagerstätte für Atommüll erkundet wurde. Die Uralt-Bazille hatte sich dort in einem Salzkristall versteckt. In einem Labor der West Chester University im US-Staat Pennsylvania erweckte sie der Mikrobiologe Russell H. Vreeland mit seinen Kollegen wieder zum Leben: »Das Ding ist cool«, sagte er und berichtete darüber im coolsten aller Wissenschaftsmagazine: *Nature.*

Die Bazille mit ihrem ausgeprägten Lebenswillen ist sicher ein besonders extremer Charakter. Aber auch die anderen Mitglieder der verschiedenen Stämme können unter widrigen Bedingungen überleben: manche von ihnen sogar bei 110 Grad Hitze, sie heißen »Hyperthermophile« (etwa: Starkhitze-Liebhaber). Andere leben gern in giftigen Säuren, man nennt sie »Acidophile« (Säureliebhaber). Und es gibt schließlich solche, die in völlig versalzener Umgebung erst richtig aufleben, etwa im Toten Meer. Sie heißen »Halophile«, also Salzfreunde.

Die legendären Überlebensfähigkeiten können für den Menschen durchaus zum Problem werden. Etwa im Falle von *E. coli* O157:H7, dem gefürchteten Krankheitserreger, der immer wieder Kinder tötet, etwa wenn sie verseuchte Hamburger essen. Ursprünglich, bevor er sich in einen gefährlichen Killer verwandelt hat, war es ein ganz harmloser Darmkeim. Einer von vielen Mikroben-Mitbewohnern, die der Mensch so hat. Ein paar Milliarden sind es schon im Mund. Sie heißen: *Streptococcus, Neisseria, Lactobacillus.*

Auf der Haut soll es gar eine Billion sein – darunter jener *Staphylococcus aureus*, der sich in den gefürchteten MRSA verwandeln kann. Und im Darm sind es noch tausendmal so viel: bis zu einer Billiarde. Darunter nicht nur *E. coli*, sondern auch *Bifidobacterium, Pseudomonas, Clostridium* – bis zu 1400 verschiedene Arten.

Sie können unsere Freunde sein, uns nähren, ja glücklich machen – aber auch unglücklich und krank. Und sie können uns im schlimmsten Fall töten. Es kommt ganz darauf an, wie wir sie behandeln, diese winzigen Wesen, die in unserem Körper dafür sorgen, dass die Nahrung auch nährt, dass Kohlenhydrate, Eiweiße herausgeholt und verwertet werden, die auch Vitamine produzieren, Vitamin B7 (»Biotin«) beispielsweise. Und Hormone. Sie stellen die Aminosäuren Tyrosin und Tryptophan her, die im Hirn in die »Glückshormone« Dopamin und Serotonin umgewandelt werden. Sie können auch den Appetit ihrer Besitzer beeinflussen, wie verschiedene Studien ergaben. Sie sorgen für Abwehrkräfte: 80 Prozent des Immunsystems sitzen im Darm, die Bakterien dort bilden mehrere Verteidigungslinien, vor denen die meisten Angreifer kapitulieren.

Wichtig fürs Wohlbefinden ist das rechte Verhältnis der Darmbewohner untereinander. Eine falsche Mischung gilt als Auslöser für Krankheiten: Depressionen, Autismus, multiple Sklerose, Rheuma, Fettleibigkeit, Diabetes, Darmentzündungen. Sie alle können ihre Ursache im falschen Zusammenspiel zwischen Mensch und Mikrobe haben.

Zu viel Fleisch zum Beispiel verändert dieses Zusammenspiel. »Zu viel rotes Fleisch und Fett beleidigt die Keimwelt und bringt die krank machenden Bakterien zum Überwuchern«, sagt Professor Herbert Tilg, Leiter der Inneren Medizin I an der Universitätsklinik Innsbruck.

Eine Studie von Forschern um den Harvard-Mikrobiologen Lawrence A. David, veröffentlicht 2014 in *Nature*, hat gezeigt, dass eine »tierbasierte Ernährung« zu Wachstum von *Bilophila wadsworthia* und Entzündungen führen kann. Die Veränderungen zeigten sich schon nach ein paar Tagen, und zwar nicht nur nach Fleischgenuss, auch nach Milch, Butter, Käse: So hat ein Team von der Universität von Chicago um die Medizinerin Suzanne Devkota in einer *Nature*-Studie nachgewiesen, dass auch das Milchfett dafür verantwortlich sein kann, wenn Mitglieder vom Stamme *Bilophila wadsworthia* sich im Darm ausbreiten. Sie gehören zur Arbeitseinheit der »Desulfovibrionales«, wie auch der Kollege *Desulfovibrio,* dessen besonderes Talent darin liegt, dass er Schwefel abbauen kann.

Der ist bei Ölbohrfirmen gefürchtet, weil er Pipelines von innen her anfressen kann. Der britische Gastroenterologe John Cummings hatte schon in den 1990er Jahren nachgewiesen, dass Menschen, die viel Fleisch essen, aber auch schwefelhaltige Zusatzstoffe wie das etwa in Pfanni-Kartoffelpüree enthaltene E223 (Natriummetabisulfit), in ihrem Darm diese *Desulfovibrio*-Bakterien förmlich züchten. Weil diese solche Schwefelverbindungen lieben, können sie sich prächtig vermehren – sodann die Darmwand angreifen und dafür sorgen, dass Krankheitserreger, Schadstoffe, Allergene leichter ins Körperinnere gelangen.

Die Ernährung mit viel rotem Fleisch lässt auch Bakterien wachsen, die bei Herzkrankheiten eine Rolle spielen können, fanden Forscher der Cleveland Clinic um den Kardiologen Stanley Hazen heraus. Dabei entstehe eine Substanz namens Trimethylamin-N-oxid (TMAO). Sie fördert die Ablagerung von Cholesterin in den Blutbahnen und erhöht so das Risiko für Herzinfarkt. Die Darmbakterien sondern diese Substanz insbesondere dann ab, wenn sie L-Carnitin verarbeiten müssen, ein Eiweiß, das eigentlich als besonders wertvoll gilt. Enthalten ist es in Fleisch, Eiern, Leber und auch speziellen Präparaten, die besonders Sportler und Bodybuilder gern nehmen.

Auch Glutamat, der Geschmacksverstärker, kann die Verhältnisse unter den Darmbakterien verändern, fördert die Bakterien aus den Familien *Faecalibacterium prausnitzii* und *Roseburia*. Fett wiederum erhöht die Populationen von *Prevotella*.

Die weitreichendsten Veränderungen in der Bakterienpopulation auf dem Globus aber hat wohl die Tierindustrie zu verantworten: Sie hat dafür gesorgt, dass die harmlosen Darmbewohner aus der Familie *Escherichia coli* sich in gefährliche Killertypen verwandelt haben, denen immer wieder Kinder zum Opfer fallen, wenn sie einen Hamburger essen oder Hackfleisch von Lidl, zum Beispiel.

Man nennt das Phänomen auch »Hamburger-Krankheit«, weil der Keim zum ersten Mal im Jahr 1982 bei Hamburgern von McDonald's entdeckt wurde: *E. coli* O157:H7. Er gehört zu einer Gruppe von Erregern, die in Deutschland unter dem Kürzel EHEC bekannt wurden (*enterohämorrhagische Escherichia coli:* Kolibakterien, die Darmblutungen hervorrufen).

Eines der ersten Opfer war ein Mädchen aus San Diego in Kalifornien: Lauren Beth Rudolph. Sie starb im Alter von sechs Jahren an diesem EHEC-Erreger aus einem Cheeseburger (siehe Hans-Ulrich Grimm: »Tödliche Hamburger«). Allein in den USA sterben nach Schätzungen jährlich 250 bis 500 Menschen, vor allem Kinder, an solchen *E.-coli*-Infektionen.

Auch in Deutschland gibt es immer wieder Todesfälle.

Sieben waren es in Niedersachsen zwischen 1997 und 2003, vier in Süddeutschland 2002. Am 26. März 2006 starb im Landkreis Oberallgäu ein zweijähriger Junge, im Jahre 2012 die sechsjährige Sophie aus Hamburg.

Kinder starben auch in Großbritannien, in Schweden. Mehrfach traf es Kunden des Discounters Lidl: In Norwegen starb 2006 ein kleiner Junge, Todesursache: Rinderhackfleisch von Lidl. 2011 erkrankten sieben Kinder in Frankreich an *E.-coli*-Erregern. Auslöser war ein Produkt namens »Steak Country« aus dem Hause Lidl. Vor einer Filiale im südspanischen Roquetas de Mar warnte schon eine Graffito-Aufschrift: »Kauft nicht hier. Boykottiert Lidl«.

Bakterien gab es auch anderswo: Im Sommer 2015 rief der Hersteller seine »Rügenwalder Teewurst« zurück – wegen gefährlicher *E.-coli*-Bakterien. Selbst Bio-Würste waren schon befallen, »Salametti« von Chiemgauer Naturfleisch etwa. Denn auch im Bio-Bereich bekommen die Kühe heute häufig Kraftfutter statt Gras – und diese artwidrige Fütterung ist die Ursache für die Ausbreitung der aggressiven Erreger.

Das haben amerikanische Wissenschaftler von der Cornell-Universität in Ithaca zusammen mit Experten des Agrarministeriums aus Washington schon im Jahr 1998 herausgefunden. Bei den Tieren, die artgerecht Heu oder Gras bekamen, fanden sich nur 20 000 *E.-coli*-Zellen von der gefährlichen Sorte pro Gramm Darminhalt. Und die lebten nicht lange: 99,99 Prozent von ihnen wurden im menschlichen Verdauungstrakt abgetötet und konnten keinen Schaden mehr anrichten. Anders, wenn die Tiere getreidehaltiges Kraftfutter bekamen: Bei ihnen hatten sich die gefährlichen Bakterien kräftig vermehrt: Statt 20 000 versammelten sich 250 000 von ihnen pro Gramm Darminhalt.

Jetzt haben sich die Killerbakterien ausgebreitet, auf der ganzen Welt, sie finden sich schon im Spinat, im Orangensaft, im Trinkwasser, sogar in Bergbächen. Und: Auch sie sind schon resistent gegen Antibiotika.

Mittlerweile ist noch ein neuer, extrem aggressiver Verwandter aufgetaucht. Er sorgte in Deutschland im Jahr 2011 für Angst und Schrecken: *E. coli* O104:H4. Im ganzen Land erkrankten Menschen, 3842 waren es schließlich insgesamt, 53 starben. Im Zentrum der Aufmerksamkeit stand ausgerechnet ein vegan arbeitender Bio-Betrieb. Wochenlang harrten TV-Teams am Rande des Wäldchens neben der Gärtnerei aus, in einem kleinen Dorf in der Lüneburger Heide.

Die genauen Hintergründe blieben im Dunkeln: »Warum genau es in Deutschland zu einem der größten EHEC-Ausbrüche kommen konnte, ist bislang letztlich als ungeklärt zu betrachten«, so die Deutsche Gesellschaft für Krankenhaushygiene (DGKH) in einer abschließenden Stellungnahme ein Jahr später. Als offizielle Ursache wurden Bockshornkleesamen aus Ägypten präsentiert, die die Gärtnerei zu Sprossen verarbeitet und in die ganze Republik versandt hatte – wobei allerdings zahlreiche Fragen offenblieben, unter anderem, wie der bislang weithin unbekannte Keim seine perfiden Eigenschaften erworben hatte.

Bei Bakterien geht es ganz flink, auch die übelsten Charaktermerkmale anzunehmen, Aggressivität oder eben Resistenz gegen Antibiotika. Ein Mensch, der seine Gene weitergeben möchte, muss erst zur Partnerwahl schreiten, den Akt der Fortpflanzung einleiten und neun Monate warten, bis er feststellen kann, ob der Nachwuchs die blauen Augen geerbt hat oder die braunen. Einfacher geht das bei den Bakterien. Sie leben zumeist dicht gedrängt zusammen und

tauschen ihre Erbanlagen flink und ohne neunmonatige
Wartezeit aus. Wenn es bei den Menschen liefe wie bei den
Bakterien, müsste eine große Blonde mit blauen Augen nur
in eine vollbesetzte Straßenbahn einsteigen, und schon an
der nächsten Haltestelle wären diverse Mitfahrer erblondet
oder blauäugig.

Für den Gen-Verkehr bei häufigem Partnerwechsel haben die flotten Bazillen offenbar ein eigenes Shuttle-System
entwickelt: Dazu benutzen sie eine Reihe von Genen, die
sie schnell abstoßen, aber auch schnell aufnehmen können,
die sogenannten Plasmide. Mit einem Instrument, das die
Fachleute »Sexpili« nennen, spezielle »Proteinröhren«, mit
denen die Gene hin- und hergeblasen werden können. Das
geht offenbar auch, wenn zwei Bakterien nur so nebenein-
anderliegen.

Und es müssen nicht einmal zwei Bakterien sein. Im Unterschied zu den Menschen, die Erbanlagen nur unter ih-
resgleichen austauschen, haben Bakterien keinerlei Hem-
mungen, von völlig fremden Kleinstlebewesen in Windeseile Erbanlagen aufzunehmen.

»Es ist dieser Austausch zwischen ganz unterschiedlichen
Bakterien, der als die eigentlich brisante Entdeckung ange-
sehen werden muss«, konstatiert der Schweizer Professor
Michael Teuber von der Eidgenössischen Technischen
Hochschule (ETH) in Zürich, der resistente Bakterien in
Milch und Käse entdeckt hat. Diese »springenden Gene«
seien das eigentliche Risiko.

Besonders verhängnisvoll: Davon ist lange nichts zu spüren. Die Resistenzgene können sich im Körper ansammeln
und erst viel später ihre Wirkung entfalten. Und weil das
gleichzeitig bei vielen Menschen der Fall ist, breitet sich
damit sozusagen ein Vorrat von Resistenzen aus, dessen

zerstörerische Potenz derzeit noch gar nicht abgeschätzt werden kann.

Das jedenfalls befürchtet der Hygienespezialist Martin Eikenberg. Er arbeitet in Bremen, in jenem Krankenhaus, das einmal bundesweit in die Schlagzeilen geriet, als dreißig frühgeborene Babys erkrankten, drei starben. Von seinem Labor aus sieht er den Gebäudeflügel, in dem die Station lag. Station 4027, damals die Frühchenstation. Auch hier waren es wieder solche Kleinstlebewesen gewesen, ESBL-Bakterien vom Stamme der *Klebsiella*, die die Antibiotika mattgesetzt hatten. Das Frühchen-Drama war ein Trauma für das ganze Haus. Und auch für Eikenberg, der kurz darauf hierherkam und jetzt Hygienebeauftragter ist am Klinikum Bremen-Mitte.

Die Böden sind natürlich blank gewienert auf seiner Etage, er kommt über den langen, hellen Flur, aus einer Tür an der Stirnseite, ein bulliger Mann mit Glatze, im dunkelgrauen Anzug. Er streckt die Hand aus zur Begrüßung – und zieht sie sofort wieder zurück: erst desinfizieren! An der Wand hängt ein entsprechender Behälter.

Ist das denn wirklich so wichtig? Werde ich dann gleich krank, wenn ich mir so eine resistente Bazille einfange?

Eikenberg: »Das muss nicht sein. Sie können die auch einfach aufschnappen, einatmen beispielsweise. Dann haben Sie diese Erreger in der Nase. Das ist erst mal nur eine Besiedlung, keine Krankheit.«

Aber es kann eine werden?

Eikenberg: »Angenommen, Sie kriegen eine Grippe, dann gelangt dieser Erreger von der Nase in die Lunge und verursacht eine Lungenentzündung. Wenn dann die Antibiotika nicht wirken, kann das im schlimmsten Fall auch tödlich enden.«

*Ich kann aber auch die Resistenzgene weiterreichen, aus
der Putenbrust von Penny?*

Eikenberg: »Das ist genau das Problem. Sie können das
Bakterium mit den Resistenzen aufnehmen, und im Darm
übertragen sich diese dann auf andere Bakterien. Damit haben Sie sozusagen in Ihrem Darm die optimal an Ihren
Körper angepassten resistenten Bakterien.«

Meine ganz persönliche Antibiotika-Resistenz ...

Eikenberg: »... und wenn Sie dann irgendwann eine Ver-
letzung haben an Ihrer Darmwand, kann der Erreger in
Ihren Körper gelangen und eine Bauchfellentzündung ver-
ursachen oder eine Blutvergiftung. Da er längst schon die
entsprechenden Resistenzgene hat, wirken die Antibiotika
nicht mehr.«

*Sind die Menschen sozusagen lebende Zeitbomben, ohne das
zu wissen?*

Eikenberg: »So kann man das sagen. Und wenn diese
Menschen auf der Intensivstation landen, oder Krebs haben und ein geschwächtes Immunsystem, und dann Infektionen bekommen, dann heißt es, das sei im Krankenhaus
passiert und es sei ein Krankenhauskeim gewesen. Natürlich werden in Kliniken auch viele Antibiotika gegeben, was
diese Resistenzen fördert. Aber ein großer Teil der Patienten kommt eben schon mit einem multiresistenten Erreger
ins Krankenhaus.«

*Ein Schläfer sozusagen, wie in einer terroristischen Vereini-
gung, der unauffällig in mir sitzt, aber nichts macht, solange
ich nicht krank bin.*

Eikenberg: »Richtig. Wobei die Terrorzelle immer größer wird, um im Bild zu bleiben. Die Bakterienflora eines
Patienten wird immer multiresistenter, je mehr er Kontakt
hat zu multiresistenten Bakterien.«

Das bedeutet: Die Bakterienpopulation der Welt insgesamt wird immer resistenter.

Eikenberg: »So ist es, bedingt durch bestimmte Produktionsmethoden in der Landwirtschaft, vor allem in der Tiermast. Und das ist vermeidbar, weil es dort nicht unbedingt notwendig ist, Antibiotika einzusetzen. Im Krankenhaus können wir das nicht vermeiden.«

Aus diesem Grund hat Mediziner Eikenberg zusammen mit anderen die »Ärzteinitiative gegen Massentierhaltung« gegründet. Er und seine Mitstreiter sehen die Massentierhaltung als einen der wesentlichen Auslöser der Antibiotika-Resistenzen. Sie fordern eine »Abkehr« von der industriellen Landwirtschaft, die »Förderung einer tiergerechten Haltung in bäuerlichen Betrieben, die unsere ökologischen Lebensgrundlagen und unsere Gesundheit nicht gefährdet«.

Das würde nicht nur die Ausbreitung von Antibiotika-Resistenzen bremsen, sondern wäre zudem gut für die Umwelt. Das wiederum würde auch neue Lebenschancen eröffnen für jene sehr sympathischen Lebewesen, deren Beitrag für die Nahrungsversorgung nicht zu unterschätzen ist: die Bienen, die die Blüten bestäuben und neuerdings immer häufiger ganz kirre werden, sich verirren auf ihren Flügen und nicht mehr nach Hause finden. Die Königin und der ganze Staat warten dann vergeblich auf Nahrung.

6. Wirres Zeug

Wie die Chemie die Bienen gefährdet – und auch den Menschen

Rätselhaftes Bienensterben – weil Gifte das Gehirn vernebeln /
Als die Schweizer einmal tonnenweise Honig vernichten mussten /
Wurst, Milchdrink, Sushi: Wie Kunststoffe den Menschen
auf Herz und Nieren gehen / Das Sandwich aus dem
ICE-Bordbistro: Ein Wunderwerk der chemischen Industrie

So richtig traurig ist er natürlich nicht, wenn eine von ihnen nicht heimkehrt, schließlich ist er Wissenschaftler. Aber es treibt ihn schon um, wenn das Gift ihnen so zusetzt, dass sie die Orientierung verlieren, wilde Pirouetten fliegen und alle Navigationskünste schwinden. Deshalb sitzt er jetzt hier in der Sonne, an einem kleinen Tischchen am Rande eines Feldes und schickt seine Bienen los, während sich ein paar hundert Meter weiter hinten das Radar dreht und ihren Flug registriert. Über ein Funkgerät ist Professor Randolf Menzel mit Stefan Walter verbunden, einem seiner Studenten. Der sitzt in einer kleinen Hütte und kann wie ein Fluglotse auf einem Monitor die Route der Bienen verfolgen.

Das Walkie-Talkie krächzt.

»Gelb 164 fliegt los.«

Stefan schaut auf den Monitor: »Sie fliegt jetzt auf Weg 2 nach Norden.«

Hinter der Hütte steht der Bienenstock, davor sitzt noch ein Kollege, der durchgibt, welche Bienen ankommen – oder eben nicht. Dr. Wei Wang ist Agrarbiologe, er kommt aus China, und auch dort ist es, wie überall auf der Welt, ein großes Thema, wenn Bienen verschwinden. »Es ist ein globales Problem«, sagt Dr. Wang.

Immer wieder kommt es vor, dass eine der Bienen auf dem Bildschirm plötzlich nicht mehr zu sehen ist. Und Stefan eine traurige Mitteilung übers Walkie-Talkie senden muss:

»Das Signal ist weg. Die ist verschwunden.«

Mit den Versuchen soll erforscht werden, woran es liegt, dass immer mehr Bienen auf der Welt zugrunde gehen. Deshalb sitzt Professor Menzel an seinem Tischchen, vor sich ein kleines Tintenfass, Pelikan Plaka-Farbe Gelb 11, und einen Pinsel, mit dem markiert er die Bienen. Manchmal ist es auch eine andere Farbe, je nach Versuchseinheit. Dazu gibt er Zuckerwasser in ein kleines Plastikschälchen, an dem sich die Bienen laben, als ob es Blüten wären. Damit simuliert er sozusagen den Zustand ohne Chemie und sieht, wie sich die Bienen da verhalten.

Manchmal gibt er auch ein bisschen Gift ins Schälchen, wie es die Farmer auf der ganzen Welt einsetzen, von BASF oder Syngenta, den großen Agrochemie-Firmen. »Die Menge ist genau an das angepasst, was die Bienen sonst im Rapsfeld aufnehmen«, sagt der Professor: »Die Insektizide wirken direkt auf die Gehirnprozesse der Bienen.«

Randolf Menzel ist einer der weltweit renommiertesten Bienenforscher, er lehrt an der Freien Universität Berlin, veröffentlicht in den wichtigsten Journalen seiner Disziplin, auch in *Nature*, dem führenden Wissenschaftsorgan weltweit.

Es geht ihm dabei natürlich nicht nur um die Bienen. Sondern auch um die Menschen, überhaupt das Leben auf dem Planeten. Und um die Risiken des Einsatzes von Chemie in der Landwirtschaft, in der Tierindustrie, bei der Nahrungsmittelproduktion. Die Bienen können dem Menschen sozusagen etwas erzählen über die Folgen von synthetischen Substanzen auf das Leben. Die Umweltschutzorganisation Greenpeace sieht das globale Bienensterben denn auch als ein »Symptom einer krankenden industriellen Landwirtschaft«.

Die Bienen sind die Kundschafter, sie bilden ein Frühwarnsystem. Und nicht nur das: Sie haben auch einen wichtigen Platz in der Nahrungskette des Menschen, und wenn sie desorientiert ausfallen, dann hat das Auswirkungen auf das Angebot auf den Märkten und in den Supermärkten. Schließlich wirkt die Biene bei der Nahrungsversorgung mit, durch ihren Bestäubungsbeitrag bei Äpfeln, Birnen, Erdbeeren. Und wenn der plötzlich fehlt oder nur sehr gering ausfällt, hat das Folgen.

Die Biene ist sozusagen ein Indikator-Organismus, um zu zeigen, wie die Chemie, die doch eigentlich die Nahrungsversorgung sichern will, das Leben und die Gesundheit bedroht. Die Forscher belegen sehr detailliert, wie die eingesetzten Substanzen aus der Toolbox der Agrarkonzerne im Körper wirken, vor allem im Gehirn. Und zwar nicht nur in dem der Biene. Auch beim Menschen wirken viele der Chemikalien, die wir aus Umwelt und Nahrung aufnehmen, auf die grauen Zellen. Die Rückstände von Pflanzenschutzgiften, aber mehr noch all jene Substanzen, die der Nahrung absichtlich beigesetzt werden, als Zusatzstoffe.

Denn viele der tierischen Nahrungsmittel, die jetzt in

Verruf geraten sind, werden auch – manche sogar: vor allem – wegen der chemischen Ingredienzien zum Problem. Schuld an den Gesundheitsrisiken ist mithin nicht die Kuh oder das Schwein, sondern die Industrie, die auf der Basis tierischer Rohstoffe völlig neue Waren produziert – mit Hilfe chemischer Zutaten.

Zur Tierindustrie, die uns krank macht, gehören also nicht nur die Tierfabriken, Schlachthöfe, Molkereien. Sondern auch die Produktionsstätten von Big Food, mit ihren Labors samt Ingenieuren, Chemikern, Produktdesignern. Sie alle gestalten tierische Produkte, die gar nicht direkt vom Tier stammen, sondern in Wahrheit erst durch menschlichen Erfindergeist möglich werden. Und dazu zählen viele der tierischen Waren aus den Supermarktregalen: zum Beispiel die *Müllermilch* oder *Dany Sahne,* und der *Landliebe Fruchtjoghurt.* Auch die Sushi-Röllchen aus dem Supermarkt, und die Wurst sowieso.

Dabei geht es zum einen um die Haltbarkeit, zum anderen aber auch um Produktdesign. Tierische Lebensmittel verderben ja sehr schnell, die Milch zum Beispiel, auch Fleisch und Fisch. Mit den traditionellen Methoden, die Haltbarkeit zu verlängern, wird dann Salami daraus, oder Käse oder Trockenfisch. Alles eher uncool. Mit Chemie ist da sehr viel mehr möglich. Farblich, geschmacklich, auch gestalterisch. Da hält dann auch das Sahnehäubchen auf dem Supermarktdessert noch wundersam lange.

Nur: Die chemischen Substanzen, die all das möglich machen, sind nicht unbedingt das Allerbeste für einen natürlichen Organismus wie den menschlichen Körper. Die Wissenschaftler finden immer überzeugendere Nachweise, dass die Gesundheitsprobleme bei den Erzeugnissen der Tierindustrie noch verschärft werden durch diese chemischen Zusätze in der Wurst, im Käse, in Sahne und im Fruchtjoghurt. Eigentlich gelten sie als unbedenklich – aber mittlerweile werden sie in solchen Mengen verzehrt, dass die Mediziner deutliche Zusammenhänge sehen zwischen diesen Zusatzstoffen und den großen Zivilisationsleiden wie Herzkrankheiten, der Zuckerkrankheit, bis hin zu Krebs. Dick machen sie zudem. Und sie spielen eine Rolle bei den sogenannten neurogenerativen Erkrankungen wie Alzheimer und Morbus Parkinson. Denn viele der Zusätze wirken direkt auf das Gehirn, die Süßstoffe zum Beispiel und die Geschmacksverstärker. Und das Gehirn ist ein sehr sensibles Organ.

Auch darauf weist die Biene den Menschen hin, wenn sie bei ihrem Schwänzeltanz, ihrem Mitteilungsmedium, neuerdings etwas aus dem Tritt gerät. »*No proper waggle dance?*« Wörtlich heißt das: Wackeltanz. Die Bienenforscher sagen: Schwänzeltanz.

Es ist eine weitreichende Frage, die der Professor da stellt. Denn der Tanz ist für die Bienen kein Freizeitvergnügen. Bei den Bienen ist der Tanz das wichtigste Kommunikationsmedium. Und da wirkt es sehr verhängnisvoll, wenn der nicht mehr ordentlich (*»proper«*) aufs Parkett gelegt wird, sozusagen. Mit dem Schwänzeltanz zeigen die heimkehrenden Bienen ihren Kolleginnen an, wo die süßesten Blüten sind. Sie können aber auch Missmut äußern: Mittels Schütteltanz, wenn sie feststellen müssen, dass ihre Kolleginnen faul herumsitzen. Mittels Zittertanz mahnen sie dann zur Eile bei der Nektarverarbeitung.

Und jetzt geraten sie aus dem Takt – durch die Gifte, die auf Äckern, Plantagen und in Gärten versprüht werden. Schon finden sich die Gifte auch im Produkt der Biene, dem Honig. Der gilt, wiewohl zuckersüß, eigentlich als akzeptabel, als das »geringere Übel«, sogar bei Zuckerkritikern wie dem amerikanischen Professor Robert Lustig. Der meint, Honig sei »zwar nicht perfekt«, aber immer noch »besser als Zucker«. Nur bei Menschen mit einer sogenannten Fruktosemalabsorption steht der Honig auf dem Index. Denn: Er enthält auch Fruktose, Fruchtzucker. Der galt bis vor kurzem als ausnehmend gesund, wurde dann aber als besonders problematische Form des Zuckers erkannt (siehe Hans-Ulrich Grimm: »Garantiert gesundheitsgefährdend«).

Immer wieder finden sich Rückstände im Honig, von Pestiziden oder einem Antibiotikum namens Streptomycin. 2013 beispielsweise berichtete das Chemische und Veterinäruntersuchungsamt (CVUA) Karlsruhe über »hohe Streptomycin-Gehalte« (250–2500 Mikrogramm pro Kilogramm) im Honig. Im schweizerischen Kanton Thurgau mussten 2011 sogar rund 7,5 Tonnen Honig vernichtet werden. Dort waren in 68 von 436 Proben Rückstände des Antibiotikums nachgewiesen worden. Es kommt aus Obstplantagen, wird dort gegen den Feuerbrand eingesetzt bei Äpfeln, Birnen, Quitten. Und die Bienen sammeln das natürlich mit.

In chinesischem Honig fand sich vor allem das Antibiotikum Chloramphenicol. Die Einfuhr wurde daraufhin vorübergehend verboten, mittlerweile ist sie wieder erlaubt.

Auch natürliche Gifte nehmen die Bienen auf, Pyrrolizidin-Alkaloide beispielsweise, die aus einer Pflanze stammen, dem Jakobs-Kreuzkraut. Im Mai 2015 nahmen Imker aus dem ostholsteinischen Eutin freiwillig ihren Honig aus dem Handel, weil er zu viel davon enthielt. Das deutsche Bundesinstitut für Risikobewertung hatte schon 2011 den »Vielverzehrern« von Honig – Menschen, die jeden Tag im

Schnitt 17 Gramm Honig essen – zur Vorsicht geraten; damals vor allem wegen belasteter Proben aus Süd- und Mittelamerika.

Honig enthält bisweilen aber auch Stoffe, die ganz und gar nicht natürlich sind. Spuren der Gentechnik beispielsweise, etwa aus Monsantos Gen-Mais Mon810. »Honig ist ein Naturprodukt. Die Honigbereitung im Bienenstock findet heute jedoch in einem Umfeld statt, das alles andere als natürlich ist«, klagte die Zeitschrift *ÖKO-TEST*. In jedem zweiten Honig waren die Tester 2014 auf Rückstände von Pflanzengiften gestoßen, zweimal sogar über dem Grenzwert. Ein Lidl-Glas enthielt Spuren von Monsantos »Roundup Ready Soja«, ebenso ein Edeka-»Gut&Günstig«-Honig. Ebenfalls betroffen waren ein Produkt von Langnese und Honige von Aldi Nord und Süd.

Im gleichen Jahr berichteten US-Forscher im *Journal of Environmental & Analytical Toxicology* über Glyphosat-Rückstände in Honig. Der Roundup-Ready-Wirkstoff wird von der Weltgesundheitsorganisation (WHO) als »wahrscheinlich krebserregend« eingestuft – und zählt zu jenen Giften, die den Bienen das Gehirn vernebeln und ihr Navigationsvermögen stören.

Gifte sind allgegenwärtig auf den Feldern und Plantagen, in denen die Bienen herumschwirren. Und sie können nicht nur dazu führen, dass sich Rückstände im Honig finden. Sie können auch dazu führen, dass es viel weniger Honig gibt – oder gar keinen mehr. Aber nicht nur Honig, auch andere Lebensmittel könnten knapp werden, wenn es weniger Bienen gibt.

Wenn die Bienen desorientiert nicht mehr nach Hause finden, ist das zunächst für die Königin und ihren Staat prekär. Schließlich sind es die Sammlerinnen, die die anderen Bienen mit Nahrung versorgen. Wenn zentrale Funktionsträger ausfallen, sorgt das natürlich für Unruhe im Staate der Bienen. Die Aufgaben müssen notfallmäßig umverteilt, Posten anders besetzt, Karrieren neu geplant werden. »Wenn plötzlich nicht mehr alle von den Sammelbienen zurückkommen, ist das eine riskante Geschichte«, sagt Professor Menzel.

Denn eigentlich ist alles perfekt organisiert im Bienenstock: Es gibt neben der Königin den Hofstaat, mit den Mundschenks, die die Königin mit Gelée royale füttern, es gibt Lageristinnen, die die Honigvorräte verstauen, dazu Baubienen, die für die Waben zuständig sind, nicht zu vergessen die Security draußen am Eingang. Es gibt sogar eine Karriere von der Gelée-royale-Produzentin zur Sammelbiene, die draußen aus den Blüten den Pollen holt. Wenn dann plötzlich zehn Prozent der Bevölkerung ausfallen, ist das ein harter Schlag. Nicht zuletzt für die Königin, sagt Professor Menzel: »Sie merkt natürlich, dass die Volkdichte geringer ist.«

Wie reagiert die dann?

Menzel: »Zur Deckung des Nahrungsbedarfs müssen die jungen Bienen im Umfeld der Königin schneller zu Sammelbienen werden.«

Auf Befehl Ihrer Majestät?

Menzel: »Nein, die Bienen teilen sich alle selbst zur Arbeit ein. Die Jungen würden merken, dass weniger zurückkommen, und deshalb würden einige von ihnen, die bisher im Innendienst gearbeitet haben, sozusagen zum Außendienst, zu den Sammelbienen wechseln.«

Das ist auch eine von den neuen Erkenntnissen, dass die Königin in Wahrheit keine Monarchin mit absoluter Macht ist, sondern eher das Oberhaupt einer »Bienendemokratie«, wie der US-amerikanische Biologe und Verhaltensforscher Thomas D. Seeley meint: Es sei ein »Missverständnis«, dass das Bienenvolk von »Ihrer Majestät, der Königin« regiert werde. »Die Königin ist nicht die oberste Entscheidungsinstanz, sondern der oberste Eierproduzent.« Im Sommer legt sie Tag für Tag 1500 Eier. Und für die Brut muss natürlich genügend Nahrung bereitstehen. Wenn nun mehr Pollensammlerinnen gebraucht werden, weil viele von ihnen pestizidvernebelt nicht mehr heimkehren von ihren Dienstreisen, dann wird es einsamer um die Königin. Die Zofen sind ausgeflogen, tun inzwischen Dienst an der Blüte. »Wenn die Zone um die Königin herum nicht mehr so voll besetzt ist«, sagt Professor Menzel, weil der Hofstaat ausgedünnt ist, dann »merkt sie das. Und versteht es als Signal, dass sie jetzt weniger Eier legen soll.«

Aber ganz so machtlos, wie es scheint, ist die Königin in der »Bienendemokratie« auch wieder nicht. Sie kann ganz subtil eingreifen, sagt Professor Menzel: »Sie kann mit Pheromonen, Duftstoffen, die sie aussendet, das Verhalten der Tiere um sie herum manipulieren.«

In ihrem Sinne?

Menzel: »Genau. Damit sie genügend ernährt wird, okkupiert sie sozusagen diese jungen Bienen für sich und hindert sie daran, in ein interessantes Leben umzuschwenken, draußen in der Natur Neues kennenzulernen. Die müssen dann bei ihr bleiben, jedenfalls befristet. Und nur durch ihren Reifeprozess emanzipieren sie sich von der Kontrolle der Königin.«

Heute herrscht immer häufiger Notstand im Staat der Bienen. Weltweit forschen Wissenschaftler nach den Auslösern für das als Bienenvolk-Kollaps (»Colony Collapse Disorder«, kurz CCD) bekannte globale Massensterben. »Bei den Bienen passiert weltweit etwas, das wir kaum verstehen«, sagt der Würzburger Bienenforscher Jürgen Tautz und fügt hinzu: »Das Bienensterben wird in seinen Konsequenzen und in seiner Dimension nach wie vor unterschätzt.«

Die Entwicklung bereitet auch den Lebensmittelaufsehern von der europäischen Überwachungsbehörde Efsa Sorgen: »In Anbetracht der Bedeutung von Bienen für das Ökosystem und die Nahrungskette sowie im Hinblick auf die vielfältigen Dienste, die sie für den Menschen erbringen, ist ihr Schutz unbedingt erforderlich.« Von den 109 wichtigsten Kulturpflanzen sind immerhin 87 (oder 80 Prozent) von tierischen Bestäubern abhängig. Dazu zählen: Apfel, Birne, Erdbeere, Mandel, Tomate, Melone.

Wenn die Biene stirbt, stirbt auch der Mensch. Zu beklagen wären 1,4 Millionen zusätzliche Todesfälle im Jahr. Das jedenfalls hat ein Team um den Harvard-Forscher Samuel Myers ausgerechnet. Wenn die Bienen vollständig ausstürben und ihre Bestäubungskollegen von Hummel bis Kolibri dazu, dann ginge die weltweite Ernte rapide zurück, bei Gemüse um 16 Prozent, bei Nüssen und Saaten um 22 Prozent und bei Obst sogar um 23 Prozent. Wenn es aber gerade am Gesunden fehlt, an Vitaminen und Nährstoffen, dann ist vermehrt mit Krankheitsfällen zu rechnen, so das Szenario, das 2015 im Medizinjournal *The Lancet* veröffentlicht wurde.

In Deutschland gab es nach dem Zweiten Weltkrieg noch 2,5 Millionen Bienenvölker, 2010 waren es nur noch 750 000. In manchen Regionen der Schweiz haben bis zu 50 Prozent der Völker den Winter 2011/2012 nicht überlebt. Nach einem Bericht des Umweltprogramms der Vereinten Nationen (UNEP) ist das Bienensterben ein globales Problem. Bienen sterben in Japan, China, Ägypten. Seit 1985 sind in Großbritannien 54 Prozent der Bienen verschwunden. Pro Winter waren es in manchen Weltgegenden bis zu 20 Prozent. In den USA wurden allein im Winter 2007/2008 mehr als ein Drittel aller kommerziell genutzten Honigbienen dahingerafft.

Die Hintergründe sind bis heute noch nicht vollständig geklärt. Als Verdächtige gelten: die Varroamilbe, auch Viren sowie Bakterien, Pilze und eben Pestizide. Auch der Klimawandel. Oder auch ganz schlicht: Nahrungsmangel, durch Monokulturen beispielsweise. Und schließlich könnten die Bienenzüchter selbst ein bisschen schuld sein an dem Drama: Denn sie haben ihre summenden Lieblinge immer mehr auf zahm gezüchtet – und damit auch deren Abwehrkräfte gegen die Widrigkeiten des Lebens geschwächt. Darüber hinaus könnte eine gestörte Eiweißproduktion die Bienen anfälliger machen.

Vermutlich spielen viele Gründe eine Rolle. Ganz wesentlich dabei aber sind wohl: die Gifte.

»Die Symptome wiesen von Beginn an auf eine Vergiftung hin«, schrieb das Stuttgarter Agrarministerium in einem Bericht über ein dramatisches Bienensterben, bei dem 2008 am Oberrhein 330 Millionen Bienen in 11 500 Bienenvölkern starben. Unter Verdacht stand damals ein ganz spezielles Gift, so der Befund des deutschen Bundesforschungsinstituts für Kulturpflanzen (Julius Kühn-Institut). Es sei »eindeutig davon auszugehen, dass Clothianidin hauptsächlich für den Tod der Bienen vor allem in Teilen Baden-Württembergs verantwortlich« ist.

Clothianidin ist ein erst 2006 zugelassenes Insektizid aus der Gruppe der Neonicotinoide. Es soll die Pflanzen unter anderem vor dem Maiswurzelbohrer schützen, wird von der Firma Bayer CropScience hergestellt, gehört zu den Verkaufshits der Agrarchemie-Konzerne, mit einem Marktanteil von 25 Prozent – und begegnet entsprechend den Bienen. Damals am Oberrhein war das Gift in einem sogenannten Beizmittel enthalten, gedacht für den Mais. Das Mittel *Poncho Pro* des Herstellers. Bayer sollte zusammen mit einem Haftmittel auf die Samen aufgetragen werden und mit der Maisaussaat direkt in den Boden gelangen. So weit die Theorie.

Doch dann wurde der Wirkstoff verweht und von Bienen aufgenommen, die kurz darauf in Massen starben. Die Behörden hatten eigentlich in der Umgebung von Maisäckern mit einer Konzentration von Clothianidin gerechnet, die einem Verhältnis von ein bis drei Milligramm pro Kilogramm entspricht. Tatsächlich waren es teilweise mehr als hundertmal so viel: In der Gegend von Freiburg lag der Wert für Apfelblüten und Raps zwischen 87,1 und 94,4 und bei Apfelblüten im südbadischen Emmendingen sogar bei 113.

Ein massiver Angriff auf das Gehirn der Bienen. »Insektizide der neuen Generation, unter ihnen Clothianidin und Imidacloprid, wirken spezifisch auf das Nervensystem der Tiere, wo sie kognitive Fähigkeiten wie das Lernvermögen beeinträchtigen«, schreibt die Bienenforscherin Judith Reinhard von der Universität von Queensland in Australien. Wenn eine Biene damit in Kontakt kommt, »kommt sie möglicherweise nicht mehr zum Stock zurück, weil sie nicht mehr richtig fliegen kann oder weil ihr Erinnerungs- und Orientierungsvermögen beeinträchtigt ist«. Das könnte wiederum auch die »rätselhafte Tatsache« erklären, dass ganze Bienenvölker eingehen, ohne dass »massenhaft tote Bienen in der Nähe gefunden« werden: Die sind einfach unterwegs irgendwo abgestürzt, gestorben und von Ameisen gefressen worden.

Das Gift kann nicht nur das Navigationssystem der Biene beeinträchtigen, sondern auch dazu führen, dass die Biene den Schwänzeltanz nicht mehr beherrscht. Entdeckt hat diese Kommunikation durch Tänze der Bienenforscher Karl von Frisch (1886–1982), lange Zeit Professor für Zoologie an der Universität München. 1973 erhielt er dafür sogar den Nobelpreis. Durch die Bewegungen ihres Hinterteils können Bienen ihren Kolleginnen signalisieren, wo sie einen besonders üppig blühenden Apfelbaum finden; die Ausrichtung des Popos zeigt dabei die Richtung an, die sie auf ihrem Flug einschlagen sollen, die Dauer der Tanzvorführung die Entfernung zum Baum und die Intensität der Tanzbewegungen die zu erwartenden Erträge. Wenn die Fähigkeit zum Tanz gestört oder beeinträchtigt wird, erzählen die Bienen ihren Kolleginnen sozusagen wirres Zeug, und die finden dann niemals die süßesten Blüten.

Deshalb hat Professor Menzel den Kollegen Wang auch nach dem »*waggle dance*«, dem Tanzverhalten, gefragt. »Die Tanzkommunikation«, sagt Menzel, »wird durch Neonicotinoide gestört.« Und zwar schon in ganz geringen Mengen.

Ähnliches fand das französische Forschungszentrum CNRS (Centre National de la Recherche Scientifique) heraus. Auch die amerikanische Harvard School of Public Health ist der Auffassung, dass Neonicotinoide schuld seien: »Höchstwahrscheinlich sind sie dafür verantwortlich, dass der Zusammenbruch von Bienenvölkern ausgelöst wird«, schreibt Harvard-Forscher Chensheng Lu.

Lu forscht auch über andere chemische Bedrohungen durch Pestizide, zu einem Stoff namens Bisphenol A oder auch BPA. Er gehört zu den sogenannten Hormonstörern (»Endocrine Disruptors«). Sie werden verantwortlich gemacht für zahlreiche Missbildungen in der Natur – aber auch für nachlassende Fortpflanzungsfähigkeit beim Menschen. Und sie gelten neuerdings als Dickmacher. Nicht nur die Pestizide zählen dazu, ebenso das umstrittene Gift namens Glyphosat (»Roundup«) und die Neonicotinoide, die die Bienen in die Irre führen. Aber auch viele andere Chemikalien, die sich in der modernen Nahrung finden. Manche stammen aus der Landwirtschaft, andere aus den Verpackungen, den Beschichtungen von Getränkedosen etwa, wie das hormonartige BPA (siehe Hans-Ulrich Grimm: »Die Kalorienlüge«). Viele werden auch eigens zugesetzt, als Bestandteil der industriellen Rezepturen. Auch die Produkte, die ursprünglich von Tieren stammen, werden in den Food-Fabriken so verwandelt, dass sie auf einen Menschen zum Beispiel eher wie eine Cola wirken, genauer: eine Cola light.

So ist in industriellen Milchdrinks oft ein Stoff enthalten, der auf Menschen ganz ähnlich wirkt wie die Ackergifte auf die Bienen. Und dazu führt, dass jene unter den Menschen, die fliegen können, diese Fähigkeit verlieren: die Piloten. Zahlreiche Piloten haben diese Erfahrung bereits gemacht, sie bekamen im Cockpit plötzlich Schwindelanfälle und brachten so sich und ihre Passagiere in Gefahr. Aus diesem Grund wiesen zahlreiche Fluglinien und Luftfahrtmagazine auf die Gefahren hin: Das amerikanische Air-Force-Informationsblatt *Flying Safety*, das Marinemagazin *Navy Physiology*, das *Aviation Medical Bulletin* und viele andere warnten vor Schwindel und epileptischen Anfällen. Über eine Piloten-Hotline berichteten 600 Flugzeuglenker über ähnliche Symptome einschließlich der Anfälle im Cockpit.

Ursache: ein künstlicher Zusatz mit der E-Nummer 951, Aspartam, der erfolgreichste, der berühmteste, aber auch der berüchtigste unter den Süßstoffen, nicht nur in Cola light enthalten, sondern auch in vielen Milchdrinks von Müller, wie *Fitness Molke Apfel* und *Fructiv Roter Multivitamin*. Und auch in Joghurt von Danone, ausgerechnet in *Actimel 0,1 % Fett Classic* – der ja als besonders gesund gilt, jedenfalls wenn man der Werbung glaubt.

Dabei ist Aspartam der umstrittenste der künstlichen Süßstoffe. Die Herstellerfirma ist zwar von der Harmlosigkeit überzeugt, verweist auf die Zulassung in vielen Ländern. Doch es mehren sich die Berichte über Gefahren für die Gesundheit. Sie handeln von Kopfweh und Migräne, aber auch von Schüttelfrost, Verwirrung, Muskelschmerzen. Oder von Durchfall, Sehstörungen und Gleichgewichtsproblemen. Aspartam kann in die Steuerungsmechanismen im Gehirn eingreifen, behindert auch den Eintritt von Glukose dort – und damit den wichtigsten Energieträger für die Hirntätigkeit. Besonders bedenklich sei der Süßstoff während der Schwangerschaft, meinen manche Wissenschaftler, denn er könne unter Umständen das Gehirn des werdenden Kindes schädigen.

Das Beispiel zeigt: Es ist nicht nur die Biene, die unter der allgegenwärtigen Chemie leidet. Es ist auch der Mensch. Und gerade die Food-Industrie setzt bei der Verwandlung von Tierprodukten in Supermarktwaren solche Chemikalien in großen Mengen ein, für Milchprodukte, aber auch in der Wurst. Gerade sie gilt ja bei Forschern als besonderes Gesundheitsrisiko. Sogar die Experten der Weltgesundheitsorganisation (WHO) warnten Ende 2015 schon vor Risiken für Wurstliebhaber. Und verantwortlich dafür sind wohl vor allem die verwendeten Zusätze.

Weit verbreitet in der Wurst ist etwa der Geschmacksverstärker Glutamat. Neurowissenschaftler bezeichnen ihn als »Nervenzellgift«, weil er zur Zerstörung von Nervenzellen führen und daher, wie übrigens auch Aspartam, nach Ansicht von Kritikern bei neurodegenerativen Erkrankungen wie Alzheimer und Parkinson eine Rolle spielen kann (siehe Hans-Ulrich Grimm: »Die Ernährungslüge«).

Glutamat ist in vielen Schinken drin, in fast jeder Salami, in Leberwurst und Fleischsalat, beim Metzger an der Ecke und in Supermarktprodukten zum Beispiel von Edeka Südwest, etwa dem *Metzger Fleischsalat mit Kräutern* oder der *Delikatess Fleischwurst* mit dem Label *Unsere Hausmarke* (»Metzgergenuss – Echt gut!«).

Die enthält überraschenderweise auch einen Zusatz, der sonst eher in Softdrinks gebräuchlich ist – und ebenfalls problematisch fürs Gehirn werden kann: Zitronensäure (E330). Eigentlich ein völlig harmloser Stoff, auch in vielen Naturprodukten enthalten, in Zitronen, wie der Name sagt, aber auch im menschlichen Körper. Und in vielen industriell verwandelten Tierprodukten, auch in Lidls »Grillmeister« *Bratwurstschnecken vom Schwein, im Naturdarm, zum Grillen und Braten,* überraschenderweise sogar im *Philadelphia Frischkäse Klassisch,* dem *Mini Mozzarella* von Rewe, auch in manchem Fisch wie dem *Alaska-Seelachs mit Schnittlauch* Marke Vitakrone von Lidl. Und in Müllermilch *Froop Frucht auf Joghurt Kiwi.* Zudem gibt es allein neun verschiedene aluminiumhaltige Zusatzstoffe: von Aluminiumsulfat (E520) bis Aluminiumsilicat (E559). Sie werden unter anderem als Trennmittel für abgepackte Käsescheiben verwendet.

Aluminium kommt auch von Natur aus im Essen vor. Das Prekäre: Zitronensäure kann, wie auch Glutamat und

Aspartam, Aluminium ins Gehirn transportieren, den prominentesten Alzheimer-Förderer, der auch unter Verdacht steht bei Hyperaktivität und Lernstörungen. Die Zitronensäure wirkt da sozusagen als »trojanisches Pferd«, wie der Heidelberger Alzheimer-Forscher Konrad Beyreuther sagt.

Am wichtigsten aber sind womöglich die sogenannten Phosphate. Sie spielen eine zentrale Rolle bei den Gesundheitsrisiken, die neuerdings der Wurst zugesprochen werden, gelten gar als das »neue Cholesterin«, weil sie dazu führen können, dass Adern verstopfen und das Herz geschädigt wird. Zudem können sie die Knochen schwächen und an die Nieren gehen.

Das *Deutsche Ärzteblatt* warnte schon vor dem »Gesundheitsrisiko durch Phosphatzusätze in Nahrungsmitteln«. Das Medizinerjournal sieht in der »verbreiteten Verwendung von Phosphat als Nahrungsmittelzusatzstoff« ein »vermeidbares Gesundheitsproblem von bislang unterschätztem Ausmaß«. Es findet sich zum Beispiel im Fertig-Cappuccino aus dem Supermarkt. Den hatte die Landschaftsgärtnerin Petra Brand vom Bodensee immer getrunken – mit der Folge, dass die Herzklappen verkalkten, wie ihr Arzt feststellte. Sie selbst hatte davon, wie die meisten, natürlich keine Ahnung: »Das mit den Phosphaten wusste ich vorher gar nicht. Das soll bei mir eine Folge der Phosphate sein, dass die Herzklappe nicht mehr richtig mitmacht« (siehe Hans-Ulrich Grimm: »Chemie im Essen«).

Die Wurst für die Vesperpause haben die Hersteller damit versaut. Den *Prosciutto Cotto (»Spitzenqualität«)* der Lidl-Hausmarke Dulano zum Beispiel. Phosphate verwendet auch die Wurstfabrik »Rügenwalder Mühle« gern, für ihren *Mühlen Schinken,* aber auch den *Schinkenspicker Feine Schinkenwurst* und die *Mühlen Currywurst gegrillt.* Und der Geflügelgigant Wiesenhof für seine *Hähnchen-Fleisch-wurst* und die *Bruzzler minis Geflügelwürstchen*. Der *Finesse Schinken hauchzart* von Herta enthält solche Phosphate und der Edeka *Delikatess Bayerischer Leberkäse* mit den besonders gesunden Omega-3-Fettsäuren: Die tragen, verspricht das Etikett, »zu einer normalen Herzfunktion bei«. Was leider nicht draufsteht: Die Phosphate können die Herzfunktion stören.

Phosphate sind auch im Bordbistro der Deutschen Bahn erhältlich. Wer dort eine *Vollkornschnitte mit Käse, Salami und gekochtem Schinken* ordert, bekommt nicht einfach Brot, Wurst, Käse, sondern auch diese Phosphate, und noch dazu eine ganze Ladung weiterer Ingredienzien. Sozusagen ein Lehrstück über die Fähigkeit jenes Zweigs der Tierindustrie, der Wurst und Käse produziert, möglichst viel Chemie auf knappem Raum unterzubringen.

Der ganze Inhalt, ungekürzt, im O-Ton aus dem Bordbistro-Zutatenmenü:

»Roggenvollkornbrot 58 Prozent (Roggenvollkornschrot, Natursauerteig aus Roggenvollkornschrot und Wasser, Weizenmehl, Zuckerrübensirup, Salz, Hefe); Hinterschinken (mit 10 Prozent Flüssigwürzung) 12 Prozent (Schweinefleisch 85 Prozent, Wasser 10 Prozent, jodiertes Speisesalz, Dextrose, Saccharose, Geliermittel: E407 Carrageen, Stabilisator: E450 Diphosphate, Antioxidationsmittel: E301 Natriumascorbat, Würze, Konservierungsstoff: E250 Natriumnitrit); Salami 12 Prozent (Schweinefleisch, Speck, Putenfleisch, Speisesalz, Gewürze, Dextrose, Glukosesirup, Antioxidationsmittel: E300 Ascorbinsäure, E301 Natriumascorbat, Farbstoff: E120 Echtes Karmin, Gewürzextrakte, Konservierungsstoffe: E250 Natriumnitrit, E202 Kaliumsorbat, Rauch); Gouda (48 Prozent Fett i.Tr.) 12 Prozent (Farbstoff: E160a Carotine, Konservierungsmittel: E251 Natriumnitrat); Margarine (pflanzliches Öl, Wasser, pflanzliche Fette, Emulgatoren: E322 Lecithine, E471 Mono- und Diglyceride von Speisefettsäuren, Salz, Aroma, Säuerungsmittel: E330 Zitronensäure, Farbstoff: E160a Carotine).«

Auch Nitrit haben sie darin versteckt (E249–251) – jenen Zusatz, der wie auch die Nitrate daran beteiligt sein kann, wenn Wurstesser ein erhöhtes Risiko für Diabetes Typ 2 haben; das ergab unter anderem eine 2011 im *American Journal of Clinical Nutrition* veröffentlichte Studie der Amerikanischen Gesellschaft für Ernährung.

Auch ein weiterer Konservierungsstoff, das Natriumbenzoat (E 211), kann Diabetes fördern, ferner zu Hyperaktivität führen sowie zu Wachstumsstörungen. Es ist in den Gurkenscheiben im BigMac von McDonald's ebenso zu finden wie in Fischprodukten, etwa in Lysells *Schwedenhappen mit feinen Gewürzen eingelegt*. Oder im *Wrap Bonito Thunfisch* von Natsu: Auch der enthält gleich mehrere der umstrittenen Chemikalien – neben jenem Natriumbenzoat auch Phosphate, Zitronensäure, dazu Süßstoffe und modifizierte Stärke. Die zugehörigen E-Nummern haben sie lieber weggelassen, die klingen wohl doch zu chemisch, so gar nicht nach »wahrer Frische« (im Originalton: »True Freshness«), wie der Firmenslogan verspricht. Der Geschmack ist übrigens auch nicht der wahre, der wird ein bisschen geschönt mit industriellem »Aroma«. Die Sushi der gleichen Firma sind mit Zitronensäure und Xanthan versetzt, und dazu mit Glukose-Fruktose-Sirup, jenem Süßungsmittel, das bei Coca-Cola in Amerika in Verruf ist als Dickmacher und Krankheitsquelle. So ist das auch bei anderen Sushi-Produkten, die doch als so gesund und cool gelten, etwa bei der *Sushi Box Nakano* und den *Sushi-Spezialitäten* von Lidl.

Die *Schinken-Schmelzkäsezubereitung* von Bayernland enthält auch eine üppige Portion Chemie: neben Phosphaten und Nitrit auch noch Carrageen. Carrageen ist wohl der unnötigste aller Zusatzstoffe, er sorgt dafür, dass die Sahne schön homogen bleibt und sich oben kein Fettklumpen bildet. Also ein etwas fragwürdiger ästhetischer Vorteil, der mit allerlei Nachteilen einhergeht: Dieses Carrageen steht nach Ansicht einiger Wissenschaftler in Verdacht, die Ausbreitung von Geschwüren im Magen-Darm-Trakt und sogar Brustkrebs zu fördern. Ärzte berichten von Patienten mit Darmproblemen (Blutungen, Entzündungen und Geschwüre), die sich besserten oder gar verschwanden, nachdem die Betroffenen Carrageen konsequent gemieden hatten. Nach einer Studie der Universität von Illinois in Chicago von 2015 kann Carrageen sogar zu Diabetes beitragen. Die US-Forscherin Joanne Tobacman bringt auch steigende Raten von Brustkrebs sowie Geschwüre im Verdauungstrakt mit dem zunehmenden Verzehr des Verdickungsmittels in Verbindung. Denn der umstrittene Zusatz erfreut sich bei der tierproduktverarbeitenden Industrie großer Beliebtheit: Er ist in praktisch jeder Supermarktsahne enthalten – außer bei jenen mit den klassischen Bio-Labels wie Demeter oder Bioland. Auch in der »Vollkornschnitte« aus dem Bordbistro der Bahn ist er drin. In der Müllermilch *Saison Erdbeere*. Und in Danones Fertigdessert *Dany Sahne Schoko*.

So ist der Kuh also schwerlich ein Vorwurf zu machen, wenn Milchprodukte heutzutage in Verruf geraten als Quelle allerlei Krankheiten. Es sind Herr Müller, die Firma Danone und all die anderen industriellen Akteure, die auf dem Weg vom Euter bis zum Supermarkt diverse Substanzen hinzufügen, und mit jeder Chemikalie auch eine kleine Prise Risiko.

Sogar das simple Salz kommt ja zumeist nicht mit dem Streuer ins Essen. 80 bis 90 Prozent des Salzes, das die Menschen verzehren, ist schon drin in ihren Nahrungsmitteln. Es wird hinzugefügt von den Herstellern, damit Wurst, Käse, Fertiggerichte länger halten – und führt so zu Bluthochdruck und weiteren Leiden, ja sogar zu frühem Tod: 1,65 Millionen Todesfälle pro Jahr durch Schlaganfall und Herzinfarkt ließen sich weltweit vermeiden, wenn die Menschen weniger Salz zu sich nähmen, schreiben Harvard-Forscher um Dariush Mozaffarian in einer Studie, die im *New England Journal of Medicine* erschienen ist.

Selbst die vermeintlich gesunden Zusätze wie Vitamin C und E, die oft auch als Konservierungsstoffe etwa in der Wurst dienen, können nach einer Wiener Studie das Immunsystem beeinträchtigen und mithin »beim Anstieg von Allergien und Asthma in der westlichen Welt eine Rolle spielen«. Und: Sie können sogar als bisher unerkannte Dickmacher wirken. Das ergab eine wissenschaftliche Studie japanischer und chinesischer Forscher, veröffentlicht im Fachjournal *World Journal of Diabetes* (siehe Hans-Ulrich Grimm: »Die Kalorienlüge«).

Die Hersteller, das beteuern sie immer wieder, sind natürlich von der Harmlosigkeit ihrer Produkte überzeugt. Ist ja auch klar: Die Chemikalien sind ein Milliardengeschäft. Die Vitamine werden sogar als gesund gepriesen, trotz aller Verdachtsmomente. Die Zusatzstoffe gelten auch offiziell, seitens der Behörden, als unbedenklich – obwohl niemand weiß, wie viel davon die Konsumenten schlucken, denn eine Überwachung der Verzehrsmengen findet nicht statt. So ist die Chemie zu einem zentralen Bestandteil der Nahrungskette geworden – für Mensch und Tier. Trotz der zunehmenden Erkenntnisse über Gesundheitsgefahren wollen die Hersteller daran nichts ändern, wehren sich mit Macht gegen Einschränkungen und Verbote.

Sogar bei den Agrargiften wollen die Produzenten keine Risiken sehen. Beispielsweise für die Bienen. Als sich die Europäische Union anschickte, einige der schlimmsten Pestizide zu verbieten, schlug die Industrie zurück. Die Europäische Lebensmittelbehörde Efsa hatte verschiedene Wirkstoffe als »akutes Risiko« bezeichnet. BASF zum Beispiel, Hersteller des Insektizids *Fipronil*, mit dem Mais- und Sonnenblumensamen behandelt werden, widersprach dieser Bewertung: Weil »keine neuen Risiken für die Gesundheit von Bienen genannt« worden seien, »die mit dem genehmigten Einsatz des Insektizids *Fipronil* im Zusammenhang stehen«.

Der Bayer-Konzern *(Imidacloprid)* rief sogar den Europäischen Gerichtshof an. Der Beschluss der EU-Kommission spiegle nicht den aktuellen Forschungsstand wider. Inzwischen seien die »Zweifel an vielen Fronten gewachsen«. Die EU-Entscheidung sei »voreilig und ohne schlüssige wissenschaftliche Beweise« getroffen worden. Zudem würden die EU-Verbote auf Labortests basieren. Bei Feldversuchen hingegen gebe es solche »unerwünschten Effekte« kaum. »Es scheint, als würden die Bienen von den Forschern mit unrealistisch großen Mengen an Neonicotinoiden zwangsgefüttert werden«, kritisierte der britische Sprecher von Bayer eine Studie der Universität Sussex, die im Journal *Ecotoxicology* publiziert worden war und eine noch größere Gefahr für Bienen durch diese Gifte festgestellt hatte. Studienleiter Dave Goulson hatte gefordert, »dass Neonicotinoide dauerhaft aus der europäischen Landwirtschaft verbannt werden müssen«. Bayer war davon natürlich nicht so begeistert.

Auch gegen den Bund für Umwelt und Naturschutz Deutschland (BUND) hatte die Firma geklagt – weil dieser den Wirkstoff Thiacloprid als für Bienen gefährlich bezeichnet hatte. Erfolglos: Das Düsseldorfer Landgericht entschied für den BUND – wenn dieser gleichzeitig auf die behördliche Zulassung hinweise. Wohl der Ausgewogenheit wegen. Die BUND-Statements enthielten zudem einen »Tatsachenkern«.

Der Schweizer Agrochemie-Riese Syngenta *(Thiametoxam)* zeigte sich ebenfalls »tief enttäuscht« vom Vorgehen der EU und rügte ein »fehlerhaftes Verfahren« der Efsa. Michael Mack, der Vorstandsvorsitzende, meinte: »Viele Faktoren« beeinflussten die Lebenschancen der Bienen. Und klar: Pestizide zählten dabei zu den »geringsten Einflussfaktoren«. Sein Vorschlag zielte denn auch eher auf eine Art Befreiungsstrategie: »Bietet den Bienen mehr Lebensraum! Weniger Monokulturen, mehr Blühstreifen!«

Mehr Blühstreifen! Auch der herrschenden Agrarlobby kommt das sehr entgegen. Sie würde die Bienen ebenfalls gern aus den chemiegestützten Bauernhöfen woandershin verfrachten und verweist gern auf die »Eh da«-Flächen: Wegböschungen, Straßenränder, Autobahn- oder Bahndämme. Woraus sonst kaum Profit zu schlagen ist, kann immer noch als Reservat für die Bienen dienen. Vorteil: Die Agrobranche wäre ihren Ruf als Bienenkiller los und könnte dennoch weiter hemmungslos Chemie versprühen. Sie haben sogar eigens eine »Studie« anfertigen lassen, um zu zeigen, wie die »Eh da-Flächen« ökologisch »so aufgewer-

tet werden können«, dass Tiere und Pflanzen davon profitieren – speziell »Blüten und blütenbestäubende Insekten«.
Ergebnis: »Dies kann gelingen, ohne in landwirtschaftliche
Produktion oder andere Formen der Nutzung landwirt-
schaftlicher Flächen einzugreifen.« Das ist doch praktisch,
vor allem für jene, die die »Studie« bestellt und sich im
»Forum Moderne Landwirtschaft e.V.« formiert haben. Es
ist ein illustrer Kreis, der zeigt, wie eng und vertrauensvoll
sie zusammenwirken, die Agrarier und die Chemiekonzerne. Zu den Mitgliedern zählen: der Bauernverband und die
Deutsche Landwirtschafts-Gesellschaft (DLG), der Raiff-
eisenverband, die Verbände der Geflügelwirtschaft und
der Rinderzüchter. Und dazu die Crème de la Crème der
Großchemie – BASF, Bayer, Dow, Du Pont, Syngenta,
Monsanto. Dazugesellt haben sich noch die Veterinäre
vom Bundesverband Praktizierender Tierärzte, die sich in
diesem Kreis offenbar auch sehr wohl fühlen.

Das ist natürlich eine mächtige Allianz, die da die Bienen
in Reservate entlang der Autobahn verweisen will. Fehlt nur
noch der Staat – aber der ist auch schon dabei, bei der »Eh
da«-Bewegung, in Gestalt des Landes Rheinland-Pfalz, das
gemeinsam mit der BASF ein »Institut für Agrarökologie«
betreibt. Solche Allianzen produzieren nicht nur einzelne
Studien, wie jene über die Bienenreservate, sie haben auch
schon die Macht erlangt über jene geistigen Zentren, deren
Bedeutung im Machtgefüge meist unterschätzt wird: die
Hochschulen und Forschungseinrichtungen.

Sie und die dort tätigen Professoren beeinflussen die
Meinungsbildung der Mächtigen, auch der Öffentlichkeit,
sie schaffen die Grundlagen für politische Entscheidungen.
Ihr Einfluss und ihr Ansehen beruhen eigentlich darauf,
dass sie frei von fremden Einflüssen forschen dürfen. Doch

damit ist es längst vorbei. Die Tierindustrie hat jetzt das Sagen. Der Staat hat sich, ohne dass das die Öffentlichkeit so recht gemerkt hat, zurückgezogen.

Die Professorin in ihrem Stübchen unterm Dach, die über Lebensmittelsicherheit lehrt und forscht, und über die Krankheitserreger aus den Massenställen, sie hat zum Beispiel einen mächtigen Sponsor.

7. Schöne Belohnung

Machtfaktor Tierindustrie – und der Staat zieht sich zurück

Professorin im Glück: Sie hat jetzt einen Sponsor /
Immer dienstags geht es in den »Bayer-Hörsaal« /
Krankheiten aus Massenställen – aber bitte keine
Ursachenforschung! / Millionengeschenke für Massentierhalter /
Mühlenhof, Güldenhof, Wiesenhof:
Potemkinsche Dörfer im Supermarkt

Sie wirkt wie eine ganz normale Professorin: Sie hat ein Zimmer in der Hochschule im dritten Stock, sie forscht, unter anderem über die Krankheiten, die aus den Massenställen kommen und die jeden treffen können. Auch das Schild an der Tür zu ihrem Büro sieht ganz normal aus:

339
Institut für Lebensmittelqualität
und -sicherheit (70)
Prof. Dr. Corinna Kehrenberg, PhD

Was da nicht steht: dass hier jetzt im Grunde ein Pharmakonzern über die Forschung zur Lebensmittelsicherheit mitbestimmt. Er ist ihr Sponsor. Sie stört das gar nicht groß, im Gegenteil, für sie war es ein Glück, dass die Konzernherren ihr gewogen waren, weshalb sie nun mit Büchern und vielen Papieren in ihrem Büro sitzen und ihren Job machen darf.

Immer wieder dienstags zum Beispiel erzählt sie den Studenten von ihrer Sicht der Dinge, eine Etage tiefer im »Bayer-Hörsaal«. Noch so ein Konzern, der hier offenbar eine namhafte Rolle spielt. Sein Logo ziert den linken und den rechten Eingang zum Hörsaal, und drinnen, an der Stirnseite, links neben der Leinwand für die Beamer-Bilder, hängt noch eins.

Das ist an dieser Hochschule so normal, dass sich seit vielen Studentengenerationen nie jemand daran gestört hat – der Hörsaal war schon unter Bayer-Patronage, als die Professorin hier noch studiert hat.

Ihre Hochschule ist schon weit vorangekommen auf dem Weg, den jetzt auch andere gehen. Sie hat nicht nur Sponsoren und Pharma-Werbung im Hörsaal. Sie ist schon gar keine ordentliche staatliche Hochschule mehr, sondern eine Stiftung. Der Präsident der Hochschule ist gar kein richtiger Professor, er war früher bei jener Pharmafirma angestellt, deren Gunst die Professorin Kehrenberg genießt. Dass sie ihren Posten einer Pharmafirma verdankt, findet Corinna Kehrenberg nicht weiter ungewöhnlich. Sie ist sich offenbar mit ihren Förderern weitgehend einig. Schließlich sei auch ihrem Sponsor-Konzern der Kampf gegen die Erreger aus den Ställen »sehr wichtig«, sagte sie in einem Interview mit dem Magazin ihrer Hochschule, dem »TiHo-Anzeiger«, auf die Frage, wie die »Zusammenarbeit« mit ihrem Geldgeber aussehe.

Willkommen an der Tierärztlichen Hochschule (TiHo) Hannover; pardon, sie heißt jetzt »Stiftung Tierärztliche Hochschule Hannover«. Es ist die einflussreichste Einrichtung in Deutschland, wenn es um Tierhaltung geht, auch

Massentierhaltung, um die Frage, was gut ist für die Tiere und was nicht. Und welche Gefahren drohen, den Tieren und den Menschen.

Was hier gelehrt und geforscht wird, ist wichtig für ganz Deutschland, für ganz Europa. Die Stiftung arbeitet auch mit der Weltgesundheitsorganisation (WHO) zusammen. TiHo-Leute beraten die deutsche Bundesregierung, und sie sitzen in den relevanten europäischen Expertengremien. Die Hochschule bildet Tierärzte aus, veranstaltet Tagungen und Kongresse, etwa über die Verbesserung von Tierschutz und Tiergesundheit in der Nutztierhaltung.

Die TiHo ist ein extremer Fall von Annäherung zwischen Wirtschaft und Wissenschaft. Nicht dass die Konzerne vollständig die Macht übernommen hätten. Aber sie haben ihren Einfluss ausgebaut, und der Staat hat sich zurückgezogen. Das liegt im Trend: In vielen Bereichen haben staatliche Stellen ihre Positionen geräumt, unterstützen die Agro-Industrie bei der Erreichung ihrer Ziele. Staatliche Repräsentanten arbeiten mit den Lobby-Vereinigungen zusammen – und das nicht nur in Niedersachsen, dem Kernland der deutschen Tierindustrie; das ist auf europäischer Ebene so, und auch bei den globalen Institutionen, die die weltweiten Regeln setzen.

Das könnte auch den Umstand erklären, weshalb sich an den Praktiken nichts ändert, obwohl sie eigentlich von einer Mehrheit abgelehnt werden. Und sogar die Subventionen weiter gezahlt werden, für Massenställe, für Riesenschlachthöfe, für all das, was dem Verbraucher zunehmend Unbehagen bereitet, einer Minderheit aber stattliche Profite verschafft. Einer Minderheit, die ganz besondere staatliche Protektion erfährt.

Das war früher durchaus sinnvoll, weil die Ernährung

der Bevölkerung gesichert werden sollte und der Agrar-
sektor daher Unterstützung der Politik benötigte. Damals
aber handelte es sich noch um Bauern, heute sind es Agrar-
unternehmer und global agierende Konzerne, die ihre eigenen Interessen verfolgen; sie sind die Profiteure der Massentierhaltung.

Die Tierindustrie gibt den Ton an, auch in Bereichen, in
denen sie bislang nichts zu melden hatte, an den Hochschulen und Universitäten, den weithin unterschätzten
Schaltstellen der Macht. Denn gerade da werden die
Grundlagen für Entscheidungen gelegt, die heute natürlich
auf wissenschaftlicher Grundlage gefällt werden müssen.
Die Lobby hat die Macht gern ergriffen, die ihr sozusagen
auf dem Silbertablett serviert wurde, von den Politikern,
die ihre Macht vom Volk geliehen bekamen und dann das
Volk leise herausbugsiert haben aus dem Machtzentrum, in
dem entschieden wird, was richtig und falsch ist.

So hat die Tierhochschule Hannover ihren Charakter
verändert, ohne dass dies die Öffentlichkeit so recht zur
Kenntnis genommen hat. Auf den ersten Blick erscheint sie
wie eine ganz normale staatliche Lehr- und Forschungsein-
richtung mit ausgedehntem Campus, Ländereien draußen
am Bünteweg im Stadtteil Kirchrode, ein Stück außerhalb
des Stadtzentrums, mit Wiesen und Koppeln, wo die Klinik
für Geflügel ihren Sitz hat, das Institut für Zoologie, auch
das Fachgebiet für Fischkrankheiten. Sogar einen Heil- und
Giftpflanzengarten gibt es, dazu drei Lehrgebäude, das Institut für Pathologie, die »Tierkörperannahme«.

Und dann gibt es da noch den Campus Bischofsholer
Damm näher am Zentrum Hannovers, mit den Backstein-
gebäuden und der Klinik für Rinder, der Klinik für kleine
Klauentiere, dem Institut für Tierernährung und den ver-

schiedenen Instituten für die Lebensmittelsicherheit. Hier, auf diesem Campus, liegen der »Bayer«-Hörsaal und das Büro des gesponserten Lehrstuhls der Professorin Kehrenberg.

Früher war die TiHo eine ganz normale ordentliche staatliche Hochschule. Mit richtigen Professoren, richtigen Studenten und richtig viel Geld. Das mit dem Geld ist auch so geblieben. 55 Millionen Euro spendiert der Steuerzahler pro Jahr, manchmal auch ein paar Millionen mehr; im Jahr 2014 gab es zum Beispiel noch 15 Millionen obendrauf, weil gebaut werden musste. Das darf dann immer der Staat zahlen. Nur: Zu melden hat er nicht mehr viel. Die ehedem staatliche Hochschule ist jetzt eine Stiftung. Gestiftet hat der Staat, der Steuerzahler also, doch er ist nur noch über eine einzige Staatsbedienstete im siebenköpfigen »Stiftungsrat« vertreten.

Bezahlen darf der Steuerzahler natürlich weiterhin: Laut der »Verordnung über die Stiftung Tierärztliche Hochschule Hannover« (StiftVO-TiHo) schenkt der Staat der Stiftung alle Gebäude, er kommt auch für die Gehälter der Mitarbeiter auf, haftet für Schäden, die die Hochschule anrichtet – aber das Sagen hat jetzt die Stiftung, die Aufsicht hat der Stiftungsrat: »Die Stiftung besitzt Dienstherrnfähigkeit«, heißt es in der Satzung, und: »Dienstvorgesetzter der Mitglieder des Präsidiums ist der Stiftungsrat.« Außerdem: »Dienstvorgesetzte oder Dienstvorgesetzter des Hochschulpersonals ist die Präsidentin oder der Präsident.«

Der Stiftungsrat der TiHo hat viele Aufgaben des Wissenschaftsministeriums übernommen. Er hat die Rechtsaufsicht und genehmigt den Wirtschafts- und Stellenplan. »Des Weiteren entscheidet der Stiftungsrat selbstständig über Berufungen von Professoren, was dieses Verfahren schneller und unkomplizierter gemacht hat«, wie die Hochschule mitteilt.

Eine wichtige Stimme dort hat etwa die umstrittene Wiesenhof-Dynastie, von der fast jedes zweite Hähnchen in Deutschland kommt. Doris Wesjohann, Wiesenhof-Erbin, sitzt im Stiftungsrat. Auch der Vertreter einer Versicherung, bei der zwei Drittel der niedersächsischen Bauern Mitglied sind. Ein Lobbyist der Pharmaindustrie sitzt ebenfalls mit drin, vom »Bundesverband Tiergesundheit«, getragen von Bayer, Boehringer Ingelheim, Novartis und Elanco Animal Health, einer Tochter des US-Pharmakonzerns Eli Lilly. Von dort kam auch der Chef der Hochschule, Gerhard Greif, bevor er Präsident der »Stiftung Tierärztliche Hochschule Hannover« wurde. Zu jenem Unternehmen gehört jetzt auch die Firma Lohmann Animal Health, die Pharmafirma aus dem Wiesenhof-Clan, die an den Krankheiten der Hühner verdient, die die gesponserte Professorin erforschen soll: Der Lehrstuhl für Corinna Kehrenberg wurde von Lohmann, verkündet die Firma stolz, »initiiert und bezahlt«, sie hatte auch ein Vetorecht, als es um die Besetzung ging.

Die Professorin beschäftigt sich mit den Erregern, die aus den Tierställen kommen und an denen die Menschen immer häufiger erkranken, viele sogar sterben, vor allem Kinder, wie bei der »Hamburger-Krankheit«, die so heißt, weil die Erreger zuerst im Hackfleisch von McDonald's aufgetreten waren, sogenannte *E.-coli*-Bakterien vom Typ 0157:H7, die sich über die ganze Welt ausgebreitet haben. Warum? Weil die Rinder artwidrig gefüttert werden, mit getreidehaltigem Kraftfutter statt mit Gras, wie es artgerecht wäre.

Mit den Ursachen der Krankheiten beschäftigt sich Corinna Kehrenberg allerdings weniger: Warum sie sich ausbreiten, die Zoonosen (von griechisch *zoon:* das Tier und *nosos:* die Krankheit), interessiert sie kaum. Sie hat dazu auch keine Untersuchungen angestellt. Für die Tierernährung ist sie ja auch gar nicht zuständig. Ihr Forschungsfeld beginnt, wenn die Erreger schon da sind: »Welche Bakterien treten wo wie gehäuft auf? Wie sind die Übertragungswege? Wo sind die Quellen?« Was sie dabei nicht so interessiert, genauer gesagt: ausweislich ihrer Publikationsliste gar nicht, das sind die Zusammenhänge zwischen den Krankheiten und der Massentierhaltung.

Ihr Sponsor ist offenbar sehr zufrieden. Die Firma breitet sich auch weiter auf dem Campus aus, hat sogar »Laborräume auf dem Campus Bischofsholer Damm der TiHo bezogen«, wie die Leitung stolz mitteilte. Bischofsholer Damm, das ist der Backsteinkomplex, in dem auch Lohmanns Professorin Kehrenberg ihr Büro hat. Überhaupt wollen die Stiftung Tierärztliche Hochschule Hannover und der Pharmakonzern Lohmann Animal Health (LAH) »künftig enger zusammenarbeiten«. Ziel seien »mehr Tierschutz« in der Nutztierhaltung und eine »größere Lebensmittelsicherheit bei Lebensmitteln tierischen Ursprungs«.

Natürlich geht es nicht darum, die schrecklichen Zustände in den Massenställen zu beenden. Die Pharmafirma und ihre Partner an der Hochschule, sie wollen nur dafür sorgen, dass die Tiere die Zustände besser aushalten, so die Mitteilung der TiHo. Sie wollen »die Tiere widerstandsfähiger machen und ihre Abwehrstärke erhöhen«, etwa durch einen gestärkten Darmtrakt, erklärte Dr. Gerhard Greif, der Präsident.

Die deutsche Bundesregierung schätzt solche Partnerschaften offenbar sehr und holte sich als Berater einen Professor aus Hannover, der natürlich gleichzeitig mit der Industrie eng verbunden ist. Professor Pablo Steinberg dient der deutschen Bundesregierung gleich in mehreren Funktionen als Sachverständiger zum Thema gesunde Lebensmittel: Er ist Vorsitzender der Senatskommission zur gesundheitlichen Bewertung von Lebensmitteln der Deutschen Forschungsgemeinschaft (DFG), zudem Mitglied der Zentralen Kommission für Biologische Sicherheit (ZKBS) beim Bundesamt für Verbraucherschutz und Lebensmittelsicherheit (BVL). Und im Bundesinstitut für Risikobewertung (BfR), der obersten staatlichen Einrichtung in Sachen Lebensmittelsicherheit, war er Mitglied der Kommission für Lebensmittelzusatzstoffe, Aromastoffe und Verarbeitungshilfsstoffe.

An der TiHo ist er Direktor des Instituts für Lebensmitteltoxikologie und Chemische Analytik. Zugleich ist er auch für die Industrie tätig, zum Beispiel im »Institut Danone« des gleichnamigen Fruchtzwerge-Konzerns. Und bei der wichtigsten Lobbytruppe der Food-Konzerne, dem »International Life Sciences Institute« (ILSI). Das ILSI wird getragen von Konzernen wie Coca-Cola, ganz neu unter den Milchproduzenten, Nestlé, dem weltgrößten Molkereikonzern, dem Hightech-Agrargiganten Monsanto, dem Margarinemulti Unilever, dem Agrarchemie-Konzern BASF und anderen.

Auch von der Europäischen Union wird ILSI sehr geschätzt (siehe Hans-Ulrich Grimm: »Vom Verzehr wird abgeraten«); die EU finanziert viele Projekte der Lobbyisten-Truppe. Auch daran wirkt TiHo-Biochemiker Steinberg mit, unter anderem bei einem ILSI-Projekt zur Lebensmittelsicherheit mit dem Kürzel Fosie (»Food Safety In Europe: Risk Assessment of Chemicals in Food and Diet«).

Es ist ja auch nicht verboten, im Gegenteil: Es ist erwünscht, dass Professoren eng mit der Industrie kollaborieren. Die Nähe zwischen Hochschulen und Wirtschaft wird politisch nach Kräften gefördert.

An der Universität im niedersächsischen Vechta, mitten im Eldorado der Massentierhaltung, gibt es das »Wissenschafts- und Informationszentrum für Nachhaltige Geflügelwirtschaft« (WING). Es soll einen »realistischen Einblick in die moderne, marktorientierte Geflügelwirtschaft« bieten, und dafür gibt's auch Geld von den Hühnerbaronen: Die Niedersächsische Geflügelwirtschaft (NGW) finanziert es jährlich mit über 100 000 Euro.

Der Kuschelkurs zwischen Wirtschaft und Wissenschaft, Staat und Konzernen ist dabei keine niedersächsische Spezialität. Auch die Frankfurter Goethe-Universität ist zur Stiftungsuniversität geworden. »Das Land Hessen hat nicht mehr viel zu sagen«, konstatierte schon die *Frankfurter Allgemeine Zeitung*. Im Hochschulrat sitzt unter anderem Rolf Breuer, der frühere Vorstandssprecher der Deutschen Bank. Nach dem Finanzinstitut ist auch ein Hörsaal benannt.

Der Billigriese Aldi hat sein Logo gleich an mehreren Hörsälen anbringen dürfen, an der Hochschule für Angewandte Wissenschaften Würzburg-Schweinfurt, aber auch in Wiesbaden, Kempten und Saarbrücken.

Kritik an diesen Verbindungen gibt es durchaus: »Es kann jeder, der viel Geld hat, sich da einkaufen«, sagt der bayerische Veterinär Walter Gränzer vom Tierärztlichen Forum für verantwortbare Landwirtschaft: »Da ist keine freie Wissenschaft mehr möglich.« Und er verweist auf ein Urteil des höchsten deutschen Gerichts, das sich – allerdings in einem etwas anders gelagerten Fall – klar für die »Freiheit der Wissenschaft« ausgesprochen hatte.

Das Bundesverfassungsgericht hatte in Sachen Hannover geurteilt – indessen nicht zum Thema TiHo, sondern zum Fall der Medizinischen Hochschule. Die Sentenzen aus dem Urteil können aber gleichwohl auf die entstaatlichte TiHo bezogen werden, in der jetzt beispielsweise die Wiesenhof-Erbin Doris Wesjohann mit über die Forschung entscheiden darf.

Das Bundesverfassungsgericht hat offenbar eine etwas andere Vorstellung von der Wissenschaft, die durch das Grundgesetz geschützt ist: Das Gericht befürchtet eine »strukturelle Gefährdung der Wissenschaftsfreiheit«, wenn außerwissenschaftliche Interessen Einfluss nehmen können. Eine solche Praxis widerspricht dem deutschen Grundgesetz. Denn: »Wissenschaft ist ein grundsätzlich von Fremdbestimmung freier Bereich autonomer Verantwortung.« Dem Freiheitsrecht liege auch »der Gedanke zu Grunde, dass eine von gesellschaftlichen Nützlichkeits- und politischen Zweckmäßigkeitsvorstellungen freie Wissenschaft die ihr zukommenden Aufgaben am besten erfüllen« könne. Artikel 5, Absatz 3, Satz 1 des Grundgesetzes verpflichte daher den Staat zu Schutz und Förderung wissenschaftlicher Betätigung und garantiere den in der Wissenschaft Tätigen zugleich eine »Teilhabe am Wissenschaftsbetrieb«. Diese Mitwirkung sei kein Selbstzweck, sondern diene dem »Schutz vor wissenschaftsinadäquaten Entscheidungen«.

Das Machtwort des höchsten deutschen Gerichts hat bislang nicht für eine Wende gesorgt. Die Wissenschaftsfreiheit ist vielerorts gefährdet: Die Hochschulen sind weiter auf Wirtschaftskurs. So gibt es nach einer Zählung des Stifterverbandes schon 514 Stiftungsprofessuren in Deutschland. An der Stiftungsuniversität in Frankfurt etwa forschen auch Stiftungsprofessoren vom Pharmakonzern Aventis. An der Universität Hohenheim bei Stuttgart hat sich das Pflanzenzüchtungsunternehmen KWS Saat AG einen halben Stiftungsprofessor gegönnt – der Staat muss die andere Hälfte zahlen.

Die Kosten bleiben großteils weiter beim Steuerzahler hängen, nur seine Macht schwindet. Die Wirtschaft gibt jetzt den Ton an, etwa über die sogenannten Hochschulräte. So ist beispielsweise der Chemieriese BASF im Heidelberger Universitätsrat vertreten, im benachbarten Mannheim stellt ein Ex-BASF-Vorstand sogar den Vorsitzenden. Die bayerische Hochschule Weihenstephan wird unter anderem beaufsichtigt von Vertretern des Bayerischen Brauerbunds und des Pharmamultis Roche Diagnostics. Und über die Universität zu Köln wacht, ebenfalls unter anderem, ein Manager des Chemiekonzerns Bayer.

Die Fraternisierungspolitik entspricht einem weltweiten Trend: In den Niederlanden hat sich die Wageningen-Universität mit dem Molkereikonzern FrieslandCampina (»Landliebe«) verbunden. Der Konzern baute seine neue Forschungs- und Entwicklungsabteilung praktischerweise gleich auf dem Campus der Uni, für 350 Beschäftigte. Zur Eröffnung kam sogar die Königin. Der holländische Milchriese erfreut sich auch der Zuneigung der deutschen Steuerzahler: Im Jahr 2011 bekam allein die deutsche Friesland-Campina-Filiale knapp 2 Millionen Euro aus dem EU-Etat, im Jahr darauf noch mal 1,6 Millionen.

Es ist ein merkwürdiger Widerspruch: Obwohl die Praktiken der Tierindustrie weithin auf Ablehnung stoßen, obwohl die Folgen für die Gesundheit von Mensch und Tier immer deutlicher werden, erfreuen sich die Akteure großzügiger Förderung, und zwar in Milliardenhöhe. Merk-

würdig ist das vor allem in einer Demokratie, denn Volkes
Wille geht eigentlich in eine ganz andere Richtung.

Millionen gibt es – trotz zunehmender Gesundheitsbe-
denken gegenüber der Industriemilch und den verwandten
Produkten – für die Molkereien. 9 Millionen Euro kassierte
im Jahre 2010 zum Beispiel der Branchengigant Nord-
milch, immerhin noch 1,54 Millionen die oberschwäbische
Omira; Hansa Milch Upahl bekam 1,03 Millionen, die
Milchwerke Berchtesgadener Land kassierten 1,56 Millionen und die Bayerische Milchindustrie Landshut 2,32 Millionen.

Millionengeschenke bekommen auch Massenschlacht-
höfe: Der deutsche Ableger des holländischen Fleischriesen
Vion bekam 1,6 Millionen im Jahr 2010, im Jahr darauf
noch mal über 5,5 Millionen. Westfleisch Münster kassierte
derweil 2,6 Millionen, die deutschen Filialschlächter des
dänischen Konzerns Danish Crown 3,4 Millionen.

Stattliche Gaben aus Steuergeldern empfingen auch die
Hühnerschlächter Rothkötter und Wiesenhof: 10 Millionen Euro Investitionssubventionen von der Landesregierung in Hannover.

Millionensummen auf die Kralle: Das gibt es auch für die
Hühnerbarone, jedenfalls wenn sie Massentierhalter sind.
Für den »Spreenhagener Vermehrungsbetrieb für Legehennen« im brandenburgischen Bestensee, der zu den
Lieblingsfeinden der Tierfreunde von Peta gehört, gibt's
vom europäischen Steuerzahler eine Belohnung in Millio-
nenhöhe, und zwar alle paar Jahre: 2010 waren es 1,95 Millionen Euro, 1,8 Millionen im Jahr 2012 und 2014 noch
mal 1,3 Millionen. Eine Hühnerfarm namens Waldrose im
sächsischen Ebersbach bekam 3,37 Millionen im Jahr 2010,
für die Firma Sachsen-Ei Taucha gab es 2,22 Millionen,

und auch über der Gräfendorfer Geflügel- und Tiefkühl-
kost Produktions GmbH ging ein warmer Geldregen
nieder, in Höhe von 1,96 Millionen. Mehr noch bekam
Ehlego, ein Betrieb mit einer Million Legehennen in der
Nähe von Cottbus, der laut Eigenwerbung »zu den bedeutendsten Eierproduktionsbetrieben in Deutschland« gehört. Kapazität: 280 Millionen Eier im Jahr. Klar, dass das
eine Millionenförderung verdient: und zwar genau
4 403 614,02 Euro aus der Staatskasse.

Gelobt sei, was Geld bringt: So denken natürlich die
Akteure der Tierindustrie und bauen weiter Riesenställe.
80 Millionen bekommen sie dafür als Belohnung vom Staat –
jedes Jahr. Das hat der Bund für Umwelt und Naturschutz
(BUND) ermittelt und sein diesbezügliches Missfallen aus-
gedrückt: »Diese Subventionen für die Massentierhaltung
müssen sofort gestoppt werden«, sagt BUND-Aktivistin
Reinhild Benning. Auch die Subventionierung von Groß-
schlachtereien sei »inakzeptabel«. Die Unternehmen lieferten »keine nachvollziehbaren Dienste für die Allgemein-
heit«. Selbst für die Fütterung der Tiermassen wirft der EU-
Steuerzahler noch Geld aus: Eine Milliarde Euro waren es
nach BUND-Angaben allein 2009, und zwar nur für die Fut-
terflächen für Schweine und Geflügel.

Sogar für den Export gibt es noch Steuergelder. Wer sein
Geflügel ins Ausland schafft, etwa nach Afrika, und dort damit die örtlichen Bauern ruiniert, bekommt eine schöne Belohnung: Nach Angaben des Hauptzollamtes in Hamburg
erhielten in Deutschland ansässige Geflügelexporteure im
Jahr 2008 insgesamt 7,7 Millionen Euro an Exportsubven-
tionen. Im darauffolgenden Jahr waren es 5,5 Millionen
Euro. Schweinefleischexporteure bekamen 2008 sogar 22,7
Millionen und 2009 rund 2,7 Millionen Euro.

Entscheidend für den Erfolg der Tierindustrie sind indessen nicht nur die staatlichen Unterstützungsmaßnahmen, sondern eher die Abnehmer der Fleisch- und Milchmassen: die großen Supermarktketten. Sie sind es, die die Preise drücken, die Tierindustrie und die Massentierhaltung fördern und so die kleinen Bauern aus dem Rennen werfen. Einer, der es wissen muss, klagt: »Die großen Ketten sind da knallhart«, sagt Bauernpräsident Joachim Rukwied. »Die interessiert eine Kommastelle mehr als die Existenz vieler Bauernhöfe.« Logische Folge: »Der Preisdruck führt dazu, dass immer größere Betriebe notwendig sind«, meint Jürgen Dierauff, Schweinehalter im mittelfränkischen Herbolzheim. 1500 Schweine mästet er in seinem Betrieb.

Dabei bringen die großen Supermarktkonzerne ein ganz besonderes Kunststück fertig: Sie sind einerseits die größten Förderer der Massentierhaltung – und machen sie gleichzeitig praktisch unsichtbar. Denn von Massentierhaltung ist im Supermarkt wirklich gar nichts zu sehen. Zu sehen ist im Supermarkt nur: Idyll. Dörfliches Idyll. Da gibt es das »Gut Drei Eichen« und den »Güldenhof« (bei Aldi Nord), den »Mühlenhof« und den »Birkenhof« (bei Penny und Tengelmann). Und dann noch das »Gut Langenhof« und das »Gut Bartenhof« (bei Norma).

Sogar eine Bio-Ecke gibt es da: den »Packlhof« (bei Alnatura). Vorne auf der Packung ist groß das Logo zu sehen, auf der Rückseite wirbt der Geschäftsführer persönlich für seinen Hof. Im Kleingedruckten steht dann, dass das Fleisch aus Österreich kommt. Muss natürlich nichts Schlechtes sein, auch keine direkte Verbrauchertäuschung, es klingt nur idyllischer, als es vielleicht ist. Und keiner denkt an Massentierhaltung. So ist der ganze Supermarkt: ein einziges Potemkinsches Dorf.

Das ist die Hohe Schule des Marketings. Und es wirkt. Kein Mensch denkt dran, dass die Konzentration der Supermarktketten und die Billigpreispolitik die Massentierhaltung fördern. Die Supermarktketten brauchen alles in gigantischen Mengen: Fleisch, Wurst, Eier, Milch. Die vier größten haben schon 85 Prozent Marktanteil: Edeka, Rewe, Aldi sowie die Schwarz-Gruppe mit Lidl und Kaufland.

In Österreich sind es nur noch drei Konzerne: Rewe, Spar und Hofer, die österreichische Aldi-Version. Und in der Schweiz nur zwei: Migros und Coop.

Die Konzentration hat zur Folge, dass jeder dieser Konzerne ziemlich viel Fleisch, unglaublich viele Eier, massenhaft Milch verkauft. Die Sache mit den romantischen Gutsnamen ist der Versuch, diesen Sachverhalt zu verschleiern. Sonst könnten sie ja wahrheitsgetreu als Herstellerangabe draufschreiben: Schlachtkonzern Tönnies. Und noch ein Foto dazu, von einer Massen-Mastanlage, in der das Schwein fürs Schnitzel gelebt hat.

Dass sie aber alles in Massen brauchen, das möchten die Supermarktkonzerne lieber nicht so deutlich werden lassen. Darum sagen sie auch lieber gar nichts auf die Frage, wie viele Eier sie verkaufen, wie viele Hähnchenschnitzel und wie viel Schweinefleisch.

Die Zentrale von Marktführer Edeka zum Beispiel in Hamburg teilt auf diesbezügliche Fragen mit, sie wisse es gar nicht, weil die Supermärkte schließlich »von rund 4.000 selbstständigen Kaufleuten, die ihre Märkte eigenständig führen, und sieben Großhandelsbetrieben getragen« werden. Aber selbst wenn sie da doch etwas wüssten, würden sie es nicht sagen und um »Verständnis« bitten, dass sie solche »wettbewerbssensiblen« Informationen »nicht zur Verfügung stellen können«.

Bei Rewe ist es ganz ähnlich. Leider, leider: »Leider müssen wir Ihnen mitteilen, dass wir aufgrund unserer dezentralen genossenschaftlichen Strukturen die von Ihnen angefragten Basisinformationen leider nicht liefern können.« So die Antwort im Originalton, mit gedoppeltem Bedauern.

Früher, als das Fragen noch geholfen hat, war Rewe offenbar besser sortiert mit den Daten und teilte mit, dass der Konzern eine Milliarde Eier pro Jahr verkaufe, davon 100 Millionen in Bio-Version. Und da wird natürlich schon klar, dass so ein Konzern Lieferanten mit Massenställen bevorzugt. Zumal wenn es dann noch billig sein soll. Kein Wunder also, dass sich unter diesen Umständen die Massentierhaltung etabliert hat.

Bei der Milch ist es ganz ähnlich. Auch hier geht der Trend zur Massenproduktion – weil die Supermarktketten es so wollen.

Bei Milch hat allein Edeka nach Ermittlungen des deutschen Bundeskartellamtes einen Marktanteil von bis zu 25 Prozent – verkauft mithin unglaubliche 1,5 Milliarden Liter. Ein paar Kühe auf einem kleinen Gutshof schaffen das natürlich nicht: bei durchschnittlicher Leistung braucht Edeka dafür 190 000 Kühe. Kein Wunder, dass die Ställe immer größer werden. Insgesamt kommen die fünf größten Supermarktkonzerne bei der Milch auf einen Marktanteil von 70 Prozent.

Und sie beeinflussen sogar die Vorlieben der Kundschaft. Besonders gern trinken die Leute bekanntlich H-Milch, namentlich die Deutschen. Dabei schmeckt sie eigentlich nicht besonders gut, und gesund ist sie auch nicht. Was also steckt hinter dem Erfolg der H-Milch? Ganz einfach: die Supermärkte. Oder genauer: Aldi. So sieht das die Autorin Andrea Fink-Keßler: »Die H-Milch ist ein Produkt des überregionalen Handels und der Discounter, da sie stapelbar, wochenlang haltbar und damit auch besser planbar und transportierbar ist. Ihr Siegeszug vollzog sich daher im Verbund mit dem Aufstieg der Discounter während der 1970er Jahre.« Marktführer ist Aldi mit 40 Prozent des gesamten H-Milch-Absatzes.

Auch die sogenannte ESL-Milch ist so ein Supermarktprodukt, meint *ÖKO-TEST*: Die immer längere Haltbarkeit ist vor allem wichtig für die Handelsketten. Für die »Real Quality Frische Vollmilch« werde die Milch beispielsweise in ganz Deutschland eingesammelt, in die Niederlande gekarrt, dort abgefüllt und wieder nach Deutschland transportiert und bundesweit verkauft.

Wichtig ist natürlich auch sozusagen die amtliche Unterstützung.

Die Milch braucht Freunde und Befürworter, und da kann es kaum einen besseren geben als Professor Gerhard Rechkemmer, Präsident des Bundesforschungsinstituts für Ernährung und Lebensmittel in Karlsruhe, dem Max-Rubner-Institut (MRI). Rechkemmer, der als oberster staatlicher Ernährungsforscher besondere Glaubwürdigkeit genießt, wird gern von Medien wie etwa *Spiegel Online* angerufen, zum Beispiel zum Thema Milch.

Spiegel Online fragt: »Milch als Nahrungsmittel wird im Moment häufig kritisiert und für viele Zivilisationskrankheiten verantwortlich gemacht – zu Recht?«

Rechkemmer antwortet: »Das sind zum Großteil aus alternativ-medizinischen Kreisen gestreute Falschinformationen, für die es keine wissenschaftliche Grundlage gibt.«

Das ist natürlich Quark, was Rechkemmer da sagt: Schließlich kommt Kritik an der modernen Industriemilch unter anderem von der berühmten Harvard Medical School

im amerikanischen Boston, wo bekanntlich die renommiertesten Experten der Welt sitzen. Merkwürdigerweise macht
sich Rechkemmer trotzdem zum Unterstützer des Ge-
tränks aus der Produktion der Tierindustrie. Das könnte
damit zusammenhängen, dass auch er der Industrie eng
verbunden ist (siehe Hans-Ulrich Grimm: »Vom Verzehr
wird abgeraten«). Denn Rechkemmer ist hoher Funktionär
bei der Industrie-Lobbytruppe International Life Sciences
Institute (ILSI). Er sitzt im Verwaltungsrat (»Board of
Directors«) von ILSI Europe und mittlerweile sogar im
weltweiten Aufsichtsrat (»Board of Trustees«). Bei den Sitzungen kommt er da zusammen mit Vertretern des weltgrößten Molkereikonzerns Nestlé, von Arla, dem Milch-
giganten aus Dänemark, auch von FrieslandCampina aus
Holland, vom »Fruchtzwerge«-Konzern Danone und den
neuen großen Milchproduzenten Pepsi und Coca-Cola
(»Fairlife«).

Der Staat ist so etwas wie ein Dienstleister für die Tierindustrie geworden. Er stellt Gebäude und Einrichtungen
zur Verfügung, etwa eine ganze Hochschule, und lässt
dann die Industrie dort in ihrem Sinne wirken. Oder er
lässt den obersten staatlichen Ernährungsforscher Lobby-
arbeit treiben für die Industrie. Als Dienstleister für die
Tierindustrie hat der Staat auch eine Art Interessenvertre-
tung für einen speziellen Zweig der Tierindustrie organisiert, für die Milchproduzenten.

Sie sind gerade zur Besichtigung eingetroffen bei einem
besonders eindrucksvollen Modell moderner Landwirtschaft: Ein kleiner Bauernhof ist das natürlich nicht. Es gibt
2200 Kühe hier und statt eines Bauernhauses ein Herren-
haus, ein schönes gelbes, davor Rasen, auf dem edle Pferde
grasen; eine Allee führt zum Eingang.

Willkommen auf Schloss Hohen Luckow, 22 Kilometer südwestlich von Rostock.

Der Besitzer ist kein Bauer, Bauern gab es schon früher hier nicht, jedenfalls nicht als Besitzer. Das hier ist Junkerland, und es ist auch jetzt nicht in Bauernhand, sondern eher in Industriellenhand. Gekauft hat es der Milliardär Adolf Merckle, nach dessen aufsehenerregendem Selbstmord im Jahr 2009 hat es Sohn Ludwig übernommen. Der Familie gehörte die Arzneimittelfirma Ratiopharm.

Das Schloss ist ausgewählt worden für eine Besichtigungstour für Teilnehmer des Kongresses der European Dairy Farmers (EDF). Das sind die besonders progressiven Bauern mit der Vorliebe für Turbokühe. Ihren Kongress mussten sie aber nicht selbst organisieren, das hat der deutsche Staat für sie übernommen, genauer: eine Einrichtung der Bundesregierung, das Thünen-Institut in Braunschweig.

Vielleicht vierzig, sechzig Farmer aus ganz Europa sind auf dem Gelände unterwegs, gekommen sind sie mit dem Bus, er steht jetzt neben dem Schloss. Es ist eine weitläufige Anlage, links neben dem Schloss führt ein Weg zu den Ställen, vorbei an riesigen Traktoren, gigantischen Mähdreschern, den Schaufelbaggern fürs Futter. Auf dem Hof steht auch ein silbern glänzender Tankwagen, schließlich produzieren sie hier 55 000 Liter Milch – am Tag, für Aldi, Lidl und andere. Die Kühe, hornlos, wie es jetzt modern ist, stehen in zwei riesigen Hallen, größer als Flugzeughangars. Es gibt noch eine weitere Halle und sogar eine Krankenstation – für die armen Kühe, die den ganzen Stress gesundheitlich nicht verkraften; aber die ist leider nicht Bestandteil der offiziellen Führung.

Da geht es durch die beiden Riesenställe oben auf dem

Gelände. Als die Dairy Farmer kommen, werden die Kühe fast ein bisschen nervös, sie rennen davon, manche rutschen aus. 36 Meter breit und 240 Meter lang sind die Hallen, 13 Meter hoch. Tausend Kühe sind in diesen Stall, 800 in dem nebenan. Die übrigen verteilen sich auf dem Gelände, in weiteren Ställen, ein paar stehen auf der Koppel.

Dürfen die aus den Hallen eigentlich auch mal auf die Wiese?

»Nein«, sagt Karin Holland, die Frau des Verwalters, so stellte sie sich vor. Sie trägt schwarze, verschlissene Jeans, dazu Sportschuhe mit neongelben Schnürsenkeln, ein rot gemustertes Sweatshirt, die Brille steckt im graumelierten Haar. Sie wirkt angenehm zurückhaltend, niemand würde in ihr den Spross einer Industriellendynastie sehen. Adolf Merckle war ihr Onkel. In Wahrheit gehört ihr also der Laden, oder sagen wir: Sie gehört zur Familie der Besitzer.

Das Gras würde gar nicht reichen für die vielen Kühe, sagt Frau Holland. Außerdem trampelten die Kühe gleich die Hälfte der Wiese kaputt. Und schließlich sei die Silage zum optimalen Zeitpunkt geerntet, das Gras hingegen sei von wechselnder Qualität. Wenn man das so hört, könnte man fast meinen: Die Kühe würden das eigentlich gar nicht wollen.

Stimmt das, Herr Isermeyer? Wollen die Kühe wirklich nicht raus? Mal ordentlich grasen, wie früher?

Professor Folkhard Isermeyer ist der Präsident des Thünen-Instituts, das an der Vorbereitung der Veranstaltung für die Milchproduzenten mitgewirkt hat; ein freundlicher Herr mit Anzug, blau-weiß kariertem Hemd, Brille, hoher Stirn. Er sagt: »Es würde gehen, wenn man bestimmte Anpassungen vornehmen würde, aber dann kostet es Geld, richtig Geld.« Und deswegen mache das keiner. Jedenfalls kaum einer von den großen: »Je größer die Betriebe werden, desto weniger Weidegang für die Kühe. Das ist betriebswirtschaftlich auch verständlich.«

Der Kongress selbst findet im nahen Rostock statt, in der Stadthalle, original DDR-Look, viel Beton. Es geht um Produktionskosten, um »Präzisions-Farming«, auch um die Motivierung der Angestellten. Und um die Frage: »Wie kann man der Gesellschaft die moderne Milchproduktion vermitteln?«

Es spricht Peter Berndgen von der Firma Agro-Kontakt GmbH Agentur für Agrarkommunikation in 52388 Nörvenich. Der Saal ist voll, es ist dunkel, vorne steht der Kommunikationsexperte und stellt fest: »Es klafft eine Riesenlücke zwischen der Landwirtschaft und den Konsumenten. Es gibt ein tiefgehendes Fehlen von Verständnis!«

Das stimmt natürlich. Was es braucht, um das zu ändern?

Werbung, Public Relations, das, was seine Firma anbietet. Kostet nur 5 Euro pro Kuh und Jahr. Wichtig insbesondere, wenn die »Feinde« kommen. Tierschützer zum Beispiel, wie jene von der Aktion »Stinkender Stuvewald«, einer Interessengemeinschaft, die sich gegen eine Schweinemastanlage in einem Landschaftsschutzgebiet einsetzt. »Wenn Sie nicht wissen, wie Ihr Feind agiert, haben Sie verloren.«

Fragt sich, warum ausgerechnet der Staat so eine Veranstaltung organisieren muss; der Staat kümmert sich ja auch nicht so rührend um die Tabakfarmer. Oder um die Hanfzüchter. Warum also gerade um die Milchbauern?

Frage an den Präsidenten des Thünen-Instituts, Professor Folkhard Isermeyer, der zugleich viele Jahre Chef des Wissenschaftlichen Beirats der European Dairy Farmers (EDF) war: Warum macht er das?

Isermeyer: »Ich habe selbst die Gründung des Vereins angeregt, seinerzeit, als ich noch Doktorand in Göttingen war.« Auch in seiner jetzigen Funktion müsse er weiterhin Kontakt halten zur Branche. »Ich bin der Chefberater der Bundesregierung in schwierigen Fragen. Wenn ich abschätzen soll, wie die Politik Einfluss auf die Landwirtschaft nehmen kann, dann muss ich wissen, wie es in der Landwirtschaft zugeht.«

Klingt vernünftig. Fragt sich nur, ob staatliche Einrichtungen sich dafür gleich als Servicepartner für die Tierindustrie andienen müssen.

Sogar, wenn es um Entscheidungen auf der obersten Ebene geht: Wenn die Weltregierung für Lebensmittel tagt. Dann sitzt die Tierindustrie natürlich mit am Tisch, in den Sitzungen eines Gremiums der Vereinten Nationen, das Regeln und Vorschriften für Lebensmittel verabschiedet, die in der ganzen Welt gelten: Der Codex Alimentarius legt seit 1962 weltweit gültige Normen für Lebensmittel fest: für Gen-Food und für Bio-Waren, für Suppen, Geflügel, Käse. Die Codex-Mitglieder erlassen Hygienerichtlinien, legen Grenzwerte fest für Gift im Gemüse und Arzneimittelrückstände im Fleisch. Dafür gibt es mehr als zwei Dutzend Untergruppen, die »Codex Committees«. Offizieller Sitz des Codex Alimentarius ist Rom, die Sitzungen finden in aller Welt statt.

Eigentlich sind nur die Vertreter der 184 Mitgliedsstaaten stimmberechtigt, aber die Lobby sitzt gleich mit am Tisch, in den Delegationen aus Deutschland, der Schweiz, Österreich, Frankreich, den USA. Immer, wenn sie ihre Interessen berührt sehen, finden sich in den diversen Codex-Gremien die Exponenten der Tierindustrie: der weltgrößte Molkereikonzern Nestlé, der französische Milchgigant Danone, der Neue unter den Milchriesen: Coca-Cola, auch der »Milchschnitten«-Konzern Ferrero (siehe Hans-Ulrich Grimm: »Vom Verzehr wird abgeraten«).

Im Unterkomitee des Codex Alimentarius für Rückstände von Tierarzneimitteln in Lebensmitteln mischt die Industrie ebenfalls kräftig mit. So etwa in der Sitzung in San José, Costa Rica, vom 27. April bis zum 1. Mai 2015. In der Delegation der Vereinigten Staaten von Amerika saß eine ganze Riege von Lobbyisten: Die Schweineproduzenten vom National Pork Producers Council etwa. Oder die Rinderzüchter von der National Cattlemen's Beef Association. Auch die Pharma-Lobby war offiziell Mitglied in der US-Delegation: Bayer Animal Health und Elanco, der lobbymäßig offenbar sehr agile Hauskonzern des Präsidenten der TiHo Hannover.

In der deutschen Delegation saßen in San José, Costa Rica, übrigens auch zwei Lobbyisten: einer vom Bundesverband für Tiergesundheit, der Lobby der Tier-Pharmaindustrie, und einer von einer Firma namens MSD Animal Health Intervet Innovation GmbH.

So sieht die Gegenwart aus. Und die Zukunft? Ganz genauso. Die wird auch von Big Food gestaltet werden, von Big Pharma, der Tierindustrie. Das deutete sich jedenfalls bei der Weltausstellung 2015 in Mailand an, die nur ein Thema hatte: Wer ernährt die Welt von morgen?

Es ist eine riesige Ausstellung, auf weitläufigem Gelände draußen vor der Stadt, und der erste Eindruck ist: Die Food-Konzerne haben einen steilen Aufstieg hinter sich, hier bei der Expo haben sie offenbar den gleichen Status wie die Nationen und können sich in eigenen Pavillons präsentieren. Coca-Cola, bislang als Brauseproduzent bekannt, hat so einen eigenen Pavillon, ebenso der Hackfleischbräter McDonald's; Nestlé hat ein eigenes Revier im Pavillon der Schweiz.

Es gibt auch einen »Offiziellen Eiscreme-Partner«: die italienische Langnese-Tochter Algida (»Magnum«); die Expo kommt auf ihren offiziellen Seiten im Internet richtig ins Schwärmen über diese Eisfirma und ihre Konzernmutter Unilever. Auch der Agrargerätekonzern »New Holland«, der jetzt mit Fiat verbandelt ist, hat es zu einem eigenen Pavillon gebracht.

Im amerikanischen Pavillon ist nicht nur die Agro-Industrie mit von der Partie, auch Big Food und Big Chem, wie sie dort Chemiekonzerne wie Dow und Du Pont nennen. Sie sind ebenso Partner im US-Pavillon wie die amerikanischen Exporteure von Geflügel und Eiern sowie die Sojaproduzenten. Und: Pepsi-Cola, auch neu im Milchgeschäft, verbandelt bekanntlich mit Müllermilch.

Auf einer Expo in Italien darf natürlich Ferrero nicht fehlen, die Reklame-Installationen für die diversen Divisionen des Milchschnitten-Imperiums sind allgegenwärtig.

Im Pavillon der Europäischen Union findet ein Treffen statt, bei dem es um Nahrung und Gesundheit geht. »EuroDISH« heißt das Projekt. Ein wichtiges Thema. Aber im offiziellen Expo-Tagesprogramm wird diese Konferenz nicht erwähnt. Selbst an der Glastür, die zum Ort der Veranstaltung führt, hängt nur ein DIN-A4-Blatt mit der dürren Aufschrift »EuroDISH«.

Der Aufzug ist leider kaputt. Hinauf ins Obergeschoss steigen wir über eine Eisentreppe. Ein kleiner Konferenzraum. Vorne ein Podium, eine Leinwand, ein Beamer, ein paar Stuhlreihen. Das übliche Konferenzszenario. Laut ausliegender Teilnehmerliste sind 68 Leute da. Ein Vortrag ist gerade zu Ende gegangen. Es meldet sich ein älterer

Herr, weißes Haar, dunkles Sakko, graue Hose. »Überernährung«, meint er, das wäre eigentlich auch ein wichtiges Thema für diese Konferenz. Dr. Lucjan Szponar ist ein Wissenschaftler aus Warschau. Und er hat vollkommen recht, Übergewicht ist ein großes Problem. Der Herr aus Polen verweist auf die diesbezüglichen Prozesse im Gehirn. Die drohten heute bei vielen Menschen zu entgleisen – durch die industriellen Inhaltsstoffe, aber auch durch zu viel Fleisch, zu viele Proteine.

Eigentlich ein interessantes Thema. Doch der Referent und die Tagungsleitung reagieren eher lustlos. Kritik an industriellen Dickmachern steht hier nicht auf der Tagesordnung.

Dabei ist EuroDISH ein Programm, das von den europäischen Steuerzahlern finanziert wird. Mit dabei bei dem Projekt sind, neben diversen Universitäten, wieder die üblichen Verdächtigen aus Big Food: Coca-Cola, McDonald's, Monsanto, Nestlé, Danone, Unilever, Ferrero. Unter anderem.

Allerdings sind sie nicht gleich zu erkennen. Denn im EuroDISH-»Konsortium« sind sie vertreten über zwei ihrer wichtigsten Lobbytruppen: ILSI (»International Life Sciences Institute«), jene Industrievereinigung, in der auch der oberste staatliche Ernährungsforscher, Gerhard Rechkemmer, Funktionär ist, und EUFIC (»European Food Information Council«). EUFIC klingt schwer amtlich, wird finanziert von den europäischen Steuerzahlern, betreibt »Verbraucheraufklärung«, wird aber ebenfalls gesteuert von einem Konsortium der üblichen Verdächtigen: McDonald's, Coca-Cola, Pepsi, Nestlé, Ferrero.

Der Koordinator des EuroDISH-Projekts, Pieter van't Veer, kommt von der niederländischen Universität Wageningen, das ist jene, die mit dem Milchkonzern Friesland-Campina so eng verbunden ist, dass der seine Forschungs-abteilung gleich auf dem Campus eingerichtet hat. Zuletzt hatte der EuroDISH-Chef bei einem Forschungsprojekt namens Eurreca mitgewirkt, das von der Europäischen Union finanziert, von ILSI koordiniert wurde. EUFIC war auch mit dabei.

So haben sich die Staaten dieser Welt offenbar darauf verständigt, dass Big Food, Big Chem und Big Pharma einfach sozusagen mitregieren. Gerade wenn es um das Thema Gesundheit und Ernährung geht. Die Konsumenten spielen dabei natürlich keine maßgebliche Rolle. Und das Wohl der Tiere erst recht nicht. Es geht eher um das Wohl der Tierindustrie.

Glücklicherweise aber gibt es noch eine ganz andere Welt, eine Welt, in der es kleine Bauernhöfe gibt und Tiere, die glücklich sind: Das ist die Welt, aus der die Bio-Lebensmittel kommen. So stellen sich das wenigstens die Verbraucher vor, zum Beispiel die Mütter, die die Babygläschen von Hipp kaufen, mit Bio-Pute. Und dann sehen sie im Fernsehen Bilder von solchen Puten und sind hell empört.

8. Unter Druck

Wie gesund ist das Putenschnitzel aus der Bio-Tierfabrik?

Über Fabrik-Bio, aufrechte Bauern und die Frage:
Wie viel Natur steckt eigentlich in der modernen Pute? /
Zerzauste Tiere im Dreck – und das sollen die Bio-Puten
fürs Babygläschen von Hipp sein? / Naturkost global:
Der dänische Milch-Multi bringt deutsche H-Milch
nach China / Gesunde Idylle

Die junge Frau war empört. Das hatte sie sich ganz anders vorgestellt, das Leben der Bio-Puten, die dann später ins Babygläschen von Hipp kommen. Bio, das denken ja alle, sei so ein bisschen die heile Welt, mit schönen Bauernhöfen, glücklichen Tieren, einer netten Bauersfamilie. Doch dann sah sie dieses: kranke Tiere, tote Tiere, eine Pute mit aufgescheuerter Brust, eine andere mit kahlem Rücken. Verletzte Flügel, Dreck und Exkremente. Manche Puten atmen schwer, andere sind halb verdurstet. Kaum zu ertragen das alles.

Das sollten die Bio-Puten für die Firma Hipp sein? In ihrer Empörung schrieb sie gleich an die Babygläschenfirma: »Gerade gestern hat meine Tochter den Brei mit Bio-Pute gegessen.« Es sei womöglich das letzte Mal gewesen: »Ich bin ein großer Fan der Hipp-Produkte und habe diese auch bisher allen Zweiflern gegenüber verteidigt. Nachdem

ich den Bericht gesehen habe, muss ich mir das aber über-
legen.«

Sie hatte im Fernsehen einen dieser Filme von Tierschützern gesehen, die in einen Stall eingestiegen waren, Aktivisten der Gruppe Animal Rights Watch (ARIWA). Sie waren
dort auf eine Medikamentenliste mit Regeln von Hipp gestoßen. Die Farm lieferte also offenkundig auch an das Ba-
bynahrungsunternehmen.

Die junge Mutter forderte die Firma auf, hier Position zu
beziehen: »Ich bin davon ausgegangen, dass gerade die Ba-
bynahrung so strikten Anforderungen unterliegt, dass ich
meinem Baby nichts Schlechtes gebe. Insbesondere da ich
bei Fleisch, welches ich im Supermarkt kaufe, ja auch nicht
weiß, wo es herkommt. Aber dann solche Bilder. Da weiß
ich nicht, was ich davon halten soll. Sollte tatsächlich
Fleisch von dem Hof verwendet werden, erwarte ich eine
ehrliche Stellungnahme von Hipp, ob dem so ist, oder eine
klare Distanzierung und Veröffentlichung, woher das
Fleisch bezogen wird. Können Sie mir dazu etwas sagen?
Vielen Dank. SaSo8012«

Immerhin: Auch Hipp gab sich empört. »Die in dem
Beitrag gezeigten Bilder von Bio-Putenhaltung tolerieren
und akzeptieren wir als Hersteller von Bio-Babynahrung in
keiner Weise«, schrieb die Firma an die »Liebe SaSo8012«.
Leider seien die Betriebe im Beitrag »nicht namentlich genannt« worden. Aus diesem Grund sei »nicht nachvollzieh-
bar, gegen welche Landwirte sich die Vorwürfe im Einzelnen richten – und ob hier tatsächlich Lieferantenbeziehun-
gen mit unserem Haus bestehen«.

Das ist nett gesagt, aber die ganze Wahrheit ist es nicht.
Die Wahrheit ist: Hipp will gar nicht sagen, woher die Puten kommen fürs Gläschen.

Selbst wenn sie es wissen – sie sagen es auf keinen Fall. Hipp hat ein Prinzip, und das lautet: Verschwiegenheit. Genau das teilte die Firma auf Anfrage mit: »Bestandteil der Geschäftsbeziehungen mit allen unseren Partnern ist, dass wir keinerlei Auskunft über vertragliche Beziehungen geben und grundsätzlich gegenseitige Verschwiegenheit wahren.«

Das ist natürlich genau das Gegenteil von Transparenz, also von dem, was bei bio eigentlich erwartet wird. Aber so machen das schließlich auch die anderen Konzerne aus dem Food-Business, und das zeigt, dass da offenbar eine Annäherung stattgefunden hat zwischen den großen Bio-Firmen und den konventionellen Branchenriesen. Eine Annäherung in den Praktiken und auch in der Geschäftspolitik: Heimlichtuerei, Massenproduktion und heuchlerisches Bedauern, wenn sie erwischt werden. Eine Annäherung mithin, über die die Kunden eigentlich nicht sehr erfreut sein können.

Also: keine Spur von heiler Welt. Ist bio denn auch nicht besser?

Bio, das hieß einmal: Naturkost. Bio sollte die Alternative sein, natürlicher, ehrlicher, gesünder. Bio, das bedeutete aber auch: artgerechter Umgang mit den Tieren. Das Schicksal dieser Puten aber hat mit all diesem nur sehr entfernt zu tun. Und das ist womöglich eine Folge des Booms, der irgendwann ausgebrochen ist – und der diese Annäherung der Sphären befördert hat.

Die Nachfrage ist gestiegen, gerade bei Leuten, die auf Gesundheit Wert legen und zudem möchten, dass es den Tieren gutgeht. Dafür bezahlen sie gern etwas mehr. Doch wenn der Bedarf steigt und parallel dazu der Profit, ist offenbar die Versuchung groß, mal ein paar tausend Tiere mehr in den Stall zu quetschen – zumal wenn keiner so genau hinsieht. Wenn dann die gefürchteten Tierschützer kommen, mit ihren Kamerateams, und die Bilder später im Fernsehen laufen, dann distanzieren sich Hersteller wie Hipp oder Händler wie Lidl und Edeka ganz schnell von ihren Lieferanten. Was sollen sie auch sonst machen; sie können ja schlecht zugeben, das sie sich irgendwelche Halunken als Geschäftspartner ausgesucht haben. Dabei ist es natürlich kein Zufall, dass es in der Regel die Zulieferer der großen Konzerne sind, der Supermarktketten, der Nahrungskonzerne, die solchermaßen auffällig werden.

Denn sie brauchen alles in riesigen Mengen, und dazu noch billig. Das ist das Prinzip, nach dem die Großen operieren. Und darum gibt es jetzt auch das: Bio-Massentierhaltung. Und Turbo-Mast, mit Turbo-Puten zum Beispiel. Das sind jene Wesen, die es in der Natur gar nicht gibt, gestaltet und gezüchtet in den Labors der Geflügelkonzerne, Designer-Tiere vom Reißbrett sozusagen, also das genaue Gegenteil von »Naturkost«.

Klar: Es gibt es auch die anderen, die echten Biobauern, die selbst bei Tierschützern Ansehen genießen: die etablierten Bioverbände, allen voran Bioland, und an der Spitze Demeter, der strengste und konsequenteste, prinzipientreu auch im Umgang mit den Tieren.

Aber spielt das denn überhaupt eine Rolle für die Qualität der Lebensmittel, bei Fleisch, Milch, Käse, Eiern? Wirkt sich das denn aus, sind die Sachen gesünder für den Menschen? Und ist das Bio-Prädikat überhaupt von Bedeutung?

Die vorherrschende Meinung lautet merkwürdigerweise: nein. Das sagen sogar führende Leute aus der Branche, wie der Bio-Forscher Urs Niggli: »Es gibt keine wissenschaftlichen Studien, die belegen, dass bio gesünder ist.«

Er ist der Leiter der weltweit wichtigsten Forschungs-
stätte der Bio-Agrarier, des Forschungsinstituts für Biologi-
schen Landbau (FiBL) im schweizerischen Frick, zwischen
Zürich und Basel. Und eigentlich ist er, laut der Schweizer
Frauenzeitschrift *Annabelle*, »der wichtigste und charman-
teste Anwalt des Bio-Landbaus«. Aber wenn selbst jemand
wie er sich zum Gesundheitswert seiner Produkte, sagen
wir, eher zurückhaltend äußert, dann ist es natürlich kein
Wunder, wenn die Gegner der Bewegung noch ganz anders
draufhauen: »Konsumenten, die Bio-Lebensmittel in dem
Glauben kaufen, diese enthielten mehr gesundheitsfördern-
de Nährstoffe als konventionelle Lebensmittel, verschwen-
den ihr Geld«, meint ein Mann namens Joseph Rosen,
emeritierter Lebensmitteltoxikologe von der Rutgers University im US-Staat New Jersey.

Bio sei sogar gefährlich, behauptete in der Sonntags-
ausgabe der *Neuen Zürcher Zeitung* die Präsidentin der
Amerikanischen Wissenschaftsgesellschaft, Nina Fedoroff:
»Die Zusammensetzung von Bioprodukten unterscheidet
sich nicht von konventionell produzierten Lebensmitteln.
Bioprodukte sind nicht besser. Der Erfolg der Biolandwirtschaft beruht auf Weltanschauungen, nicht auf wissenschaftlichen Fakten.« Sie beobachte »immer häufiger« sogar »Lebensmittelvergiftungen, die durch die Biolandwirtschaft verursacht werden«. Ein Beispiel dafür war die
EHEC-Epidemie in Deutschland 2011, die über fünfzig
Todesopfer forderte. Im Zentrum stand bekanntlich eine
»biovegane« Gärtnerei.

»Zusammengefasst: Biolandwirtschaft ist gefährlicher,
sie ist nicht besser für die Erde und nicht besser für die
Menschen.« Vom Geschmack hält Fedoroff sowieso nichts,
die »Produkte schmecken nicht besser: Blindverkostungen

haben das immer wieder bestätigt. Kein Wunder, denn die chemische Zusammensetzung ist identisch. Also verkauft man Ihnen eine Mogelpackung.«

Das ist natürlich völliger Unsinn: Schließlich gibt es eine Fülle von Untersuchungen, die nachweisen, dass bio besser schmeckt. Also ist die chemische Zusammensetzung gerade nicht identisch. Das weiß Frau Fedoroff vielleicht nicht, sie kommt ja aus Amerika und kennt sich hierzulande nicht so gut aus. So wie die Tierrechtlerin Melanie Joy, die behauptet: »Biofleisch ist eine PR-Antwort der Agrarindustrie auf das Unbehagen der Verbraucher.«

Eines stimmt natürlich: Am Ende müssen auch Bio-Tiere sterben, und da sind sie grundsätzlich dagegen, die Tierrechtler, etwa von Animal Rights Watch: »Nicht Bio-Tod, nicht Öko-Tod, sondern unversehrtes Leben ist das, was den Tieren zusteht.«

Und Peta meint: »Auch wenn sie vielleicht ein besseres Leben als ihre Artgenossen in der Intensivtierhaltung hatten, es wird ihnen dennoch vorzeitig und auf grausame Weise genommen.«

Und außerdem: Das »bessere Leben« ist oft gar nicht mehr so viel besser – wenn die »Intensivtierhaltung« auch im Bio-Bereich sich ausbreitet, wie die Bio-Kritiker von Peta bemängeln.

Da haben sie nicht ganz unrecht. Selbst wenn es noch die echten Bio-Höfe gibt, mit glücklichen Tieren – das öffentliche Bild wird zunehmend dominiert durch die Bio-Tierfabriken, die Massenware liefern für die Supermärkte, die Food-Konzerne, auch die Babynahrungsfirmen. Die Firmen aus dem Fernsehbericht zum Beispiel, über die sich die Hipp-Kundin so empört hatte.

Es waren, zum Beispiel, die Bio-Putenfabriken der Brüder Tiemann in einem Ort namens Bresegard bei Picher, 90 Kilometer von der Ostsee, zwischen Hamburg und Berlin. Die Puten-Produktionsanlagen von Andreas Tiemann liegen ein Stückchen außerhalb des Ortes, direkt an der Straße links, drei riesige Hallen, mit den üblichen Silos fürs Futter; ein paar Lkw-Anhänger stehen auf dem Gelände und die üblichen Berge von Futtervorräten unter schwarzen Planen.

Markus Tiemann hat seine Anlage in einem kleinen Industriegebiet errichtet, am Rande des Ortes. Auch hier die großen Haufen mit Futter unter Planen. Dahinter die Hallen. Und an einem Zaun ein paar Schilder:

»Naturlandbetrieb Viola Tiemann«
»Andreas Bio-Geflügelhöfe GmbH«
»Markus Bio-Geflügelhöfe GmbH«

Und noch eines:

»Bio-Hähnchenmast Bresegard GmbH«

Dort sind auch ein paar Puten zu sehen, und ein paar Hühner. Der Zutritt zu den Hallen ist natürlich verboten. Wie viele Tiere da zusammengepfercht werden, ist daher schwer abzuschätzen. Aber: Es sind mehr als auf einem idyllischen kleinen Bauernhof. Das zeigt ein Dokument der zuständigen Landesregierung, Landtagsdrucksache 6/2816, vom 24.04.2014. Allein die Bio-Hähnchenmast Bresegard GmbH hat demnach Platz für 39 990 Hühner, die »Naturland Viola Tiemann Hähnchenmastanlage« hat 32 000 Plätze, eine weitere »Legehennenanlage« in 17209 Karbow hat 19 900 Plätze.

Ostdeutschland ist das Eldorado der Massentierhalter, und es ist auch ein Paradies für Fabrik-Bio. Der »Bio-Geflügelhof Müritz« zum Beispiel hat an vier Standorten Ställe für insgesamt 120 000 Legehennen, weitere Bio-»Anlagen« gibt es in Orten wie Lupendorf, Wredenhagen, Wildkuhl, Krümmel, Lärz und Kieve – mit 20 000, 30 000, 40 000 Tieren.

Auch die moderne Bio-Massentierhaltung sprengt bisherige Maßstäbe; in ein Dorf würden solche Agrarfabriken gar nicht passen. Es ist die Sorte Landwirtschaft, die weithin ohne Menschen auskommt und wo das Tier mit Tausenden seiner Artgenossen zusammen in riesigen Hallen lebt. Ab und an kommt ein Angestellter im Lieferwagen und sieht mal nach dem Rechten; nach ein paar Wochen geht's dann ab in die Schlachtfabrik, und danach in den Supermarkt oder noch weiter: auf den Weltmarkt.

Bio kennt keine Grenzen mehr, bio ist Big Business geworden. Das hat niemand so richtig gemerkt, es gibt ja auch keine Kennzeichnungspflicht für Konzern-Bio, und die Akteure halten gern noch an den idyllischen Bildchen fest, auf den Packungen, in der Werbung, das wirkt ja auch verkaufsfördernd, öffnet das Portemonnaie. So machen das ja alle in der Branche, und bio bildet da immer weniger eine Ausnahme. So hat sich, neben der Welt der echten Bio-Lebensmittel mit Äpfeln, Birnen, Champignons, auch eine industrielle Bio-Parallelwelt ausgebreitet, mit Tütensuppen, Pulver-Kartoffelpüree, Brühwürfeln. Und auch in dieser Bio-Parallelwelt gibt es Konzerne wie die Maggis, Knorrs und Dr. Oetkers; sie heißen zum Beispiel Allos (Honig), Tartex (Brotaufstriche) oder Dr. Ritter (Müsli) – und gehören zu einer niederländischen Aktiengesellschaft namens Wessanen mit Sitz in Amsterdam.

Die Konzernbildung schreitet voran: Die Bio-Tütensuppenfirma Natur Compagnie und der Pulversaucenproduzent Erntesegen wurden von der Schweizer Aktiengesellschaft Hügli übernommen, und auch die ganz Großen aus der Tierindustrie machen auf bio. Schon übernahm der größte deutsche Molkereikonzern, das milliardenschwere Deutsche Milchkontor mit 26 Standorten, den Bio-Babykosthersteller Sunval. Der französische Käsekonzern Savencia, vormals Bongrain, mit einer ganzen Markenpalette von »Geramont« und »Le Tartare« bis »Bresso« und »Milkana«, beteiligt sich an den Bio-Molkereien Scheitz und Söbbeke. Und die Schweizer Molkerei Emmi ging eine »strategische Partnerschaft« mit der Gläsernen Molkerei im brandenburgischen Münchehofe ein.

Und dann gibt es noch Arla. Arla ist bio in ganz, ganz Groß: Der skandinavische Milchriese (Jahresumsatz: 10,5 Milliarden Euro) hat 2014 weltweit die unglaubliche Menge von 25 Milliarden Gläsern Milch verkauft, also 6,3 Milliarden Liter, und das war nur die Trinkmilch, insgesamt, inklusive anderer Milchprodukte wie Butter und Käse, haben sie 11 Milliarden Liter verarbeitet, in zwölf Ländern, auch fern der Heimat, von Afrika bis Asien. Und jetzt exportiert der dänisch-schwedische Konzern auch noch Allgäuer Bio-H-Milch nach China. »Wir wollen als das Molkereiunternehmen wahrgenommen werden, das am meisten für die Verbreitung der Bio-Idee in Europa tut«, verkündet der Milchmulti.

Bio-Puristen würden sagen: für den Verrat an der Bio-Idee. Bio-H-Milch für China – das ist natürlich in den Augen der Kritiker der pure Hohn. Totmilch ans andere Ende der Welt zu karren, das hat weder mit Regionalität noch mit Natur zu tun. Aber: Es bringt Profit. Und es zeigt, dass der Trend zu Konzern-Bio, gar zur Globalisierung, sehr viel mit nachlassender Qualität und auch mit schwindendem Gesundheitswert der Produkte zu tun hat.

So ist das auch bei den »Bio«-Puten aus dem Fernsehen. Auch sie sind Objekte der Profitsucht, logisch. Es sind auch ganz andere Puten als jene, die die Natur schuf. Es sind ja auch keine kleinen Bauernfamilien, die hier agieren, sondern bewährte Big Player aus der Tierindustrie.

Die Familie Tiemann, beispielsweise, die da im Ort Bresegard bei Picher produziert. Vater Heinrich war einst im Käfigeier-Business tätig. Unter dem Dach der Firma »Heidegold«, einem der großen Hühnerkonzerne in Deutschland, wurde er dann mit der Marke »Wiesengold« zum größten Bio-Eiervermarkter, verkaufte 150 Millionen Eier im Jahr, für Edeka, Kaiser's, tegut – bis dann die Tierschützer kamen, Animal Rights Watch und Peta, und nachts die Ställe filmten. Heraus kamen Schockvideos mit zerzausten, sterbenden und toten Tieren. Und das bei bio! Das war dann der Anfang vom Ende von »Wiesengold«.

Die Staatsanwälte nahmen die Ermittlungen auf, zeichneten komplizierte Schaubilder von den Eigentumsverhältnissen. Dabei stellte sich heraus: Hinter »Wiesengold« steckten die ganz Großen der deutschen Eierindustrie: sogar die Firma »Deutsche Frühstücksei«, die einst das Quäl-Imperium des Horror-Hühnerhalters Anton Pohlmann übernommen hatte. Sie hält sich verständlicherweise eher im Hintergrund, besaß aber in Wahrheit die Mehrheit an »Wiesengold« und hat sich, wiederum ganz diskret, auch an anderen Biofirmen beteiligt, wie etwa an Tiemanns Bio-Freiland GmbH in 27211 Bassum.

»Wenige Familien beherrschen die Szene«, urteilte der Bund für Umwelt- und Naturschutz Deutschland (BUND) schon 1998 in einer Studie über die »Agrarindustrie in Deutschland«. So ist es geblieben. Und: Jetzt machen sie auch in bio.

Wie Friedrich (»Fritz«) Behrens, der damals zusammen mit Richard Hennenberg, einem von Petas Lieblingsfeinden, und den Nachfolgern des Hühnerquälers Pohlmann die Firma Heidegold groß gemacht hat. Er ist jetzt einer von den ganz großen Bio-Hühnerbaronen. Seine Firma in der ehemaligen DDR heißt: Fürstenhof. Genauer: »Erzeugerzusammenschluss Fürstenhof«. Das Dorf hat sogar ein eigenes gelbes Ortsschild, es gehört zur Gemeinde 17179 Finkenthal.

Klar, dass das auch wieder bio im Großformat ist: 80 Millionen Eier liefern die 350 000 Hennen der 14 Fürstenhof-Betriebe in Mecklenburg-Vorpommern und Brandenburg mit ihren 4000 Hektar pro Jahr.

Hoch ragen die Silos auf, drei nebeneinander, es sieht ein bisschen aus wie im Mittleren Westen der USA. Auf dem Hof vor den Hallen stehen Männer und rauchen, drinnen, an der Tür zu dem Zimmer, in dem sie Pause machen, hängt ein Schild, zweisprachig:

> »Bitte die Tür schließen!
> Prosze drzwi zamknac!«

Alles wirkt ein bisschen wie eine Bauunternehmung mit polnischen Mitarbeitern. Es ist: das Mischfutterwerk von Behrens' Bio-Betrieben.

An dem Gebäude, schon von der Straße aus ist es zu sehen, steht in übermannsgroßen Lettern: »BIO Hofladen«. Der »Hofladen« ist gerade geschlossen, wie meistens. Die Öffnungszeiten:

Dienstag und Donnerstag
14:30 Uhr bis 17:00 Uhr

Er ist auch irgendwie mehr Deko, weil ein Hofladen bei bio halt dazugehört. »Das ist Hobby«, sagt denn auch Behrens. Also eher ein Image-Ding.

Ein Stück weiter: das »Schloss«, wie die Arbeiter im Mischfutterwerk sagen. Es ist schließlich Junkerland hier. Großgrundbesitz seit ewigen Zeiten, kurz unterbrochen während der Ära der Kollektivbetriebe und der »Kombinate Industrielle Mast«. Die neuen Junker machen jetzt in bio. Das »Schloss« aber ist eher ein kleines Gutshaus, schön im Grünen gelegen, eine kopfsteingepflasterte Allee führt zu dem Backsteingebäude, eine Treppe hinauf zur zweiflügeligen Tür. Hier wohnt der Chef.

Die Fürstenhof-Betriebe liefern laut Behrens »einen Großteil« aller deutschen Bio-Eier – für die Bio-Supermarktkette Alnatura, aber auch für Rewe und Edeka. »Eier, die bis 13 Uhr gelegt werden, sind um 15 Uhr verpackt und in der Nacht in den Zentrallagern«, sagt Behrens. »Ich glaube, es gibt niemanden, der Eier frischer in den Handel bringt.«

Nur manchmal, da ist Schluss mit bio. Wie Ende 2014: Damals wurde ihnen der Bio-Status aberkannt – für vier Wochen. Anfang Januar 2015 durften sie dann weitermachen. Im Futter waren das Fungizid Metalaxyl und das Insektizid Thiamethoxam gefunden worden. Das Problemfutter war aus der Ukraine gekommen, 4000 Tonnen insgesamt, über einen holländischen Händler namens Doens Food, teilweise an die Fürstenhof-Leute vermittelt durch einen niedersächsischen Makler.

Das sind die ganz normalen Wege im Tier-Business. Und

auch die Praktiken ähneln jenen der ganz normalen Hühnerbarone. So hatte ein Fürstenhof-Betrieb 9000 Hennen mehr in die Ställe gequetscht als beantragt. Wiederholt ermittelte die Staatsanwaltschaft Rostock, weil Legehennen zu wenig Auslauf hatten. Doch Geschäftsführer Behrens ist sich trotz zahlreicher Vorwürfe keiner Schuld bewusst: »Wir haben nichts falsch gemacht.«

Nur das, was in dieser Szene alle machen. Es sind schließlich die normalen Geschäftspraktiken in der Tierindustrie, da gehört der Staatsanwalt fast schon zur Betriebsfamilie. Sie nennen es Professionalisierung, in Wahrheit ist es die Annäherung zwischen den Sphären bio und nichtbio, inklusive der Grauzone zwischen legal und illegal.

Bio-Betrug im engeren Sinne, plump wie früher, ist das längst nicht mehr. Damals waren es die Bio-Bewegten, die plötzlich in Massen liefern mussten, weil die Nachfrage durch die Decke ging. Und die sich dann einfach irgendwo die Ware besorgten. Wie Berthold Franzsander, der sogar das Münchner Oktoberfest mit »Bio«-Hendln belieferte: Er war ein Pionier, ein Star der Bio-Szene, einst Deutschlands größter Bio-Putenmäster. Er hatte von 2005 bis 2008 seinen Bio-Tieren konventionelles Nichtbio-Futter in den Trog gekippt oder sogar kurzerhand konventionelles Fleisch als teure Bio-Ware verkauft und sich so in 72 Fällen insgesamt 1,3 Millionen Euro erschlichen. Anfang 2009 war der Skandal aufgeflogen. Wegen Betrugs verurteilte ihn das Landgericht Paderborn zu 22 Monaten Haft auf Bewährung, zudem musste er 300 Stunden Sozialarbeit leisten.

Oder Werner Langfeld, auch so ein Bio-Pionier, der sogar einen eigenen Schlachthof besaß – der ihm dann allerdings zum Verhängnis wurde. Um ihn auszulasten und die Nachfrage zu decken, brauchte Langfeld 100 000 Hühner im Jahr. Nach den Regeln seines »Neuland«-Verbandes, der zwischen bio und konventionell liegt, wären dafür mindestens drei Bauern als Lieferanten nötig gewesen. Es gab aber in ganz Norddeutschland nur einen: Werner Langfeld aus Wietzen im Landkreis Nienburg an der Weser.

Und der sagte: »Es war jedem bekannt und bewusst, dass das absolut nicht gehen kann.« Aber alle sagten nur: »Werner, du hast ein Schlachthaus gebaut, das muss ausgelastet werden, sieh zu, wo du Mäster herkriegst.« Er hat dann eben auch Geflügel an Neuland verkauft, das nie auf seinem Hof gelebt hat oder nur ganz kurz. Die Staatsanwaltschaft im niedersächsischen Oldenburg leitete ein Ermittlungsverfahren ein.

Eckehard Niemann von der Arbeitsgemeinschaft bäuerliche Landwirtschaft (AbL) sieht aber mildernde Umstände – und verweist auf die Sachzwänge im System: »Die Schuld liegt sicher nicht nur bei demjenigen, der betrogen hat, sondern auch in den Strukturen, die das nicht hinterfragt und vielleicht leichtfertig, wenn nicht vorsätzlich in Kauf genommen haben.«

Also: Wer bei bio Gigantismus fördert, bekommt Massenware statt Naturkost. Und allzu viel Nähe zu den vorherrschenden Strukturen beschleunigt diesen Prozess. Am deutlichsten wird das in der Putenproduktion. Da scheint es fast, als seien die Puten ein bisschen mit schuld, wenn es zu Betrügereien kommt.

So sah das wohl der tief gefallene Bio-Pionier Franzsander. Die kleinen, offenbar bockigen Puten hätten plötzlich die hauseigene Bio-Futtermischung verweigert. Er habe den Putenküken dann normales, konventionelles Futter gegeben, weil er sich nicht mehr zu helfen wusste. Die Puten, so Franzsander, seien »sehr sensibel, und sobald es zu Problemen kommt, muss man schnell handeln, sonst nehmen sie überhaupt kein Futter mehr auf«.

Das klingt jetzt ein wenig divenhaft. Eingebildete Pute. Dabei kann die Pute natürlich auch nichts dafür, dass sie so geworden ist. Auch sie ist ein Opfer des Systems. Sie wurde ja erst zu dem gemacht, was sie ist. Die moderne Pute ist vielleicht der Inbegriff des Hochleistungssystems – und bewegt sich in größtmöglicher Entfernung zu dem, was »Natur«-Kost sein sollte. Denn die moderne Pute ist gar kein Naturwesen mehr: Sie wurde gezielt hergestellt, konstruiert für ein Turbo-Leben, ein Hightechwesen, hochgezüchtet wie ein Formel-1-Rennwagen, designt für die medizingestützten Mastfabriken der Massentierhalter.

Zum Einsatz kommt zumeist ein High-End-Wesen namens B.U.T. BiG 6. Klingt wie Science-Fiction, ist aber längst Wirklichkeit. B.U.T., das steht für »British United Turkeys«, das ist eine britische Putenfabrik, die zum Weltreich der Wiesenhof-Dynastie Wesjohann gehört.

Bei so einem Designervieh geht es nur um eines: größtmöglichen Gewinn in kürzestmöglicher Zeit. In nur 22 Wochen schießt das Gewicht unglaublich in die Höhe, von 50 Gramm bei der Geburt auf das 400-Fache zum Schlachtzeitpunkt. Zunahme pro Tag: 129 Gramm. Mehr als das Doppelte des anfänglichen Körpergewichts. Das wäre etwa so, als würde ein turbo-wachstumsoptimiertes Baby mit einem Geburtsgewicht von 3,6 Kilo nach weniger als einem halben Jahr mehr als eine Tonne wiegen (genauer: 1440 Kilogramm). Es müsste sich dafür an die zehn Kilo am Tag anfressen. Das würde so einem Baby nicht guttun, keine Frage. Und es tut auch der Pute nicht gut.

Das hat die Tierärztin Olga Ermakow, die jetzt bei der Lebensmittelüberwachung im mecklenburgischen Landkreis Ludwigslust-Parchim arbeitet, in ihrer Dissertation festgestellt, nachdem sie die Fleischuntersuchungsbefunde von 300 000 Öko-Puten mit denen von 255 000 konventionell gehaltenen Artgenossen verglichen hatte. Ihr Fazit: »In der Öko-Haltung traten grundsätzlich die gleichen Gesundheitsprobleme wie in der konventionellen Haltung auf.« Ursache: der »Einsatz nicht geeigneter Rassen« wie der Turbo-Pute Big 6. »Bei der Zuchtlinie B.U.T. BiG 6 sind viele Tiere nach 13 Wochen nicht mehr in der Lage, sich ungehindert fortzubewegen.« Sie müssen aber beinahe noch mal so lange leben.

Vor allem ihr Daseinszweck, die Putenbrust, wird zur Belastung: »Der hohe Brustmuskelanteil«, der etwa 30 Prozent des Körpergewichts ausmacht, »verschlechtert die Beweglichkeit« der Tiere, es entwickeln sich »statische Probleme«. So wird der Körperschwerpunkt »nach vorne und unten verlagert«, das Tier droht zu kippen, und das geht auf die Hüften, verursacht zudem »Gelenk- und Knochendeformationen«.

Zudem müssen die Turbo-Tiere ständig mit optimiertem Superfutter vollgestopft werden, weil sie, auf rasante Gewichtszunahme programmiert, sonst verhungern. Nur: In der Natur gibt es solche Nahrung nicht.

So brauchen die Designerputen konstruktionsbedingt schon zu Beginn ihres Lebens sehr viel von der Aminosäure Methionin. Dieser Bedarf lässt sich auf natürlichem Wege, etwa über eiweißhaltige Pflanzen, nicht decken. In den normalen Tierfabriken wird daher synthetisch hergestelltes Methionin zugefüttert – was bei Öko-Tieren aber nicht erlaubt ist. Das heißt: Das arme Tier ist ständig halb verhungert.

Und zudem gesundheitlich angeschlagen: Wie bei den anderen Massentierhaltern stellen die sogenannten Faktorenkrankheiten, die aufgrund der beengten Lebensumstände in den vollgestopften Ställen entstehen, ein »Hauptproblem der ökologischen Tierhaltung« dar. Bei der konventionellen Konkurrenz ist das natürlich auch nicht anders – aber die können mit der chemischen Keule dagegenhalten: Über 90 Prozent der Puten erhalten daher während der Mast Antibiotika. Die Bio-Geflügelbarone haben diese Möglichkeit nicht – also haben sie noch mehr mit Krankheiten zu kämpfen.

Die Misere ist – menschengemacht: durch die Zucht auf »Leistungssteigerung«. Sie stelle »hohe Anforderungen an den Organismus«, sagt Tierärztin Ermakow, denen dieser oft leider nicht gewachsen ist. Kurz: Sie haben die arme Pute krankgezüchtet.

So etwas ist eigentlich untersagt. Genau genommen sind daher alle Puten in Deutschland – illegal. Sie sind das Ergebnis von »Qualzucht« und mithin nach Paragraph 11b des Tierschutzgesetzes verboten, meint Reinhild Benning vom Bund für Umwelt- und Naturschutz Deutschland (BUND): »Bei diesen Tieren ist das Leid durch die Zucht vorprogrammiert.« Und das sei »nicht vereinbar mit dem Tierschutz in unserem Grundgesetz«. Der BUND fordert daher ein Verbot von BiG 6 und ähnlichen Rassen, weil »selbst verbesserte Haltungsbedingungen zuchtbedingte negative Auswirkungen auf Verhalten und Gesundheit der Tiere kaum auffangen können«.

Doch deutsche Strafverfolger sind nur eingeschränkt in der Lage, hier gegen die Qualzüchter vorzugehen: Denn die Zuchtkonzerne etwa aus der »Wiesenhof«-Dynastie Wesjohann operieren vorzugsweise außerhalb Deutschlands.

Was also tun? Wenn selbst in der »Naturkost«-Version der Pute praktisch kein Hauch Natur mehr drinsteckt?

Den Verbrauchern empfiehlt Benning, »derzeit auf Bio-Putenfleisch zu verzichten«. Also: Puten-Boykott. Und den Bioverbänden, »für einen bestimmten Zeitraum aus der Putenmast auszusteigen« und in dieser Zeit »nach alternativen Rassen und Vermarktungsmodellen zu suchen«. Sonst würden sich die Bio-Betriebe selbst schaden. »Solange sie mit Qualzuchtrassen und in agrarindustriellen Strukturen arbeiten, bleiben sie angreifbar. So lange wird es solche Zustände geben, die Bilder werden publik und die Verbraucher wenden sich ab.«

Wenn es bei der Zucht in erster Linie um Profit, schnelles Wachstum und Turbo-Gewichtszunahme geht, dann ist es natürlich logisch, dass der gesundheitliche Wert schwindet. Zum einen leide die Fleischqualität durch »zucht- und haltungsbedingte Krankheiten«, meint Tierärztin Ermakow. Und zum andern habe auch die »einseitige« Fixierung auf die Putenbrust »Auswirkungen auf die Fleischqualität«.

Die Pute verdankt ihren Erfolg ohnehin einer Ernährungsideologie, die sich als Irrweg herausgestellt hat: der Furcht vor dem Fett. Die Putenbrust ist der Inbegriff dieser Ideologie, die die Menschen nach Ansicht internationaler Experten allerdings nicht gesünder, sondern kränker gemacht hat. Eine Anfang 2015 im Fachmagazin *Open Heart* veröffentlichte Studie britischer Forscher um Zoe Harcombe zeigte erneut, dass Fettsparen Unsinn ist. Weil es schlicht »keine Beweise« dafür gebe, dass dies gesünder sei. Dariush Mozaffarian und David Ludwig von der Harvard-Universität konstatierten Mitte 2015: »Es gibt keine wissenschaftliche Basis dafür, die Fettzufuhr zu begrenzen.« Im Gegenteil, zu wenig Fett kann sogar schaden.

Eine mögliche Folge davon ist der sogenannte Kaninchenhunger (»Rabbit Starvation«), eine besondere Form der Mangelernährung. Der Begriff bezog sich ursprünglich auf die gesundheitlichen Probleme, die Nordamerikas Indianer bekamen, wenn sie bei der Jagd nur magere Kaninchen erlegten. Geprägt wurde er vom kanadischen Anthropologen und Polarforscher Vilhjálmur Stefánsson (1879–1962). Die Folgen sind laut Stefánsson: »Durchfall, Kopfschmerzen, Niedergeschlagenheit und vages Unwohlsein.« Und: unablässiger Hunger. Sogar ein vorzeitiger Tod sei möglich. Die amerikanischen Ureinwohner wussten um die Gefahren des mageren Fleisches und wichen, wann immer möglich, auf Fetthaltiges aus.

Im 21. Jahrhundert aber gilt das Magere weiterhin als Maß, die Pute daher als die Gute – und erfreut sich wachsenden Zuspruchs: 1972 aß jeder Deutsche nur 0,6 Kilo Pute im Jahr, bis 2007 lag der Pro-Kopf-Verbrauch beim Zehnfachen: 6,1 Kilo. Dabei erhöht jedes vermeintlich gesunde magere Putenschnitzel in der Kantine, jeder Putenstreifen neben dem Salat die Proteinbelastung – und so die damit einhergehenden Gesundheitsrisiken.

Bei der modernen Pute kommen natürlich noch die Folgen von Turbo-Zucht und Massenhaltung hinzu: Antibiotika-resistente Keime.

Anfang 2015 etwa fand der Bund für Umwelt- und Naturschutz in 50 von 57 Proben MRSA-Keime und ESBL produzierende Bakterien. Eine Quote von knapp 90 Prozent, bei Putenfleischproben von Aldi, Lidl, Netto, Penny. Bei *ÖKO-TEST* erhielten die Putenprodukte von Aldi, Real, Netto, Lidl, Kaufland und Wiesenhof die schlechteste Note: ungenügend, auch wegen Verschwiegenheit zu Arzneimittelpraktiken. Unter zwölf getesteten Produkten schnitten einzig zwei Anbieter von Bio-Putenfleisch mit »gut« ab: Sie kamen von Kaiser's Tengelmann und Alnatura. Nach dem Urteil der Öko-Tester ist die umstrittene Pute in der Bio-Version wenigstens einen Hauch besser. Dort würden auch keine Schnäbel gekappt, noch würden flächendeckend Antibiotika eingesetzt.

Aber ist Bio-Pute gesünder, fürs Baby zum Beispiel?

Pute bleibt Pute, und Babygläschen bleibt Babygläschen. Für Öko-Fachmann Niggli ist Babybrei aus dem Glas ohnehin problematisch: »Das ist sowieso die Frage, ob es wünschenswert ist, dass man tote Produkte herstellt. Bio fürs Baby, zum Beispiel: Der Brei aus dem Gläschen, den man verfüttert, ist ja oft älter als das Kind, das ihn bekommt. Das hat nichts mehr mit dem zu tun, was eine Mutter will, frische, natürliche Nahrung für ihr Kind.«

Naturnah verspeist, könne bio durchaus gesünder sein, meint Niggli: »Bio-Obst und Bio-Gemüse haben 20 bis 40 Prozent mehr sekundäre Pflanzenstoffe. Antioxidantien zum Beispiel senken das Krebsrisiko, weil sie freie Radikale im Körper binden. In Bio-Milch und Bio-Fleisch ist der Gehalt an wertvollen, mehrfach ungesättigten Fettsäuren bis zu 60 Prozent höher, weil Bio-Kühe Gras statt Getreide fressen.«

Vielen Bio-Tieren geht es auch besser. Den Schweinen zum Beispiel. So hat ein konventionell aufgezogenes Mastschwein höchstens 0,65 bis 1 Quadratmeter Platz. Die frühere nordrhein-westfälische Umweltministerin Bärbel Höhn vergleicht es gern mit einem Bett: »Sie müssen sich mal vorstellen, in einem Bett von einem mal zwei Metern liegen drei Schweine von je 110 Kilo. Ich finde, drei Schweine in einem Bett sind zu viel«, sagte sie in der Fernsehsendung *Hart aber fair*. »Zwei Schweine im Bett sind okay, sag ich immer.« Bei bio hat ein Schwein sogar das ganze Bett für sich allein – und noch ein bisschen Platz davor:

Insgesamt haben Bio-Schweine dreimal so viel Platz wie ihre konventionellen Artgenossen.

Dass es Bio-Schweinen besser geht, zeigt sich auch, wenn sie schließlich in den Schlachthof einlaufen. Nach einer Studie des Veterinärmediziners Professor Manfred Gareis von der Ludwig-Maximilians-Universität München aus dem Jahr 2015 waren praktisch alle Bio-Schweine gesund: 86 Prozent von ihnen zeigten jedenfalls keinerlei Deformationen an ihren Beingelenken, und auch bei den übrigen 14 Prozent waren nur »geringgradige Veränderungen« festzustellen. Bei »normalen« Schweinen hingegen waren fast alle krank: Bei ihnen hatten 90 Prozent Deformationen und Entzündungen an den Gelenken.

Besser auch: echte Bio-Eier. Bio-Hühner dürfen laut EU-Öko-Verordnung keine Farbstoffe bekommen. Und sie sind auch gesünder: »Bio-Eier enthalten mehr gesunde Fettsäuren«, meldete der Schweizer *Gesundheitstipp*. Die untersuchten Eier enthielten doppelt so viel Omega-3-Fette (0,2 Gramm pro 100 Gramm Ei) wie die konventionellen.

Ebenfalls besser: die Milch von Bio-Kühen – jedenfalls wenn sie auf die Weide dürfen. Wenn das Rind Gras frisst, enthalten die Milch und auch das Fleisch mehr von den gesunden Omega-3-Fettsäuren und auch von den CLA-Fetten, die sogar schlank machen sollen (siehe Hans-Ulrich Grimm: »Vom Verzehr wird abgeraten«). In der Schweiz erzeugte Bio-Milch ist fast zu 100 Prozent Grünlandmilch. Bio-Kälber dürfen zumindest die ersten zwölf Wochen richtige Milch trinken, manche sogar die ihrer Mutter.

Am besten geht es unseren Mitgeschöpfen natürlich beim Premium-Bioverband Demeter. Die Welttierschutz-gesellschaft hat die Demeter-Milch auf den ersten Platz gesetzt – wegen der Haltungsbedingungen der Milchkühe. Die Kühe dürfen dort sogar ihre Hörner behalten. Bei Demeter sind auch nur 3000 eierlegende Hühner unter einem Dach erlaubt. Und: Hähne müssen dabei sein. Bei Mastgeflügel dürfen maximal 16 Kilo Hühner pro Quadratmeter leben – weniger als die Hälfte des Üblichen.

In Bio-Böden tummeln sich mehr Regenwürmer, Milben, Springschwänze. Selbst Fische in Bio-Aquakulturen haben mehr Platz. Sogar den Bienen geht es besser: Und so ist es bei den Bioverbänden verboten, den Königinnen die Flügel zu stutzen.

Je weiter sich aber die Naturkost von der Natur entfernt, desto ungesünder wird sie. Wenn Kühe nicht artgerecht gefüttert werden, mit Heu und Gras, dann sinkt auch bei Bio-Milch der Gehalt an gesunden Fettsäuren. Und die Gefahr für Krankheitserreger steigt. So wurden in Öko-Würsten von Chiemgauer Naturfleisch schon bestimmte aggressive EHEC-Keime nachgewiesen, die massenhaft entstehen, wenn Rinder getreidehaltiges Kraftfutter bekommen statt Gras.

Mitunter finden sich auf Bio-Fleischproben sogar mehr Bakterien. *Campylobacter* zum Beispiel. Nach einer Untersuchung der Technischen Universität von Dänemark hatte bei Bio-Hähnchen jedes zweite *Campylobacter* im Leib, bei den konventionellen nur jedes fünfte.

Solche Meldungen schockieren natürlich die Branche. Der Bio-Lobbyverband für ökologische Lebensmittel (BÖLW) rechtfertigte sich: Das liege daran, dass die Bio-Hühner häufiger ins Freie dürften. Dabei müsse leider »in Kauf genommen werden, dass Geflügel natürlichen Einflüssen« und damit auch »natürlichen Keimen« ausgesetzt wird.

Was der Lobbyverband nicht sagte: Es kommt auch darauf an, wie viele Tiere man zusammensperrt. Und je mehr es sind, desto *Campylobacter*. Denn die Belastung mit Krankheitserregern ist umso höher, je mehr Tiere auf engem Raum leben. »Wir müssen uns damit ehrlich auseinandersetzen, dass es eben nicht dasselbe ist, ob man in einer Herde fünfzig Tiere hat oder fünftausend«, sagt Alexander Friedrich, Leiter der Abteilung für Mikrobiologie und Krankenhaushygiene des Universitätsklinikums im niederländischen Groningen.

Das heißt: Je größer der Bio-Betrieb ist, desto größer sind die Gesundheitsprobleme. Grundsätzlich aber – zumal in kleineren Betrieben – gibt es bei öko weniger Antibiotika und auch weniger resistente Keime. Das ergaben zwei Langzeitstudien der FU Berlin und der TU München.

Der Trend aber geht auch bei bio zur Massenproduktion. Wie im konventionellen Bereich dominieren inzwischen auch im Bio-Segment agrarindustrielle Strukturen, sagt Walter Höhne, Vorstandsvorsitzender der Biohennen AG, einer Erzeugergemeinschaft von 27 Familienbetrieben. Er und seine Gesinnungsgenossen kritisieren den Trend zu Massen-Bio und haben jetzt die Interessengemeinschaft bäuerliche Geflügelhaltung (IBG) gegründet. Sie fordert die Bioverbände auf, die Industriebetriebe auszuschließen – und die Supermarktketten, zu unterscheiden zwischen Bauern-Bio und Big Bio und so den Käufern die Wahl zu ermöglichen.

Von den rund drei Millionen Legehennen, die in Deutschland nach EG-Öko-Verordnung gehalten werden, konzentrieren sich mittlerweile 60 Prozent allein auf zwei Firmen. Die Branche sei selbst schuld, meint Höhne: Die Richtlinien einiger Bioverbände seien »wirtschaftstauglich angepasst« worden. »Damit war die Massentierhaltung nach Verbandsrichtlinien geboren.«

Die Tierindustrie aber hat nicht nur die Öko-Bewegung gekapert. Sie ist jetzt auch schon auf hoher See unterwegs, fängt Fische – und sperrt sie in Käfige. Sogar den »König der Meere«, den Thunfisch, dem seine Beliebtheit zum Verhängnis zu werden droht.

9. Den Bach runter

Der Sushi-Boom und die Furcht vor dem Aussterben der Fische

Über einen Ausflug ans Meer, die Liebe zum Fisch –
und die Frage, ob es in Zukunft nur noch Quallen gibt /
Coole Drinks in der Bar, und kein Schlauchbootkämpfer
von Greenpeace in Sicht / Der König der Meere schwimmt
jetzt im Käfig / Schön gruselig: Würmer im Sushi /
Auch Lachse haben Gefühle

Heutzutage ist er ja meist unsichtbar, versteckt in den Sushi, in kleinen Streifen: der Thunfisch. Wer ihm einmal ins Auge blicken will, muss den Neoprenanzug anlegen, die Taucherbrille aufsetzen und ins Wasser springen.

Butch hat das getan, eben kam er zurück an Bord. Er ist noch ganz nass, hat ein weißes Handtuch um die Hüften geschlungen. Wie groß er war, der Fisch? »Fifteen feet«, sagt Butch und strahlt: über vier Meter. So um die zwanzig von ihnen hat er bei seinem Tauchgang gesehen. Butch TerHaar ist Amerikaner, er kommt aus Michigan, hat ein Restaurant dort und organisiert auch Reisen für seine Gäste. Hier, in Spanien, kann er ihnen zeigen, wo heutzutage der Fisch fürs Sushi herkommt.

Dabei haben sie das Wesentliche natürlich gar nicht erfahren, bei dieser Sightseeing-Tour mit dem strahlend weißen Katamaran.

Es ist eine Ausfahrt ohne Zwischenfälle. Blau-silbern
glitzert das Meer. Anfangs waren die Fischerboote noch zu
sehen im Hafen von L'Almetlla de Mar, eininhalb Auto-
stunden südlich von Barcelona, die kleinen, mit Außenbor-
der, und die großen 50-Meter-Trawler.

Der Kapitän sitzt die ganze Zeit lässig am Steuer. Nach
knapp einer halben Stunde stoppt er die Maschinen: An
Steuerbord sind jetzt die Bassins zu sehen, kreisrund, vielleicht 50 Meter im Durchmesser, umgrenzt von Röhren,
darauf gelbe Bälle, aufgereiht wie Perlenketten; das Schiff
macht daran fest. Möwen schwärmen krächzend herum.
Die Touristen legen die Taucheranzüge an und springen
ins Wasser. Zuvor, in der Bar des Katamarans, hatten sie
ein Video gesehen, über den Thunfisch, genauer: den Roten Thun, auch Blauflossen-Thunfisch genannt, englisch:
»Bluefin Tuna«. Er braucht viel Energie, erzählen sie im
Video, um seinen Körper zu bewegen wie ein Torpedo. Er
kann über tausend Meter tief tauchen. Er frisst kleinere Fische wie Makrelen, Seehechte, Sardellen. Bei seinen An-
griffen kann er bis zu 80 Stundenkilometer schnell werden.
Man nennt ihn den »König der Meere«.

Jetzt sitzt der König im Käfig, er wird gefüttert und muss
sich sogar noch von Touristen im Taucheranzug begaffen
lassen. Und keine Schlauchbootkämpfer von Greenpeace
fahren dazwischen.

Sie hatten sich vor einigen Jahren schon eine blutige
Nase geholt, als sie protestiert hatten gegen diese Thunfischfarmen, die sich immer mehr ausbreiten im Mittelmeer. Die Aktivisten wollten damals die Fische befreien,
waren dann aber in eine kleine Seeschlacht geraten, mit Fischern, und mussten abdrehen. Zwei ihrer Schlauchboote
wurden versenkt.

Hier an Bord, in der Bar mit den weißen Sitzen und blauen Tischen, herrscht gelöste Stimmung unter den Touristen in kurzen Hosen und Polohemd. Der Barkeeper trägt Sonnenbrille und das blaue »Tuna Tour«-T-Shirt. Es gibt Cola, Säfte, Gin, Wein, auf einem Plastikbrettchen werden rechteckige Thunfisch-Scheiben mit Wasabi serviert, stilgerecht mit Stäbchen, wie in Tokio, wo der Fisch der Farmen zum Großteil verkauft wird. Zu schönen Preisen: Thun ist teuer, legendär ist jener, der 155,4 Millionen Yen (gut 1,3 Millionen Euro) gebracht hat, im Januar 2013. Er wog 222 Kilo.

Doch das alles kommt nicht vor auf der Tuna-Tour für 32 Euro die Nase, Kinder bis fünf Jahre umsonst. Es ist eine Art von Sightseeing, bei der die Touristen das Wesentliche gar nicht zu sehen bekommen. Zum Beispiel die Firma, die diesen schönen Ausflug organisiert hat, obwohl das gar nicht zu ihrem Kerngeschäft gehört.

Ihr Hauptquartier liegt auch nicht am Hafen, sondern weiter hinten im Landesinneren, jenseits der Autobahn, in einer Industriezone namens Poligon Industrial, einer ziemlich öden Gegend, auf die die Sonne brennt, inmitten von Brachland, mit vertrockneten Sträuchern, Gestrüpp, verdorrtem Gras.

Ein weißer Stahlzaun umgrenzt das Betriebsgelände. Lastwagen stehen auf dem Parkplatz, Lieferwagen, Gabelstapler kurven herum. Es sieht aus wie eine ganz normale industrielle Anlage, eine Fabrik mit schicker Fassade, Waschbeton, grünliches Glas, auch etwas Holz, darauf das Logo: BALFEGÓ GRUP. Manchmal fahren schicke dunkle BMWs vor: Business-Leute mit Anzug, Krawatte, weißem Hemd, Aktentasche. Sie melden sich an der Sprechanlage und verschwinden dann durch eine Tür im weißen Zaun.

Balfegó, das ist keine kleine Fischersfamilie, das ist Big
Business: ein Millionen-Unternehmen, geführt von zwei
Brüdern, mit Exporten in 24 Länder, bis Japan und Brasilien. Gefangen wird mit riesigen, von der Europäischen
Union subventionierten Schiffen, knapp 1400 Tonnen in
ein paar Tagen, Mengen, für die ein Fischer früher ein halbes Jahr gebraucht hat. Die Balfegó-Brüder gehören sozusagen zum maritimen Zweig der Tierindustrie, mit ihrer
Fangflotte, der Fabrik und den umstrittenen Mastanlagen
für den König der Meere gelten sie als Weltmarktführer
beim Roten Käfig-Thun.

Damit machen sie ihre Millionen. Die Tuna-Tour ist da
eher ein Nebenschauplatz, Blendwerk: die glitzernde mari-
time Show als Ablenkungsmanöver, damit Kritiker wie
Greenpeace nicht die Seehoheit gewinnen. Denn die fürchten, dass solche Geschäftsmodelle dem König der Meere
sozusagen den Todesstoß versetzen.

Dabei sollten die Fischfarmen ja eigentlich die Versorgung sichern, angesichts fortschreitender Überfischung der
Meere. Der Höhepunkt der weltweiten Fischerei war 1996
mit 86,4 Millionen Tonnen. Seither geht der Fang zurück.
Da erscheinen solche Fischfarmen eigentlich ganz sinnvoll,
schließlich gibt es so wieder mehr Fisch. Und der Erfolg
scheint der maritimen Tierindustrie tatsächlich recht zu geben. Die Menge von Fisch aus Farmen hat sich verdoppelt
in nur zwölf Jahren, von 32,4 Millionen im Jahr 2000 auf
66,6 Millionen Tonnen 2012.

Also wäre eigentlich alles in Butter auf dem Kutter.

Doch für Umweltorganisationen wie Greenpeace ist die-
se Form der Thunfischproduktion der »ökologische Super-
GAU«. Sogar die Welternährungsorganisation FAO sieht
Thunfischmast kritisch. Der Markt für die bedrohten Thun-

fischarten werde neu belebt. Zudem würden junge Thunfischchen gefangen. Und dann müssen die Farmfische natürlich gefüttert werden, mit Fischen. Wenn der »König
der Meere« also im Käfig sitzt, dann befördert das eine
Entwicklung, die dazu führt, dass es am Ende gar keine
Fische mehr gibt.

Das wäre nun besonders tragisch, denn es würde bedeu-
ten, dass uns auch dieser Zweig der Tierindustrie krank
macht, indem er uns genau jene Tiere nimmt, die eigentlich als die gesündesten gelten. Deshalb empfehlen ja die
Experten Fischverzehr mindestens zweimal die Woche. Als
Musterbeispiel gelten die Japaner – die Sushi-Weltmeister,
die Menschen mit der höchsten Lebenserwartung auf der
Welt.

Der Fisch soll vor all jenen Krankheiten schützen, für die
das rote Fleisch verantwortlich gemacht wird: vor Herzinfarkt, Diabetes, Alzheimer, auch vor Krebs. Fisch soll auch
ideal sein bei Kinderwunsch, denn er fördert die Sperma-
qualität: Das fanden Wissenschaftler um die Harvard-Er-
nährungsforscherin Myriam C. Afeiche in einer 2014 im
Journal of Nutrition veröffentlichten Studie heraus. Bei
den Spermaproben von 155 Männern wiesen die der Fisch-
esser die meisten und agilsten Spermien auf.

Sushi ist dabei eine besonders trickreiche Variante der
Fischverzehrsförderung. Der Fisch ist versteckt zwischen
Reis und Algenblatt: sehr clean, sieht nicht aus wie Fisch,
riecht nicht nach Fisch, ist akzeptabel auch für Leute, die
Fisch eigentlich nicht mögen. Die Tierindustrie macht das
Tier unsichtbar, eine bewährte Strategie der Absatzsteige-
rung; hat ja auch beim Hamburger prima geklappt: Die
Menschen müssen nicht daran denken, dass sie ein einst
lebendiges Wesen verspeisen, das getötet wurde.

Unterschwellig aber sind sie vielen eher suspekt: die Reisröllchen mit dem kalten rohen Fisch. Und die Presse verstärkt solche versteckten Ressentiments auch noch.

»Infarkt nach Sushi-Vergiftung?« So titelte die *Süddeutsche Zeitung*, als im Jahr 2012 der ehemalige Torwart Bernd Meier von 1860 München an einem Herzinfarkt starb – nach Sushi-Genuss. Der Internist Professor Fritz Schardt aus Würzburg verstärkte den Verdacht: »Ursächliche Zusammenhänge sind nicht auszuschließen.« Der Augsburger Oberstaatsanwalt Matthias Nickolai nahm sich der Sache an – und am Ende stellte sich heraus: Es war eine natürliche Todesursache. »Alle anderen Mutmaßungen haben sich nicht bewahrheitet«, sagte der Staatsanwalt nach Abschluss der Ermittlungen.

Dabei ist die Skepsis ganz vernünftig: Bei rohem Fisch haben Krankheitserreger leichtes Spiel. Dazu kommen die Schadstoffe aus dem Meer, Chemikalien, Quecksilber. Und manchmal gibt es noch ganz andere, mitunter gruselige Begleiterscheinungen.

In der Tat kann schon mangelhafte Hygiene bei so einem sensiblen Ding wie Sushi verhängnisvoll sein. So wurden im Jahre 2004 im amerikanischen Bundesstaat Nevada 130 Erkrankungsfälle registriert.

Ursache: gefährliche *E.-coli*-Erreger aufgrund schlechter Hygienepraktiken in Sushi-Restaurants. Auch S*taphylococcus aureus* gedeiht gern in den Reisröllchen. Oder: Salmonellen. Im Juli 2015 gab es in elf amerikanischen Bundesstaaten einen Ausbruch mit *Salmonella paratyphi B,* ausgelöst durch rohen Thunfisch in Sushi, 62 Menschen erkrankten.

316 Erkrankte hatte es drei Jahre zuvor gegeben bei einem Salmonellen-Ausbruch in 26 US-Bundesstaaten. Die

Agentur Moon Marine USA Corporation aus dem kalifornischen Cupertino rief freiwillig 27 Tonnen ihres Produkts »Nakaochi Scrape« zurück. Es enthielt von Thunfischknochen abgekratztes Fleisch, aus Indien importiert.

Bei einem Ausbruch Anfang 2015 im australischen Brisbane wurden 130 Sushi-Konsumenten krank, Dutzende mussten ins Hospital. So etwas kommt dort immer wieder vor. Nach einem Ausbruch mit 84 Erkrankten im Bundesstaat Victoria vermerkten die Behörden, es sei tragisch, wenn die Menschen glaubten, Sushi sei gesund, und hinterher würden sie krank.

Sushi-Restaurants fallen auch hierzulande regelmäßig bei Kontrollen auf, in manchen Jahren wird laut Angaben des Bundesamtes für Verbraucherschutz und Lebensmittelsicherheit (BVL) deutschlandweit die Hälfte der untersuchten Lokale beanstandet. In einem Asia-Lokal im Nürnberg beispielsweise gab es nicht einmal Seife und Einmalhandtücher an den Handwaschbecken, von Desinfektionsmittel gar nicht zu reden. Die Sushi-Station war nicht geputzt. »Das ist wirklich eine Schweinerei«, sagte Amtsrichter Matthias Biehler. Das Verfahren wurde dennoch eingestellt, gegen eine Zahlung von 2000 Euro durch die beiden chinesischen Wirtsleute.

Gleichwohl: Es sind eher vereinzelte Verfehlungen. Angesichts des weltweiten Sushi-Booms ist die Quote der akuten Erkrankungen vergleichsweise gering.

Das realere, aber langfristig eher relevante Risiko geht möglicherweise von einem Schwermetall aus. »Thunfisch-Sushi ist voller Quecksilber«, meldete die *Welt*. Das Schwermetall wird verantwortlich gemacht für Müdigkeit, Kopfschmerzen, Muskelzuckungen, Angstzustände, Merkschwäche. Bei einer chronischen Vergiftung können sich

Zähne lockern, Sehstörungen sind möglich. Sogar das Risiko einer Herzerkrankung steigt.

So hatten Freunde von Sushi und Seefisch nach einer Studie der US-Wissenschaftlerin Roxanne Karimi aus dem Jahr 2014 erhöhte Quecksilberwerte im Blut, auch wenn sie nur ein-, zweimal in der Woche davon aßen. Wenig Fisch, viel Metall: Bei einer Untersuchung von rohem Thunfisch aus Sushi-Röllchen in den USA stellten Wissenschaftler bedenklich hohe Quecksilber-Konzentrationen fest. Bei manchen Proben überstiegen sie die Grenzwerte um mehr als das Dreifache, so die Studie, die im britischen Fachjournal *Biology Letters* veröffentlicht wurde.

Bei einer Untersuchung im Auftrag der *New York Times* ergaben sich bei Testkäufen in fünf von zwanzig Sushi-Läden in Manhattan so hohe Quecksilberwerte, dass die Behörden die belasteten Sushi hätten aus dem Verkehr ziehen müssen: »Ein Thunfischgericht mit so hohen Quecksilberwerten sollte man höchstens alle drei Wochen essen«, sagte Michael Gochfeld, Professor für Umweltmedizin an der Robert Wood Johnson Medical School in Piscataway im US-Bundesstaat New Jersey.

»Sushi – die rohe Wahrheit«, titelte die britische *Daily Mail*. Ausgerechnet das als gesund geltende Sushi enthalte einen regelrechten »Chemiecocktail«. Nicht nur Schwermetalle, sogar Pestizide, die die Intelligenz reduzieren, die Fruchtbarkeit einschränken und das Krebsrisiko erhöhen.

Auch staatliche Institute aus Belgien, den Niederlanden, Dänemark, Spanien und Portugal meldeten in einem 2015 veröffentlichten Report »wachsende Bedenken« am Fischverzehr an, wegen Kontamination mit Schadstoffen, Chemikalien, Plastikhormonen. Eine Datenbank (www.ecsafeseafooddbase.eu) gebe Auskunft.

»Wenn Sie Sushi öfter als zweimal im Jahr essen, erhöhen Sie Ihr Krebsrisiko«, meint Professor David Carpenter, Umweltmediziner an der Universität von Albany im US-Bundesstaat New York. Carpenter fand mit seinem Team aus Forschern verschiedener Universitäten gleich einen ganzen Cocktail von Giften, unter anderem in Lachs, vor allem aus Schottland. Die dortigen Lachsproduzenten protestierten sofort: Die Vorteile überwögen die Nachteile durch solche Gifte.

In Zuchtlachs aus Norwegen fand sich ein chemischer Stoff namens Endosulfan in so hoher Konzentration, dass vor dem Verzehr gewarnt werden musste. Das Nervengift, das die Fortpflanzungsfähigkeit beeinflusst und wahrscheinlich Krebs auslöst, ist in der EU verboten. Doch Norwegens Lachsbranche verabreicht vorwiegend Fischnahrung aus Lateinamerika, und dort ist Endosulfan erlaubt, als Pestizid für die Futterpflanzen.

Norwegen hatte deshalb jahrelang versucht, die EU-Grenzwerte zu lockern. Mit Erfolg: Die EU-Kommission entschärfte schließlich den Endosulfan-Grenzwert und setzte die zulässige Menge gleich auf das Zehnfache herauf: von bislang 0,005 auf 0,05 Milligramm pro Kilo.

»Die Grenzwerte für den Gehalt von Endosulfan im Futter für den Lachs sind von großer ökonomischer Bedeutung für die Fischzuchtbranche«, gab die norwegische Lebensmittelbehörde Mattilsynet zu – und auch gleich Entwarnung. Mit Zuchtlachs käme bei normalen Verzehrmengen kein Mensch auf eine gesundheitlich problematische Tagesdosis von mehr als 0,006 Milligramm pro Kilo Körpergewicht. Zudem sei norwegischer Zuchtlachs weniger mit Schadstoffen belastet als Wildlachs, nach einem 2014 veröffentlichten Report.

Doch auch norwegische Wissenschaftler sind skeptisch.
Jérôme Ruzzin, Biologe an der Universität Bergen, fand
neben Endosulfan in Zuchtlachsfilets auch noch hohe Werte an Giften wie polychlorierten Biphenylen (PCB) und
dem berüchtigten Insektizid DDT – mögliche Ursachen
unter anderem für Übergewicht und Krankheiten wie Diabetes, weil sie die Körperfunktionen stören können.

Die Konsumenten sollten »zurückhaltend« sein, Schwan-
gere und Kinder möglichst wenig davon essen, rät auch
das norwegische Gesundheitsministerium: maximal zwei
Portionen in der Woche. Anne-Lise Birch Monsen von der
Universität Bergen geht noch einen Schritt weiter: »Ich
empfehle Schwangeren, Kindern und jungen Menschen
nicht, Farmlachs zu essen.« Es sei ungewiss, wie diese Gifte
auf sie wirkten. Sie würden mit Autismus, Hyperaktivität
und Aufmerksamkeitsschwäche sowie vermindertem Intel-
ligenzquotienten in Verbindung gebracht. Zudem könnten
sie »andere Organe sowie das Immunsystem und den Stoffwechsel angreifen«.

Das deutsche Bundesinstitut für Risikobewertung (BfR)
rät Schwangeren und Stillenden ebenfalls von Sushi und
Thunfisch ab. Das Schwermetall Quecksilber könne bei
Ungeborenen und Säuglingen zu Entwicklungsschäden im
Gehirn führen, da es die Blut-Hirn-Schranke und die Pla-
zenta passiert. Die Frauen sollten »wegen einer möglichen
höheren Schadstoffbelastung« bei Fisch generell Vorsicht
walten lassen, warnte eine weitere staatliche Behörde, das
deutsche Bundesforschungsinstitut für Ernährung und
Lebensmittel (Max Rubner-Institut, kurz MRI): neben
Thunfisch auch bei Heilbutt, Rotbarsch, Haifisch, Schwert-
fisch, Wildlachs aus der Ostsee sowie Aal. Weil bei Schwangeren »alle rohen Lebensmittel unter hygienischen Ge-

sichtspunkten als kritisch angesehen werden«, sollten sie zudem auf »Sushi, Sashimi und kaltgeräucherte Fischwaren verzichten«. Grund: das Risiko einer Infektion mit Listerien oder einer Übertragung von Nematoden – also Würmern.

Würmer im Sushi – das ist natürlich eine besonders gruselige Vorstellung. Aber, dies gleich zur Beruhigung: Diesem Risiko seien vor allem Menschen in anderen Teilen der Welt ausgesetzt, versichern jedenfalls die Experten hierzulande.

Berühmtester Fall war wohl jener Chinese, der zu viel Sashimi gegessen hatte. Er war wegen Bauchweh und Hautjucken im Volkskrankenhaus Nr. 8 in Kanton (chinesisch: Guangzhou) vorstellig geworden. Im Internet sind, auf Röntgenbildern seines Körpers, die Würmer zu besichtigen, eher kleine, vielleicht ein, zwei Zentimeter groß, aber sehr viele. »Fälle wie dieser haben aufgrund der steigenden Popularität von Sushi zugenommen«, schrieb die britische *Daily Mail*.

Weltweit seien 56 Millionen Menschen verwurmt und über eine Milliarde dem Risiko ausgesetzt, sich mit Würmern wie *Clonorchis sinensis* zu infizieren, ergab eine Studie der Pharmazeutin Professor Jennifer Keiser vom Schweizerischen Tropeninstitut in Basel. Die meisten Betroffenen, versichert sie, lebten in China und Vietnam. Die Gefährdung in Europa sei eher gering.

Doch es werden auch hierzulande mehr. In Europa und den USA stieg die Zahl der dokumentierten Fälle, so eine 2011 erschienene Studie der Schweizer Forscher. So wurde eine 43-jährige Frau in Edmonton, der Hauptstadt der kanadischen Provinz Alberta, in die Notaufnahme eingeliefert, mit Durchfall und Erbrechen. Diagnose: Magen-Darm-Grippe (»Gastroenteritis«). Die Episode klang ab, die Frau galt als geheilt, kam aber nach acht Wochen erneut, wieder wegen ungeklärten Durchfalls. Ansonsten war sie gesund. Sie wurde stationär aufgenommen, und bald kam die Ursache ans Licht: ein 75 Zentimeter langer Bandwurm namens *Diphyllobothrium latum*. Die Patientin bezeichnete sich als »normale Sushi-Konsumentin«.

Sogar in der Schweiz ist so ein Fall dokumentiert: Im Jahr 2008, bei einem fünfjährigen Jungen, der aus Japan stammt. Bei einem Heimataufenthalt in Fernost fanden die Ärzte einen Bandwurm, der offenbar auch recht reisefreudig ist. Sein Name: *Diphyllobothrium nihonkaiense*. Der stammt ebenfalls aus Asien, doch der Bub hatte ihn offenbar in der Schweiz aufgenommen, vermutlich über importierten Lachs aus dem Pazifik. »Der Fall zeigt die Globalisierung von *D. nihonkaiense*«, meinten die japanischen Mediziner, bei denen der Kleine während seines Heimataufenthalts in Behandlung war.

Den gleichen Wurm hatte ein vierzigjähriger Japaner, der in Amerika behandelt wurde. Der Fall wurde im Jahr 2012 bekannt. Der Mann hatte wässrigen Durchfall und bemerkte eines Tages, dass ihm ein »ein Meter langes bandartiges Objekt aus dem Hintern hing«, so die amerikanisch-japanische Fallstudie aus dem *British Medical Journal*. Der Patient hatte jeden Tag kalten Lachs gegessen – ein Risikofaktor, meinte Autor Taro Shimizu.

Ähnliche Fälle wurden beobachtet in San Francisco und in Norwegen. So berichteten die Autoren Kurt Hanevik, John Olav Alvsvåg und Ketil Kvanum Sund 2014 in der *Tidsskrift for Den norske legeforening* von einer 25-jährigen Frau, die sechs Monate lang Durchfall hatte. Außerdem litt sie unter anhaltender und unerklärlicher Müdigkeit. Schuld waren: »kleine Trematodeneier«, die auf eine Infektion mit Würmern vom Typ *Heterophyes heterophyes* deuteten, offenbar eine Urlaubsbekanntschaft, denn die Frau war gerade aus den Ferien in Nordafrika heimgekehrt, in denen sie, so das Blatt, »zweimal Sushi gegessen hatte«.

Weiter mit Würmern: Zu den besonders illustren Exemplaren, die sich traditionell in rohem Fisch finden, gehört der Parasit *Anisakis simplex*. Er verbreitet eine Krankheit namens Anisakiasis. Sie ist äußerst selten, es werden nur wenige hundert Fälle im Jahr bekannt, 90 Prozent davon in Japan. Durch die wachsende Beliebtheit von Sushi und Sashimi rechnen die Experten allerdings auch in Amerika und Europa mit einer weiteren Verbreitung. *Anisakis simplex* kommt übrigens auch in Matjes vor.

Die Symptome: Bauchschmerzen, Schwindel, Übelkeit, Durchfall und Erbrechen. Schlimmstenfalls kommt es zu Komplikationen wie Darmverschluss oder Darmdurchbruch. Und: Der Wurm *Anisakis* kann, als einziger seiner Art, auch Allergien auslösen. Die europäische Lebensmittelsicherheitsagentur Efsa kam in einem Gutachten zu dem Schluss, es gebe »nach derzeitigem Kenntnisstand keine Meeresfischgründe«, die frei davon seien. Bei Heringen sind stolze 70 Prozent befallen, beim Farmfisch hingegen, etwa dem gezüchteten Atlantischen Lachs, sei das Risiko einer Infektion »vernachlässigbar«. Das immerhin klingt beruhigend.

Entwarnung kommt glücklicherweise auch von deutschen Fachleuten, etwa vom Chemischen und Veterinäruntersuchungsamt (CVUA) in Karlsruhe, das spezialisiert ist unter anderem auf Fische und ihre Risiken und Nebenwirkungen. In einem der Labors haben sie eine kleine Sammlung von solchen Würmern angelegt, in hübschen kleinen Gläsern. Gelblich und dünn wie eine Büroklammer schlängeln sich da die Wirbellosen.

Gleichwohl: Kein Sushi-Freund brauche sich davor zu fürchten, versichern die Karlsruher Experten – wenn die rohen Fische vorschriftsmäßig behandelt werden. »Dann kann eine gesundheitliche Gefährdung ausgeschlossen werden«, sagt der Chef der Abteilung tierische Lebensmittel, Martin Lohneis. Die Fische fürs Sushi müssten besondere Anforderungen erfüllen, etwa 24 Stunden lang bei minus 20 Grad tiefgefroren werden, dabei würden die Würmer abgetötet.

Entwarnung gibt auch die Ärztin Nancy Craig aus dem kanadischen Edmonton: Angesichts der vielen Sushi-Konsumenten in Nordamerika zeigten die einschlägigen Vorfälle, dass die Gegenmaßnahmen offenbar gut wirkten.

Womöglich wäre es sogar ungesünder, aus lauter Angst vor Würmern und Schadstoffen gar keinen Fisch mehr zu essen.

Schon warnen etwa Harvard-Wissenschaftler, der Verzicht auf Fisch aus Furcht vor Kontaminanten könnte den Leuten mehr schaden als das Gift in den Fischen: »Die Vermeidung von mäßigem Fischkonsum wegen der Konfusion um Vorteile und Nachteile könnte zu Tausenden von zusätzlichen Toten führen durch Herz-Kreislauf-Krankheiten und suboptimale Gehirnentwicklung bei Kleinkindern«, schrieb Dariush Mozaffarian im *Journal of the American Medical Association (JAMA)*.

Und an der Universität von British Columbia in Kanada fanden Wissenschaftler heraus, dass Babys von Müttern, die eher einen Bogen um Fisch machen, häufiger an einem Defizit von Omega-3-Fetten leiden. Dadurch sei deren Sehfähigkeit gemindert, auch die Gehirnentwicklung könne leiden.

Bei allen Risiken und Gruselmeldungen aus aller Welt

wäre es mithin am ungesündesten, wenn es gar keinen Fisch mehr gäbe. Aber genau diese Gefahr droht, jedenfalls nach Ansicht der Kritiker. Gerade der Sushi-Boom könnte dabei eine besondere Rolle spielen. Weil die Tierindustrie den Fisch vor dem Verzehr ja unsichtbar macht. Was wiederum die Verzehrbereitschaft steigert. Auf lange Sicht könnte das dazu führen, dass der Fisch, unbemerkt von den Essern, aus dem Meer verschwindet.

So sehen das jedenfalls die Leute von Greenpeace und verweisen auf den Klassiker unter den Tierprodukten ohne Gesicht: das Fischstäbchen. Auf einer Anzeige der Organisation ist es abgebildet, in Originalgröße, orangegolden. Daneben der Text: »WAS WAR DAS NOCH MAL FÜR EIN FISCH?« Antwort: »Schwer zu sagen. Und eigentlich auch egal, wenn es keine Fische mehr gibt.« Und darunter die Aufforderung: »Tragen Sie dazu bei, die dramatische Überfischung unserer Meere zu stoppen.«

Wenn der Fisch nicht sichtbar ist, wird es schwer, sich für sein Schicksal zu interessieren. Bei den Fischstäbchen ist das so, bei den Sushi sowieso, und mehr noch bei jenen seltsamen rötlichen Dingern, die es immer häufiger gibt, auch bei unserem »Lieblingsitaliener«, auf der Pizza, im Meeresfrüchtesalat: jene wertvoll anmutenden Meeresfrüchte, die eigentlich eher Früchte menschlichen Erfindergeistes sind.

Edel wirken sie und gut, rein optisch, von Form und Farbe her, erinnern sie irgendwie an Hummer. Das gehört wohl zu ihrem Erfolgsgeheimnis. Denn wertvoll ist daran eigentlich gar nichts. Es geht, wie stets in der industriellen Parallelwelt der Nahrung, in erster Linie darum, aus billigsten Rohstoffen möglichst teure Produkte herzustellen.

Beschiss? Nun ja. Zumindest sei »Vorsicht geboten beim

Kauf von Meeresfrüchten«, meinen die Fachleute vom
Chemischen und Veterinäruntersuchungsamt (CVUA)
Stuttgart: Denn es drohe »Verbrauchertäuschung«. Allzu
oft würde den Meeresfrüchten Surimi beigemischt, ohne
dass darauf hingewiesen wird.

Surimi? Das sind die seltsamen rötlichen Dinger, die aus-
sehen wie Hummer oder Langusten und so nach gar nichts
schmecken. Seit 1996 ist es in der Bundesrepublik Deutschland erlaubt, ein »Krebsfleischimitat aus Fischmuskeleiweiß
geformt (Surimi)« in Verkehr zu bringen, das »mit den
Zusatzstoffen Tetranatriumdiphosphat (E450iii), Penta-
natriumtriphosphat (E451i) und Cellulose (E460) hergestellt wird«. Nach den »Leitsätzen für Fische, Krebs- und
Weichtiere und Erzeugnisse daraus« des deutschen Lebens-
mittelbuchs müssen diese Produkte allerdings gekennzeichnet werden als »Surimi, Fischzubereitung aus Fischmuskeleiweiß geformt«. Und wenn damit wertvolle Krustentiere
nachgebildet werden, etwa eine Garnele, muss da stehen:
»Surimi, Garnelenimitat aus Fischmuskeleiweiß geformt«.

Steht da aber nicht, jedenfalls nicht in 50 Prozent aller
Fälle. So war es bei einer Untersuchung der Stuttgarter Le-
bensmittelprüfer: Von 18 Proben mussten neun »wegen
Irreführung beanstandet« werden, weil »nicht auf die Verwendung von Surimi hingewiesen wurde«.

Dabei ist das doch gerade der Witz, dass keiner weiß, wie
minderwertig das Zeug ist. Genau deswegen, weil der Verbraucher denkt, es sei besonders wertvoll, ist es ja so erfolgreich. Weltweit werden unglaubliche 800 000 Tonnen pro
Jahr hergestellt. Der größte Markt in Europa ist – ausgerechnet – das vermeintliche Feinschmeckerland Frankreich
mit knapp 60 000 Tonnen pro Jahr. Zweitgrößter Markt ist
Spanien mit 41 000 Tonnen.

Sogar in Afrika gibt es eine Surimi-Fabrik, an der Küste des Senegal. Auf einer Fläche von drei Hektar sollen jährlich bis zu 110 000 Tonnen Surimi hergestellt werden. Mit den einheimischen Fischern dort hat das 35-Millionen-Euro-Projekt natürlich nichts zu tun. Aufgebaut wird die Anlage vom russischen Fischverarbeiter Karelian Industrial Complex mit Hauptsitz in St. Petersburg. Investor ist der japanisch-europäische Investmentfonds Hermes-Sojitz Direct Investments aus Hongkong. Die Menschen im Senegal haben auch nichts davon: »Wir werden die meisten unserer Produkte exportieren«, sagt ein Sprecher: »Wir haben Lieferverträge mit Partnern in China, Japan, Zentralafrika und Europa.«

So ist das bei der Tierindustrie: Alles wird dort verkauft, wo es am meisten bringt. Und dafür wird das Meer vor Afrika ein bisschen leer gefischt, die Ausbeute etwas aufgewertet und dann woanders profitabel verhökert. In Afrika sind es die sogenannten grauen Fischarten, die in die Surimi-Fabrik kommen, etwa die Sardinelle. Lange Zeit war der Alaska Pollock die Basis des Surimi gewesen; seit es davon immer weniger gibt, treten andere Fische an seine Stelle. Zu Surimi verwandelt werden kann aber auch ein Meeresbewohner namens Krill, ein Leuchtkrebs. Auch Fischabfälle und selbst das Abwasser aus der Fischverarbeitung bieten sich als Grundstoff an. Das ist natürlich ein besonders einträgliches »Upgrading«, wie eine solche Hochstufung vom Abfall zum Hummerimitat in der Fachwelt genannt wird.

Der Vorteil liegt auf der Hand: Echte Krustentiere, Krabben etwa, kosten 30 bis 35 Dollar pro Pfund, Surimi nur 3 bis 4 Dollar. Klar, dass das besser ist für die Pizzeria oder den Sushi-Meister. Davor müssen sich die bisher ungenutzten und unterschätzten Meereswesen nur einer gewissen Verwandlung unterziehen. Erst muss der Kopf weg, dann die Gräten, die Innereien. Dann wird entwässert, gesäubert. Anschließend kommt alles durch eine Schraubenpresse, hinterher wird eine Prise Chemie zugegeben, diverse Phosphate, Sorbit. Oder auch Zucker.

Zusammengekleistert wird die Masse gern mit dem Alleskleber der Nahrungsindustrie: Transglutaminase. Das Enzym kann auch Fischreste zu Jakobsmuscheln veredeln, und aus Fleischabfällen wird damit ein »zusammengesetztes Steak«, wie Hersteller Ajinomoto stolz wirbt; das sieht dann aus wie Filet. Transglutaminase spielt auch bei Surimi eine »magische Rolle«, sagt Tomohiro Kodera von Ajinomoto France. Der Kleber wird aus dem Bakterium *Streptomyces mobaraensis* gewonnen.

Zum Einsatz kommen dann noch die handelsüblichen industriellen Aromen, dazu Geschmacksverstärker wie Glutamat oder Hefeextrakt, weiterhin Farbstoffe, bevorzugt rote wie Karmin (E120), Paprika (E160c), Annatto (E160b), Kurkumin (E100), Karamell (E150) oder Canthaxanthin (E161g). Anschließend wird alles tiefgefroren, in Standardblöcken von 10 Kilo, danach zersägt, und fertig ist der schöne Schein von wertvollen »Meeresfrüchten«.

Surimi steigere den Pro-Kopf-Konsum an Fisch und Meeresfrüchten, weil es »leicht zu kaufen, leicht zuzubereiten ist, weil es reines Eiweiß ist, wenig Kalorien hat und reich an Omega-3 ist«, sagt Carlos Luna, Geschäftsführer des spanischen Surimi-Produzenten Angulas Aguinaga. Außerdem halte es lange – und darauf kommt es ja vor allem an in der industriellen Parallelwelt der Nahrung, daran sind die Food-Fabriken und die Supermärkte interessiert.

Fragt sich nur, ob es für die Menschen überhaupt so

sinnvoll ist, immer noch mehr Seafood zu essen. Denn jede weitere Steigerung des Pro-Kopf-Verzehrs macht die Meere noch ein bisschen leerer. Und die Fischfarmen könnten diesen Trend, obwohl sie ihn eigentlich aufhalten sollten, sogar noch beschleunigen.

Denn langfristig, so befürchten die Kritiker, führe die Käfighaltung paradoxerweise zur Ausrottung etwa der Thunfische – und damit vieler anderer Meeresbewohner. Die Kritiker von Greenpeace rechnen vor, dass die Netto-Fischbilanz leider negativ ausfällt. Der Käfig-Thun muss gefüttert werden – mit Fisch. Und zwar mit viel Fisch: Pro Kilo Thunfisch aus Käfighaltung sind es bis zu 20 Kilo »Futterfisch«, Sardinen etwa oder Heringe.

Bevor es überhaupt losgehen kann mit der Käfigmast, müssen die Bassins erst mal mit kleinen Thunfischchen bestückt werden. Und die müssen gefangen werden, aus dem Meer, weil sich der Thun nicht aus Fischeiern heranziehen lässt. Um alle Thunfischfarmen allein im Mittelmeer mit jungen Fischlein zu versorgen, sagt Greenpeace, »muss die legale Fangquote für Thunfisch um 60 Prozent überschritten werden«.

Wächst der Käfig-Thun dann heran, drohen, wie bei der Massentierhaltung an Land, Krankheiten auch im Bassin. Da diese nicht vollkommen abgeriegelt seien, könnten die Käfigfische die Krankheiten auf ihre wilden Verwandten übertragen – und so weiter zu deren Dezimierung beitragen. Das alles führe, sagen die Kritiker, geradewegs zur »Ausrottung des Roten Thun«, der auch Blauflossen-Thunfisch genannt wird. Dann gibt es bald keinen Thunfisch mehr in den Sushis.

Na und? Dann nimmt man eben andere Fische. Wo liegt das Problem?

Das Problem liegt unter anderem in der Rollenvertei-
lung unter den Meeresbewohnern. Wenn der Thunfisch
ausstirbt, wird es die anderen Fische bald auch nicht mehr
geben. Denn die Blauflossen-Thunfische sind Räuber, und
das bedeutet im Meer nicht ein Leben als Gesetzesbrecher,
sondern im Gegenteil: als Ordnungshüter. Weil sie die kleineren Fische fressen, erhalten sie das sorgsam austarierte
Gleichgewicht des Meeres.

Ohne sie gerät es komplett durcheinander, prophezeien
die Meeresökologen von Greenpeace: »Fehlen diese Räuber in der obersten Ebene des Nahrungsnetzes, könnte das
fatale Folgen für das ökologische Gleichgewicht der Ozea-
ne insgesamt haben. Denn wenn der Thunfisch verschwindet, vermehren sich die Raubfische der nächsten Nahrungs-
netzebene stark. Dies führt wiederum zu einem Schwund
bei den Beutefischen, so dass schließlich die kleineren Räuber keine Nahrung mehr finden und ebenfalls sterben.
Hinzu kommt der ständig zunehmende Druck der Fischerei, die ebenfalls auf immer niedrigere Ebenen des Nahrungsnetzes zurückgreift. Schließlich bleiben nur Quallen,
Seeigel und andere Kleintiere übrig.«

Wer das verstanden hat, für den ist der Fall klar: Der
Blauflossen-Thunfisch kommt schon mal auf den Index.
Auf der Roten Liste der bedrohten Arten steht er sowieso.
Britta König, Sprecherin des World Wide Fund for Nature
(WWF) meint: »Den Blauflossen-Thunfisch sollte niemand
mehr essen.« Das hatte bei der Tuna-Katamaran-Tour lei-
der auch keiner erwähnt.

Aber wie sieht's dann mit Lachs aus?

Auch nicht gut, meint der »WWF Ratgeber Sushi«.
Denn: »Für Sushi wird zumeist Zuchtlachs verarbeitet –
und der ist problematisch.«

Warum?

»Wegen der hohen Fischdichte in den offenen Netzgehegen steigt die Anfälligkeit für Krankheiten. Deren Erreger breiten sich zügig aus, werden medikamentös behandelt, infizieren aber selbst angrenzende Wildbestände. Die Exkremente und Futterrückstände sinken zu Boden, überdüngen den Meeresboden und rauben dem Gewässer den Sauerstoff. Pro Kilo Zuchtlachs werden zwischen zwei und vier Kilo Wildfisch verfüttert.«

Außerdem: So gesund ist er ja auch nicht mehr. Zuchtlachs enthalte nur noch halb so viel Omega-3-Fettsäuren wie noch vor zehn Jahren, meint der Osloer Herzforscher Harald Arnesen. Bei Tests unterschieden sich die Omega-3-Werte um bis zu 300 Prozent und erreichten teilweise nicht einmal die Hälfte derer von Heringen, Sardinen oder Sardellen.

Also: auch gestrichen.

Dann lieber Wildlachs?

»Wildlachs ist vom Aussterben bedroht, den sollte man besser nicht kaufen«, rät Daniela Krehl von der Verbraucherzentrale Bayern. Der WWF ist da nicht ganz so streng. Wildlachs sei »okay«, wenn er das Siegel des Marine Stewardship Council (MSC) trage. Es garantiert, dass die Fischer nur so viele Fische fangen, wie nachwachsen können. Die Stiftung Warentest findet das Siegel im Großen und Ganzen auch gut. Bloß Greenpeace mäkelt wieder herum, weil das MSC-Siegel nicht immer den Einsatz von Schleppnetzen verbiete.

Schleppnetze, das sind riesige, sackartige Fangeinrichtungen, die hinter dem Schiff hergezogen werden und in denen ein hoher Anteil »Beifang« landet. Bei der »Grundschleppnetzfischerei« werden zudem noch die Meeresbe-

wohner vom Boden abgekratzt, die bisher dort völlig unge-
stört siedeln und gründeln konnten.

Also auch nicht ganz optimal, dieses Siegel.

Glücklicherweise ist die Ausweisung der Fangmethode
auf den Verpackungen ja von der Europäischen Union vor-
geschrieben. Jetzt muss der mündige Bürger nur noch die
moralische Qualität von Fischfangmethoden beurteilen
und dann nach Lektüre der Aufschrift selbst entscheiden,
was er alles verantworten will.

Da gibt es zum Beispiel die »Ringwadenmethode«. Gar
nicht okay, weil da ganze Schwärme eingekesselt werden,
samt Schildkröten, Haien, Delphinen. Ganz übel auch die
Fangmethode mit »Baumkurren« (»katastrophal für den
Meeresboden«, sagt Greenpeace).

In Geographie sollte sich der mündige Verbraucher übrigens auch noch ein bisschen auskennen. Die Firma Follow-
fish gibt auf der Thunfisch-Packung detailliert Auskunft:
»Wildfang aus dem Indischen Ozean«, steht da, »Malediven (FAO 51, Sub-Fanggebiet FAO 51.4)«. Vorbildlich.
FAO 51.4 ist sicher auch okay. Die »Fangmethode: Angel-
rutenfischerei« klingt eigentlich auch korrekt: »Dieser Fisch
wurde vor den Malediven mit einer der ökologischsten Methoden der Welt gefangen: der ›pole&line‹-Fischerei. Die
Thunfische werden nach traditioneller Art einzeln mit
Bambusangeln gefangen. Statt elektronischer Hilfsmittel
zeigen Vogelschwärme unseren Fischern, wo sich die Thunfische aufhalten. So wird hier seit 900 Jahren gefischt.« Das
klingt nun wirklich überzeugend. Fischen mit der Angel.

Aber geht das auch kurz und schmerzlos?

Der Schmerz der Fische wurde ja bisher auch nicht be-
rücksichtigt, vermutlich, weil Fische einfach stumm leiden.
Jetzt aber hat Markus Wild, Philosoph an der Uni Basel,

ein Gutachten zum Thema Fischschmerz verfasst. Lachse
etwa haben Gefühle, wenn sie beengt leben. Und wenn ein
Fisch an der Leine, am Haken hängt, oft bis zu einer Stunde am Haken, dann sei das »eindeutig Tierquälerei«, sagt
Wild.

Menschen sollen aber auch nicht leiden, oft sind ja Ar-
beitssklaven am Werk, etwa Migranten aus Myanmar, die in
den Fischfabriken in Thailand arbeiten müssen. Thailand
ist einer der weltgrößten Exporteure von Garnelen aus
Aquakultur. Das will auch keiner.

Noch was, auf das man achten sollte?

Auf die Heimat der Fische, sagt der WWF: Kabeljau aus
der östlichen Ostsee ist okay, Kabeljau aus dem Nordost-
atlantik eher nicht. Und der Gelbflossenthun, in vielen
Ozeanen überfischt, ist nur okay, wenn er aus dem West-
und Zentralpazifik stammt. Aber bitte »nur wenn mit er
mit Handleinen oder Angeln gefischt wurde«. So der WWF.

Westpazifik, handleinengeangelt, ohne Einsatz von Ar-
beitssklaven. Aber muss denn der Fisch überhaupt aus dem
Westpazifik oder sonst woher kommen? Bisher importiert
Deutschland 88 Prozent seines Fischbedarfs von knapp
zwei Millionen Tonnen. Eigentlich auch Unsinn. Warum
nicht gleich die gute Forelle aus dem Teich nebenan? Diese
»Binnen-Aquakultur« kommt immerhin oft ohne Fische als
Futter aus.

Die oft noch von Klöstern angelegten Teiche seien »seit
Jahrhunderten verlässliche Lieferanten für Süßwasserfi-
sche«, meint der Öko-Experte und Autor Manfred Kriener.
Doch ausgerechnet diese »nachhaltigste und fischfreund-
lichste Form der Aquakultur« gehe in jüngerer Zeit »den
Bach runter«. Immer mehr Teichbesitzer müssten aufge-
ben, weil sie keinen Nachfolger fänden, den Kampf gegen

den Kormoran leid seien oder den Streit mit den Wasserbehörden. Und: Es fehle ihnen die Wertschätzung der Gesellschaft.

Doch vielleicht ändert sich das. In Berlin in der hippen Markthalle Neun verkauft der Räuchermeister Michael Wickert Fisch aus der nahen Müritz, den er selbst räuchert. Jeder zweite Kunde wolle wissen, wo der Fisch herkommt. »Mein Motto ist: Vertraut uns«, sagt Wickert, »aber wer es genau wissen will, dem erkläre ich es auch genau.« In der Uckermark will er jetzt expandieren, mit einer eigenen Landräucherei und Fischen, die Rotauge heißen, Plötze und Brasse.

Auch die Handelskette Metro Österreich setzt auf Fisch von nebenan. »Heimischer Süßwasserfisch liegt ganz klar im Trend«, sagt Mert Kececi, Metros Einkäufer für Frischfisch dort. Die Felchen aus dem Bodensee zum Beispiel, in Österreich »Reinanke« genannt. In der Steiermark werden sogar Flusskrebse gezüchtet.

Vorteil: Man kann dem Fisch ins Auge sehen. Das ist wichtig, wie Fischfreunde seit langem wissen und auch das deutsche Bundesinstitut für Risikobewertung (BfR) hervorhebt: »Die Frische von Fischen ist am leichtesten an den Augen zu erkennen. Sehr frischer Fisch hat vorgewölbte, glänzend tiefschwarze durchscheinende Augen; dagegen sind die Augen von einem nicht mehr essbaren Fisch eingesunken, undurchsichtig und grau.«

Womöglich ist der Fisch im Teich am glücklichsten. Auch muss er an seinem Lebensende nur sehr begrenzt leiden: Der schnelle Schlag auf den Kopf zählt zu den humaneren Tötungsmethoden. Das verbessert angeblich auch den Geschmack des Tieres.

Radikale Tierfreunde finden das natürlich trotzdem nicht

in Ordnung. Muss es denn überhaupt Fisch sein? Dr. Ludwig Manfred Jacob (»Dr. Jacobs Weg«), der Tierisches grundsätzlich eher kritisch sieht, kann auch aus gesundheitlichen Gründen keine zwingende Notwendigkeit für den Verzehr von Meeresbewohnern erkennen: Der Mensch könne sich auch »ohne Fisch einer ausgezeichneten Herz-Kreislauf-Gesundheit erfreuen«.

Auch die Tierschützer von Peta plädieren dafür, das Fischmesser beiseitezulegen: Selbst für die berühmten Omega-3-Fette fürs Herz gebe es andere Quellen: »Tun Sie Ihrem Herzen einen Gefallen«, rät Peta, »und wählen Sie eine gesündere Quelle für Omega-3-Fettsäuren, wie zum Beispiel Walnüsse und Leinsamen.«

Die Zukunft gehört ohnehin der tierlosen Ernährung, glauben viele, besonders im amerikanischen Silicon Valley. Und dort verstehen sie ja was von Zukunft. Einige haben sogar schon mal damit angefangen, eine neue, tierfreie Natur zu bauen, ein Ei ohne Henne zum Beispiel. Ganz ohne Chemie geht das natürlich nicht, auch Gentechnik ist da sehr hilfreich. Hauptsache, nichts vom Tier. Und was soll man sagen: Das Geschäft läuft, die Investoren rennen ihnen die Bude ein.

10. Jenseits von Eiern

Der Hightech-Hamburger:
Schöne neue Veggie-Welt

Keine Lust auf Gemüse im Silicon Valley:
Warum Investoren lieber Innovationen sehen wollen /
Bratling, Soja, Tofu: Auch so ist Leben möglich /
Hihi: Vleischsalat vom Tofutier – aber vas ist,
venn Vitamine vehlen? / Fleischlose Kindheit:
Als dem Kleinen irgendwann das Lachen verging

Anfangs galt er als Held der Bewegung, ein Pionier des tierfreien Lebens, der den Erfolg sozusagen selbst verkörpert. Früher war er wabbelig, jetzt hat er einen Waschbrettbauch: Attila Hildmann, Kochbuchautor, Pionier und Promoter des veganen Daseins – und erfolgreicher Geschäftsmann, er fährt einen Porsche, macht auch Werbung für Vitaminpillen. Und schon beschimpfen sie ihn: »Du bist kein Veganer, du bist einfach ein ›Kein-Fleisch-Esser‹, eine Werbenutte auf der Welle des Veganismus. Solltest du mir über den Weg laufen, ich spucke dir auf die Füße.«

Statt immerzu nur auf den Pegelstand im Geldspeicher zu starren, hätte er vielleicht mehr davon reden sollen, wie wichtig es ihm ist, den Planeten zu retten.

So wie jener sympathische junge Mann, der offenbar zutiefst an das Gute im Menschen glaubt, der sich zu jenen zählt, deren Ziel die »Erschaffung einer besseren Welt« sei.

Und das ist: eine Welt ohne Fleisch. Das macht ihn zum wahren Helden, das ist Musik in den Ohren der Investoren.

Joshua Tetrick, geboren am 23. März 1980, lebte sieben Jahre in Afrika, arbeitete dort unter anderem bei einer Initiative der Vereinten Nationen in Kenia und als Lehrer für Straßenkinder in mehreren afrikanischen Staaten.

Die *Credibility* als Weltverbesserer in Sachen Ernährung bezieht er auch aus seinen familiären Erfahrungen: »Mein Dad kümmerte sich einen Dreck um das, was er aß. Es war alles scheiße, Scheiß-Essen, und ich erkannte, dass Millionen von Menschen überall auf der Welt genauso essen.«

Ein weiteres Motiv war sein persönliches Gesundheitsproblem, ein angeborener Herzfehler. Die Folgen: Atemnot, Herzrhythmusstörungen. »Hypertrophe Kardiomyopathie« heißt das.

All das machte Tetrick zum Shooting-Star der Fleischlosen. Er wurde schon zur Symbolfigur für die »Zukunft der Nahrung« ausgerufen, von namhaften US-Medien. Er hat sogar ein großes Menschheitsrätsel gelöst, das Henne-Ei-Problem. Bei ihm ist es nicht mehr die Frage, was zuerst da war, die Henne oder das Ei. Bei ihm gibt es das Ei ohne Henne. Ein bisschen künstlich, klar, schließlich kommen seine Investoren aus dem Silicon Valley. Aber immerhin: Sie kommen.

Denn es lockt ein Riesenmarkt. Verständlicherweise haben immer mehr Menschen die Nase voll von den Erzeugnissen der Massentierhaltung. Weil sie nicht möchten, dass so mit den Tieren umgegangen wird. Und wer da mit massentauglichen Alternativen am Start ist, bei dem läuft bald der Geldspeicher über.

Für viele geht es auch um die Gesundheit, so wie für Josh selbst. Wenn die Tierindustrie krank macht, braucht es vielleicht eine ganz neue Industrie für tierfreie Ersatzprodukte.

Man könnte natürlich einfach mehr Gemüse essen. Statt Steak ein Steinpilzrisotto, statt Burger einen Brokkoliauflauf, statt Kalbsschnitzel eines aus Sellerie. So macht man aber keine Investoren glücklich. Die neuen Stars wie Josh wollen deshalb etwas ganz Neues schaffen: Steaks, Burger, Schnitzel oder Rührei aus dem Labor. Alles wie bisher, nur ohne Tier. Technisch eine schöne Herausforderung.

Ob das so gut ist für die Gesundheit? Theoretisch schon. Tierfrei leben ist möglich, sagen die Fachleute – aber ganz einfach ist es nicht, sich mit den nötigen Nährstoffen zu versorgen. Und wenn etwas falsch läuft, sind die Folgen unangenehm bis verheerend, vor allem bei Kindern. Zudem ist üppig Chemie im Spiel. Die hippen Hersteller, die aus dem Silicon Valley kommen, haben damit natürlich kein Problem. Und auch die großen Food-Konzerne nicht, die jetzt in tierfrei machen.

Nestlé zum Beispiel verkauft unter dem Label Garden Gourmet »Würstchen«, »Bratwurst« und »Frikadellen«, alles vegetarisch. Sogar der Schlachtkonzern Tönnies macht jetzt in Tofu, unter der Marke Tillmann's (»Don't call it Schnitzel«). Und natürlich ist auch der Hühner-Marktführer Wiesenhof mit dabei: mit der Linie »Paul's Veggie«, völlig geflügelfrei, wie etwa das *Veggie Crispy-Schnitzel*.

Der österreichische Fleischwarenhersteller Landhof aus Linz produziert Wurst ohne Fleisch für Supermarktketten wie Real, Kaufland, Edeka, tegut, Aldi und Metro.

Es ist eine seltsame neue Welt, mit bizarren Produkten: Es gibt das Veggie-Putenschnitzel, nachgebildet aus Soja, Pflanzenstärke, Zucker. Und sogar Veggie-Hähnchenschlegel. Es gibt ein Veggie-Fischsteak, Veggie-Scampis und sogar Vegetarischen Caviar. Oder den Schweizer *No Muh*-Käse *(No-Muh-Chäs)* aus pflanzlichen Ölen und Fetten, Kartoffelstärke, Reismehl und ein paar umstrittenen Zusatzstoffen.

Es ist auch eine ziemlich lustige Welt. »Es geht um die Vurst«, kündigte die *Lebensmittelzeitung* an. Gemeint ist zum Beispiel das, was Schröders Fleischwarenfabrik in Saarbrücken verkauft: *Schröders ExtraVurst*. Ein Wurstimitat aus Weizengluten, Sojaprotein und Gemüse. Es gibt sogar, noch lustiger, den *Vleischsalat vom Tofutier*, von der aufstrebenden Veganschmiede Tofutown. Ein frühes Produkt war *Valess,* das innen etwas weißliche panierte Imitat von der Molkerei FrieslandCampina auf der Basis von Kuhmilch, jetzt erhältlich in diversen Varianten von Schnitzel bis Bratwurst.

Die Rügenwalder Mühle war eine der ersten Fleischfabriken mit einem Veggie-Sortiment, darunter *Vegetarischer Schinken Spicker*. Verkauft sich prächtig, obwohl die Hauptzutat »Hühnerei-Eiweiß« ist. Da fehlt es natürlich noch an der letzten Konsequenz. Denn schließlich geht es um die völlige Eliminierung vom Tier.

Josh ist da schon weiter, der sympathische Weltverbesserer aus dem Dunstkreis vom Silicon Valley. Seine Firma Hampton Creek, ansässig im kalifornischen San Francisco, hat dafür gesorgt, dass das »Huhn komplett aus dem System entfernt« wird. Und trotzdem so etwas Ähnliches wie ein Ei konstruiert, natürlich ohne Einbeziehung einer Henne. Produktbezeichnung: »Beyond Eggs« (»Jenseits von Eiern«). Dann kam »Just Mayo«, Mayonnaise ohne Ei, und schließlich Kekse ohne Ei.

Das alles setzt natürlich einen gewissen technischen Aufwand voraus. Der Ei-Ersatz zum Beispiel wird auf der Basis von Erbsen konstruiert, mit Zutaten wie modifizierter Stärke, auch Zucker und Beta-Carotin sowie Substanzen, mit denen nur Food-Technologen etwas anzufangen wissen: zum Beispiel ein Stoff namens Calcium-Dinatrium-Ethylendiamintetraacetat (E385). Auch das Erbseneiweiß ist eine Herausforderung für die Technik: Klingt zwar ziemlich naturnah, aber das Eiweiß muss ja erst einmal herausgelöst werden aus der Erbse; zu Hause in der Küche geht so was natürlich nicht.

Und das soll nur der Anfang sein. Mit Geld des Microsoft-Milliardärs Bill Gates, Datenanalysten von Google und Biochemikern von der Universität Stanford entschlüsseln Tetricks Techniker alle bekannten Pflanzenarten weltweit, um tierisches Eiweiß zu ersetzen. Zum Einsatz kommt alles, was das Labor hergibt – Hauptsache, kein Tier.

Nicht ganz zu Unrecht fürchtet Tetrick, dass seine Weltverbesserungskekse als »Frankenstein-Food« geschmäht werden könnten, unnatürliches Zeug, zusammengebraut von durchgeknallten Chemikern in irren Laboren. Deshalb beteuert er: »Diese Jungs synthetisieren nicht Sachen, sie schieben nicht scheibchenweise DNA zusammen, sie lassen nicht irgendwas in einer Petrischale wachsen.«

Aber klar: Ein bisschen Innovation erwarten die Investoren schon. Die werfen ja keine Millionen aus für einen neuen Gemüseteller mit Reis.

Und Geld gab es reichlich: 500 000 Dollar (400 000 Euro) investierte ein Milliardär namens Vinod Khosla, Gründer des Computerzulieferers Sun Microsystems, weitere Vorschüsse gab es von prominenten Investoren wie dem berühmten Mister Li aus Hongkong: Li Ka Shing, reichster Mann Asiens. Oder von dem deutschstämmigen PayPal-Gründer Peter Thiel, dem ehemaligen Yahoo-Boss Jerry

Yang und dem Facebook-Mitgründer Eduardo Saverin. 120 Millionen Dollar insgesamt.

Aber es gab auch Gegenwind, von Big Food: Unilever, der britisch-niederländische Mischkonzern, klagte gegen *Just Mayo* wegen Verbrauchertäuschung. Denn Unilever hat auch eine sogenannte Mayonnaise, Markenname *Hellmann's*, sie nennen es die »wahre« Mayonnaise, was natürlich auch gelogen ist, schließlich ist es keine richtige Mayonnaise, sondern ein Industrieprodukt, ebenfalls hergestellt mit Zutaten wie jenem E385, wie bei Joshs Techno-Mayo; und auch bei Unilever kommt der Geschmack von: »Aroma«. Aber: Es bringt mehr als eine Milliarde Euro im Jahr ein, ist sogar Marktführer dort in den USA.

So zeigte der Riese dem kleinen, sympathischen Start-up gleich die Zähne: *Just Mayo* nehme Unilever Marktanteile ab, verursache »ernsthafte, irreparable Schäden«, schrieben die Konzern-Advokaten in ihrer Klageschrift. Unilever berief sich auf eine Definition der US-Lebensmittelbehörde FDA von 1957, nach der Mayo Eigelb enthalten muss, und verlangte gleich mal das Dreifache des Hampton-Creek-Gewinns als Schadensersatz, plus Anwaltsgebühren. Zudem solle Joshs Firma das Ei-Bildchen von den Etiketten nehmen, Anzeigen stoppen, die zur Verwirrung der Konsumenten beitragen könnten, und einfach damit aufhören zu erzählen, dass *Just Mayo* besser sei als *Hellmann's*.

Josh aber reagierte auf all die Attacken ganz friedfertig. Er will schließlich das Gute. So bat seine Gemeinde per Online-Petition alle Fans, den Kontrahenten zur Umkehr zu bewegen: »Bittet Unilever, sich um die Erschaffung einer besseren Welt zu bemühen, statt andere davon abzuhalten.«

Da gaben die Leute von Unilever ganz schnell klein bei. Und versicherten, sie seien eigentlich auch auf der Seite der Guten, verfolgten sogar »ganz ähnliche Ziele wie Hampton Creek«. Denn: »Wir investieren pro Jahr über eine Milliarde Euro in Forschung und Entwicklung und beschäftigen uns dabei auch mit pflanzlichen Ersatzstoffen.«

Pflanzliche »Ersatzstoffe«. Sie sind jetzt offenbar so etwas wie die Bausteine für eine bessere Welt. Das ist auch eine schöne Karriere. Früher waren sie eher aus der Not geboren. Geschöpfe des Mangels, für die die Medien oft nur Spott übrig hatten.

Als frühes Beispiel gilt eine Erfindung von Konrad Adenauer, dem ersten deutschen Bundeskanzler: Der hatte nach dem Ersten Weltkrieg eine blutgefärbte Ersatzwurst aus Soja patentieren lassen. Und auch die DDR hatte in ihren Laboren viele Innovationen geschaffen, darunter sogar auch jene pionierhafte Ersatz-Mayo, die der Nahrungskundler Manfred Richter aus Potsdam-Rehbrücke sozusagen über Nacht erfand, weil er abends, bevor er nach Hause ging, einen selbstangerührten Stärkebrei in den Kühlschrank gestellt hatte. Am nächsten Morgen hatte sich die Versuchsmixtur so zu ihrem Vorteil verändert, dass sie als »gelbildendes Stärkehydrolysenprodukt«, kurz »SHP« genannt, in die Geschichte eingehen konnte, geeignet, um Fett zu ersetzen in Mayonnaisen, aber auch, so Erfinder Richter, um »Schmelzkäse zu verlängern«. Fortan produzierten DDR-Fabriken jährlich 3000 Tonnen SHP.

Richter bekam immerhin den »Nationalpreis der DDR II. Klasse«. Das Rezept für seinen Stärkebrei wurde, wie üblich, zur »vertraulichen Verschlusssache« erklärt. Heute würde es »Beyond Cheese« heißen und wäre der Hit im Veganer-Valley, vielleicht als Schmelzkäseersatz für einen

»Beyond-Cheeseburger«. Die neuen, fleischlosen Hamburger sind ja schon in Arbeit.

Mark Post, Forscher an der niederländischen Universität Maastricht, hat 2013 unter großer Anteilnahme der Weltpresse in London schon ein Pilotmodell vorgestellt, einen Hamburger aus künstlichem, im Labor gezüchtetem Rindfleisch, finanziert von Google-Mitgründer Sergey Brin. Noch besser, noch fleischnäher ist jener fleischlose Burger, aus dem sogar fleischloser Fleischsaft austritt, präsentiert von einem Mann namens Patrick O. Brown, Inhaber der Firma Impossible Food (»Unmögliches Essen«), 50 Mitarbeiter, ansässig im Silicon Valley, in einer Stadt namens Redwood City; zu den Investoren gehört auch hier der Microsoft-Milliardär Bill Gates.

Fleisch muss offenbar sein, auch in jener besseren Welt, in der die Tiere eliminiert sind, die normalerweise für die Fleischversorgung zuständig sind. Und das ist auch gar kein Problem, höchstens ein technisches, meint ein anderer Brown, Ethan Brown. Denn: »Es gibt zwei Möglichkeiten zu verstehen, was Fleisch ist.« Und zwar, erstens: »Dass es von einem Tier stammt.« Und dann die andere, die eher pragmatische: »Es besteht aus Aminosäuren, Fetten, Kohlenhydraten, Mineralien und Wasser. Und das kommt alles auch in Pflanzen vor.« Ethan Brown ist Inhaber der Firma Beyond Meat (»Jenseits von Fleisch«), ansässig im US-Staat Minnesota. Eine Maschine, die sie den »Ochsen« nennen, stellt »veganes Fleisch« her, wie Ethan sagt, aus Erbsen- und Sojaprotein, Wasser, Sonnenblumen- und Rapsöl und unter der Einwirkung von Druck und Hitze.

Manchmal braucht es auch noch andere Substanzen, damit die Wurst im Innersten zusammenhält, einen Stoff namens Xanthan zum Beispiel. Der wirkt, neben Säureregulatoren und Farbstoffen, am *vegetarischen Schinken Spicker* mit, dem vielgelobten fleischfernen Pionierprodukt aus dem Hause Rügenwalder Mühle.

Xanthan ist ein ganz toller Stoff, ein Stabilisator, der zum Beispiel auch Ketchup homogen beisammenhält. Sonst flösse auf dem Teller das Wasser davon. Xanthan (E415) gilt als harmlos. Und als vollkommen natürlich, das betonen die Nahrungstechniker immer wieder. Die Wahrheit ist: Xanthan gibt es in der Natur nicht, es wurde speziell für die Wünsche der Nahrungsindustrie konstruiert. Der Stoff muss eigens hergestellt werden, aus den Ausscheidungen von, mitunter genmanipulierten, Bakterien. Es ist, krass formuliert, Bazillenschiss.

Xanthan enthält auch der *Vleischsalat Classic* von der Virma, Pardon, Firma »Vegafit«, Spezialist für »Visch & Vleisch«; oder der *Vegetarische Aufschnitt* mit dem etwas rätselhaften Zusatz »naturell« aus dem Hause Vegetaria. Die *Vegetarischen Würstchen* des gleichen Herstellers enthalten zudem Carrageen, jenen umstrittenen Zusatzstoff mit der E-Nummer 407, der bei Darmproblemen im Verdacht steht, bei Geschwüren im Verdauungstrakt, selbst bei der Zuckerkrankheit. Die Veggie-Industrie kennt da offenbar keine Berührungsängste: Der Stoff steckt auch im Provamel *Soya Dessert Choco Geschmack,* im Schweizer *No-Muh-Chäs* und in der *Veganen Salami* von Veggy Friends.

So sind zwar keine Tiere im Spiel, aber die beliebtesten Chemikalien der Tierindustrie, darunter die umstrittensten wie etwa die sogenannten Phosphate. Sie stecken überraschenderweise in der Alpro Soyamilch *Original lieblicher Geschmack* und im Ersatzschnitzel Marke Valess Provencal *Fleischfreie Filets gefüllt mit Frischkäse mit Kräutern der Provence.* Vor diesen Substanzen warnte sogar schon das deutsche *Ärzteblatt*, weil sie dazu führen können, dass die Knochen geschwächt werden, die Adern verkalken, das Herz leidet, und sogar ein früher Tod droht.

Kein Wunder, dass Verbraucherschützer von solchen Innovationen nicht unbedingt begeistert sind. »Gesunde Ernährung sieht anders aus«, sagt etwa Georg Rathwallner, Leiter der Konsumenteninformation der Arbeiterkammer (AK) Oberösterreich, einer staatlichen Verbraucherschutzinstitution in der Alpenrepublik. Er moniert, dass bei diesen Ersatzprodukten die ganze Hexenküche der Chemie im Einsatz sei: Stabilisatoren und Verdickungsmittel, Aromen, Gewürzextrakte, Farbstoffe, Geschmacksverstärker, Hefeextrakte. »Zudem ist der Salz- und Fettanteil und in der Folge der Kaloriengehalt hoch. In manchen Fällen enthalten die Wurstersatzprodukte Fett und Salz im gleichen Ausmaß wie ihre tierischen Vorbilder.«

Die Schadstoff-Fahnder von *ÖKO-TEST* machten nicht nur die üblichen verdächtigen Zusatzstoffe aus, sondern auch Arsen. Und, im Taifun *Seidentofu* mit dem Demeter-Label, sogar Gentechnik – was in US-Hightech-Veggie-Produkten als Ausweis besonderer Innovationsstärke gelten darf, bei den *ÖKO-TEST*-Opas aber Punktabzug gibt. »Inakzeptabel« sei auch der Einsatz von »natürlichem« Aroma, etwa im »Vitam Kartoffelpüree«. *ÖKO-TEST* streng: »Geschmack sollte aus natürlichen Rohstoffen resultieren.«

Die Angabe »pflanzlich« sei eben nicht, wie oft angenommen werde, gleichbedeutend mit »natürlich«, stellt Silke Schwartau klar, Ernährungsexpertin der Verbraucherzentrale Hamburg.

Das sind allerdings ziemlich altmodische Ansichten. Als ob tierfrei irgendwas mit Natur zu tun haben müsste.

Soja beispielsweise, das Grundnahrungsmittel der Fleischverächter, ist ja von Natur aus ungenießbar. Jetzt aber sind die Supermärkte voll davon. Sojamilch, Sojakäse, Sojajoghurt, dazu der ganze Tofu-Kosmos: Die Bohne hat, in ihren verschiedenen Verwandlungsformen, eine steile Karriere als Milch-und-Fleisch-Ersatz hinter sich, und ihre Beliebtheit steigt stetig. Aber sie stößt nicht überall auf Begeisterung.

Überraschenderweise hatte schon der Milchkritiker und Naturkostvorkämpfer Max Otto Bruker (1909–2001) bei Soja so seine Bedenken: »Leider stimmt die Heiligenlegende der Sojabohne hinten und vorne nicht!« Nichts gegen Sojasprossen oder Sojasauce. Dagegen sei »nichts einzuwenden«. Anders bei den zahlreichen anderen Sojaerzeugnissen: Für sie gilt sein Verdikt über alle »denaturierten« Produkte: »Sie bringen nicht nur nichts, sie schaden oft sogar.« Sojamilch, zum Beispiel, bringt ihn ziemlich auf die Palme: »Damit man dieses Kunstprodukt überhaupt in den Magen bringt, wurde es von den Nahrungsmittelsynthetikern erst einmal konzentriert, strukturiert und aromatisiert. Während man Kuh- oder Muttermilch roh trinken kann, ist das mit der Sojamilch völlig unmöglich. Der wässrige Eiweißauszug aus Soja ist in seiner noch unbearbeiteten Form ungenießbar – allein der sprachliche Etikettenschwindel rückt ihn in die Nähe der Milch.«

Für die amerikanische Ernährungswissenschaftlerin und Autorin Kaayla T. Daniel (»The Whole Soy Story«) ist der Soja-Boom vor allem ein Erfolg des Marketings. Mit irgendwelchen alten asiatischen Traditionen sei er nicht zu begründen: »Die Chinesen verehrten die Sojabohne, aber sie aßen sie nicht.« Die Sojabohne galt ihnen als eines der »Fünf Heiligen Körner« – zusammen mit Reis, Hirse, Malz und Weizen. Aber Soja diente eher als Dünger denn als Speise, als Stickstoffbinder, wie das die Agrarfachleute nennen. Und es dauerte Jahrhunderte, um überhaupt eine Handvoll genießbarer Soja-Speisen zu entwickeln: Ganz am Anfang, ab dem 2. Jahrhundert vor Christus, erfanden die alten Chinesen die Sojasauce und Tofu, später dann ein sogenanntes Chiang, etwas Ähnliches wie die japanische Misopaste. Das war's allerdings erst mal für Hunderte von Jahren. Im Jahre 1000 kam dann das japanische Traditionserzeugnis Natto dazu, durch Einwirkung von Mikroben des Typs *Bacillus subtilis* ssp. *natto* fermentiert, und noch einmal mehr als ein halbes Jahrtausend später das indonesische Fermentationsprodukt Tempeh.

Dass sich die Beliebtheit über Jahrtausende in engen Grenzen bewegte, liege daran, meint Kaayla T. Daniel, dass Soja keineswegs besonders gesund sei. Tatsächlich sind eine Fülle von Risiken und Nebenwirkungen dokumentiert.

Bei Tofu beispielsweise ist es der mäßigende Einfluss auf die Libido, der sogar die Ausbreitung förderte, etwa bei den Mönchen in den asiatischen Klöstern, die ebenso vegetarisch wie zölibatär lebten. Die Begründung liefert heute die Naturwissenschaft: Soja senkt in der Tat den Testosteronspiegel. Das ergab eine finnisch-amerikanische Studie unter Leitung von Edwin D. Lephart vom Neuroscience Center an der Brigham Young University im Staate Utah.

Auch Effekte aufs Gehirn sind überliefert – bis hin zur Alzheimerkrankheit. So berichtete eine Soja-Konsumentin aus dem neuseeländischen Auckland von ausgeprägter Vergesslichkeit: »Ich bin Chefsekretärin, aber fast hätte ich mit Mitte fünfzig meinen Job verloren, weil ich alzheimerartige Symptome entwickelte. Das ging so weit, dass ich am Telefon nicht mehr wusste, was ich sagen sollte.«

Das ist womöglich kein Einzelfall: Tofu hat jedenfalls nach-
weislich ganz ähnliche Effekte, wie der US-Wissenschaftler
Lon R. White vom Pacific-Health-Institut in Honolulu
herausgefunden hat, in einer Studie mit 4236 Amerikanern
japanischer Abstammung. Bei jenen von ihnen, die mindestens zweimal in der Woche Tofu aßen, alterte häufig das
Hirn schneller, viele zeigten verminderte kognitive Leis-
tungen, und sie hatten ein fast doppelt so hohes Risiko für
Hirnschwund wie die anderen. White führt den Effekt auf
die sogenannten Isoflavone zurück.

Auch eine Studie unter älteren Indonesiern von Eef Hogervorst vom Department of Human Sciences an der britischen Loughborough University bestätigte: Je mehr Tofu
jemand isst, desto höher ist das Demenzrisiko.

Freunde des Vegetarismus wie der Ernährungswissen-
schaftler Markus Keller, Leiter des Instituts für alternative
und nachhaltige Ernährung (IFANE), kritisieren allerdings
die Studien: Sie zeigten »methodische Schwächen«. Möglicherweise spielten neben Tofu auch andere Faktoren eine
Rolle: frühkindliche Erfahrungen oder sozialer Status beispielsweise. Auch die Deutsche Gesellschaft für Ernährung
(DGE) schätzt »das Risiko einer Beeinträchtigung kogniti-
ver Fähigkeiten« durch einen »moderaten Tofu-Verzehr«
mit höchstens zwei Portionen pro Woche »als gering« ein.

Umstritten ist auch die Rolle, die Soja bei Brustkrebs
spielt. Zwar ergab die überwiegende Mehrheit der Studien
zu Soja ein verringertes Risiko – aber nicht bei allen Frau-
en. Insbesondere Tofu lasse das Risiko mitunter noch an-
steigen, je nach Alter, den verzehrten Mengen und den
individuellen Reaktionen auf die Inhaltsstoffe.

Als besonders bedenklich sehen Kritiker die Tatsache,
dass Soja und Tofu die Schilddrüsenfunktion und damit

den gesamten Organismus negativ beeinflussen können, und zwar aufgrund der sogenannten Goitrogene. Das sind Stoffe, die, als äußeres Zeichen für Veränderungen an der Schilddrüse, einen Kropf wachsen lassen – was bei Versuchstieren beobachtet wurde, aber auch bei Säuglingen, nach hohem Sojakonsum.

Zum Problem kann Soja auch werden bei Schilddrüsenkrankheiten wie jener, die nach ihrem Entdecker, dem japanischen Arzt Hakaru Hashimoto (1881–1934), benannt wurde. Die Symptome reichen von Nervosität und Reizbarkeit über Schwitzen, Übelkeit sowie verringerte Libido bis zu Haarausfall, Herzklopfen und Herzrasen, sogar Herzrhythmusstörungen sind möglich, und starke Gewichtszunahme.

Schon 30 Gramm eingelegte Sojabohnen am Tag können zu Schilddrüsenstörungen führen, wie Dr. Yoshimochi Ishizuki von der Ishizuki-Schilddrüsenklinik an der Medizinischen Universität im japanischen Aichi nachwies.

Solche Nebenwirkungen auf die Schilddrüse traten schon bei Dosierungen auf, die weit unter jenen liegen, die Babys mit Soja-Fläschchenmilch bekommen. Diese Babys sind daher, wie auch Veganer, die hauptsächlich von Sojaprodukten leben, besonders gefährdet für Schilddrüsenerkrankungen, meinen Toxikologen vom staatlichen britischen Comittee on Toxicity (COT).

Auch Schilddrüsenkrebs zählt offenbar zu den möglichen Soja-Nebenwirkungen. Und es sind nicht nur Extremkonsumenten wie jenes 17-jährige Mädchen aus Boston im US-Staat Massachusetts, das vor allem von Sojaprodukten gelebt und, seltsame Vorliebe, schon im Kindesalter mehrere Flaschen Sojasauce pro Woche getrunken hatte. Das Ergebnis: »Dieses Frühjahr wurde bei mir Schilddrüsenkrebs diagnostiziert, und deshalb wurde meine Schilddrüse entfernt.« Für die amerikanische Soja-Kritikerin Kaayla T. Daniel ein Beispiel für schwerwiegende Nebenwirkungen der vermeintlich gesunden Lieblingsspeise der Fleisch-Abstinenzler.

Täglich Tofu, häufig Sojamilch, Sojanüsse als Snacks: Dass das gesund sei, dachte auch eine 48-jährige Vegetarierin aus dem US-Staat Colorado. Und dann hatte sie irgendwann einen Kropf, sogar mit »Knötchen«, offenbar Symptome einer Schilddrüsenschädigung. Und nicht nur das: »Meine Haut, Nägel, Haare sehen furchtbar aus. Ich habe Schmerzen in der Brust, wenn ich renne.« Dafür, sagt sie, gebe es »keine andere Erklärung als die Einführung großer Mengen Soja in meine Ernährung«.

Am wichtigsten sind wohl die hormonellen Effekte von Soja, durch die Isoflavone wie Genistein, Daidzein, Glycitein. Diese Pflanzenhormone (»Phytoöstrogene«) können zu Fruchtbarkeitsstörungen führen. Bei Frauen verändert sich der Zyklus, bei Männern verringern sich die Spermien – und zwar umso mehr, je mehr Soja sie verspeisen. Das ergab eine Studie des Harvard-Forschers Jorge E. Chavarro.

Und dann wäre da noch etwas: »Soja ist ein unvergleichlicher Gasproduzent«, wie es Autorin Daniel vornehm formuliert. Im Internet wurden die Betroffenen deutlicher: »Ich trinke jetzt jeden Abend 1–2 Liter Soja-Vanille-Milch. Ist das normal, dass man danach so furzen muss, dass man damit jedes Silvesterböllerwerk in den Schatten stellt …?« Die Sojaindustrie nennt es den »Flatulenzfaktor«. Flatulenz, das kommt vom lateinischen Wort *flatus*, was so viel bedeutet wie: Wind. Oder auch: Blähungen.

Das US-amerikanische Landwirtschaftsministerium ließ

dazu ganz ernsthaft forschen (Thema: »Flavor and flatulence factor in soybean protein products«). Das Phänomen ist zurückzuführen auf sogenannte Oligosaccharide, wie Raffinose und Stachyose (»Raf« und »Stach«). Spezielle Bakterien im Verdauungskanal machten sich an die Verarbeitung – und lösten dabei die berüchtigten Gaslawinen aus.

Die Soja-Flatulenz zählt aber sicher zu den harmloseren Begleiterscheinungen des fleischlosen Lebens. Viele Betroffene berichten vorwiegend Erfreuliches: So gilt die vegetarische, sogar die vegane Ernährung grundsätzlich als gesund. Jedenfalls wenn sie »gut geplant« ist, sagen Experten von der amerikanischen Ernährungsakademie (Academy of Nutrition and Dietetics, kurz AND).

Die Ärztin Gabriela Hang aus dem bayerischen Dingolfing jedenfalls lebt vegan und hat damit keinerlei Probleme.

Was es bei ihr gibt? Die ganz normalen, fleischfreien Produkte: »Morgens zwei Stück Vollkornbrot mit Hefe-Aufstrich, dazu ein Stück veganen Käse und Kaffee mit Sojamilch. Mittags ein paar Tomaten. Abends dann Salat, Tofu mit Gemüse, Gratin aus Linsen, Bohnen.«

Und das hat immer ausgereicht?

Dr. Hang: »Bei mir schon. Ich hab nie was genommen an zusätzlichen Pillen, Vitamin B12 oder Eisen. Und ich habe auch in den Schwangerschaften immer Blutkontrollen gemacht, um zu sehen, ob was fehlt. Aber ich hatte nie einen Mangel.«

Vitamin B12 ist ja grade fürs Hirn wichtig …

Dr. Hang: »Bis jetzt hab ich noch keinen Ausfall festgestellt …«

Vitamin B12, das ist das Problemvitamin der Veganer. Bei ihnen fehlt es oft, denn es ist fast ausschließlich in tierischen Lebensmitteln enthalten, in Schweineschnitzel oder Lachs, Milch oder Kalbsleber. Das fällt alles weg, wenn sich jemand frei von Tierischem ernähren möchte – und mithin fehlt auch das einschlägige Vitamin. Manche Veganerverbände empfehlen ersatzweise, ein bisschen Erde am Gemüse zu lassen, in der Hoffnung, dass damit Bakterien einreisen, die dann dieses Vitamin B12 produzieren.

Möglicherweise siedeln sie sich auch im Körper an und sorgen so für angemessene Versorgung, meint Frau Dr. Hang: »Vielleicht ändert sich die Darmbesiedelung im Laufe der Zeit, so dass der Körper das Vitamin am Ende selber herstellt. Eine andere Möglichkeit sind die Bakterien auf der Zunge, die sich über Nacht bilden. Da sind offensichtlich auch B12 produzierende Bakterien darunter, und wenn man die nicht rausputzt, sondern runterschluckt …«

Tatsächlich leben nicht nur im Darm, sondern auch in der Mundhöhle, der Speiseröhre, den Bronchien und rund um die Mandeln Bakterien, die das Vitamin produzieren. Ihren Patienten empfiehlt sie aber sicherheitshalber das, was alle empfehlen: Sie sollten »Vitamin B12 zuführen«, in Form von Pillen oder der berühmten vitaminverstärkten Veganerzahnpasta.

Auch hier allerdings sind Tiere im Spiel, wenngleich wieder nur ganz kleine namens *Pseudomonas denitrificans* und *Propionibacterium freudenreichii* oder auch *Bacillus megaterium*. Sie kommen bei der industriellen Vitamin-B12-Produktion zum Einsatz, häufig auch ihre genmanipulierten Verwandten, wie etwa beim einzigen europäischen Hersteller, dem holländischen Weltmarktführer DSM.

Gleichwohl klappt es mit der Vitaminversorgung nicht immer ohne Probleme. Zwar sind Mangelerscheinungen eher selten, nur fünf bis zehn Prozent der Menschen sind betroffen – gehäuft aber Vegetarier und Veganer. Bis zu 80 Prozent seien es sogar in Ländern wie Indien, in denen viele traditionell fleischlos leben, wie eine 2014 erschienene Studie chinesischer und australischer Forscher ergab.

Das fällt zunächst nicht auf, denn der Körper hat, weil Vitamin B12 so wichtig ist, voluminöse Speicher; richtig krankenhausreif sind die Betroffenen daher oft erst Jahre später. Zu wenig Vitamin B12 gilt als Risikofaktor für Herz-Kreislauf-Erkrankungen, so der US-Wissenschaftler Roman Pawlak in einer 2015 im *American Journal of Preventive Medicine* erschienenen Studie.

Das Vitamin braucht der Körper für die Zellteilung, die Blutbildung und für das Nervensystem, vor allem für die Herstellung der Erbsubstanz DNA. Bei einem Mangel kann es, wie Studien zeigen, zu Blutarmut kommen, aber auch zu Depressionen, sogar zu akuter Demenz und Delirium. Und zu Symptomen wie bei »akuter Leukämie«, so berichtete das *British Medical Journal* im Mai 2015 am Beispiel eines 15-jährigen Jungen.

Vor allem bei Kindern können die Folgen prekär sein – und manchmal bleiben Schäden fürs Leben. Die Defizite können schon im Mutterleib entstehen. »Zu achten ist auf eine ausreichende Eiweiß-, Vitamin-, Mineralstoff- und Spurenelementezufuhr«, sagt deshalb der Münchner Professor Johannes Georg Wechsler, Präsident des Bundesverbandes Deutscher Ernährungsmediziner (BDEM), ein entschiedener Verfechter des fleischfreien Daseins.

Prekär aber kann es werden, wenn da Planungsfehler unterlaufen, wie im Falle jener vegan lebenden Mutter aus Italien, die zwar Vitamin-B12-Tabletten genommen hatte, aber offenbar nicht genug. Das Ergebnis: Als ihr Baby auf der Welt war, stillte sie es – doch das Kind hatte schon im

Alter von fünf Monaten schwere Schäden: schwere Entwicklungsverzögerungen, unter anderem im Gehirn, dazu Untergewicht, blasse Haut, Muskelschwäche und dauernde Schläfrigkeit.

»Der Fall unterstreicht die Bedeutung von adäquat kontrollierten mütterlichen Vitamin-B12-Spiegeln während der Schwangerschaft«, schreibt eine Gruppe von Autorinnen um Sophie Guez von der Pädiatrischen Klinik der Universität Mailand in ihrem Bericht über das Baby, der im Jahr 2012 in der Zeitschrift *BMC Pediatrics* erschienen ist.

Und auch nach der Geburt muss ständig kontrolliert werden, damit es den Kleinen nicht so geht wie jenem zweieinhalbjährigen Jungen, über den Ärzte der Universitätskinderklinik im thüringischen Jena berichteten. Er musste in die Klinik, weil er unter Atemnot litt und die typischen Zeichen einer schweren Blutarmut durch Vitamin-B12-Mangel zeigte. In seinem Gehirn waren sogar schon schwere Schäden infolge des Vitaminmangels festzustellen, eine sogenannte »Wernicke-Enzephalopathie«: Groß- und Kleinhirn waren geschrumpft und wiesen Blutergüsse (»Subduralblutungen«) auf.

Der Münchner Professor Berthold Koletzko meint, dass eine vegan lebende Mutter schon während der Schwangerschaft, aber auch in der Stillzeit einen möglichen Mangel an Vitamin B12 an ihr Kind weitergebe. In der Leber des ungeborenen Babys werde dadurch kein Vitamin B12, aber auch kein Eisen gespeichert. »Da auch die Brustmilch der Mutter nicht genug davon enthält, droht trotz Vollstillen eine bedrohliche Unterversorgung des Babys.«

Auch ein einjähriges Baby aus der Türkei, über das Ärzte im *Journal of Health, Population and Nutrition* berichteten, zeigte neurologische Störungen – und wollte nicht

einmal lächeln. Zunächst war alles normal gewesen, bis
zum Alter von sechs Monaten. Dann änderte sich alles, und
zwar dramatisch. »Er war lethargisch, der ganze Körper
schlaff, er zeigte kein Lächeln und war nicht in der Lage,
mit den Augen bewegten Objekten zu folgen.« Diagnose:
zerebrale Atrophie. Das Gehirn war schon geschrumpft.
Der Bub bekam dann Vitamin B12, erholte sich wieder und
begann mit einer gewissen Verspätung im Alter von eineinhalb Jahren auch zu laufen.

Weil es offenbar nicht ganz leicht ist, ein Kind ganz ohne
tierische Produkte angemessen zu versorgen, rät Mathilde
Kersting vom Forschungsinstitut für Kinderernährung in
Dortmund vorsichtshalber generell davon ab, Kinder vegan
zu ernähren: Das »Risiko für Defizite an bestimmten Nährstoffen« sei zu groß, für Kinder sei »eine vegane Ernährung
keinesfalls geeignet«.

Es gibt zwar auch verschiedene Arten von tierfernen Lebensmitteln, die unterschiedliche Sorten von Vitamin B12
in unterschiedlichen Mengen enthalten. Aber: Es sind offenbar ausgiebige Rechenoperationen erforderlich, um den
Bedarf von drei Millionstelgramm am Tag zu decken.

Im Internet gibt es dazu die erforderlichen mathemati-
schen Operationen. Und die gehen so, am Beispiel von
Nori-Algen und Chlorella-Algen: »Wer eine Menge an
Nori bzw. Chlorella verzehrt, die höchstens 12,6 Mikrogramm Vitamin B12 lieferten, würde das (ausgehend von
einem Vitamin-B12-Gehalt von 125,9 Mikrogramm pro
100 Gramm in Nori und von 68,8 Mikrogramm pro
100 Gramm in Chlorella) auf den Verzehr von 10 Gramm
Nori oder 20 Gramm Chlorella täglich hinauslaufen. Da
Nori-Algen gleichzeitig einen hohen Jodgehalt aufweisen
(5 bis 8 Milligramm pro 100 Gramm), sollten nicht mehr

als 2,5 Gramm täglich gegessen werden. Die Vitamin-B12-
Zufuhr über Nori wird folglich mit einer Chlorella-Einnah-
me von 15 Gramm täglich ergänzt.«

Wer da lieber ein paar Algen mehr einwerfen will, riskiert
allerdings eine Überdosis – und damit: Nebenwirkungen.
Konkreter: Pickel zum Beispiel. *Acne vulgaris.* Damit haben B12-Konsumenten offenbar so ihre Erfahrungen gemacht; fragend wenden sich Betroffene an die Internet-
Gemeinde: »Könnte B12 wirklich Akne auslösen? Was
meint ihr?« Der Zusammenhang war auffällig: »Ich hatte
gestern vor dem Zubettgehen eine Multivitamin-Tablette
genommen. Vitamin B12 ist darin sehr stark vertreten mit
70 mcg. Das sind 1250 Prozent der Tagesdosis (steht auf
der Verpackung).« Die Folge waren »heute Morgen im
Kinnbereich einige Pickel«.

Tatsächlich kann Vitamin B12 Akne auslösen, wie unter
anderem eine US-Forschungsgruppe um Dezhi Kang von
der University of California in einer 2015 veröffentlichten
Studie berichtete. Die *Münchner Medizinische Wochen-
schrift* hatte schon 1976 das »Problem der Vitamin B6/
B12-Akne« erkannt.

Es ist mithin nicht ganz so einfach, die Balance zu halten
bei den Nährstoffen, eine ausgewogene Zufuhr zu gewähr-
leisten, wenn vieles von dem wegfällt, was normalerweise
zur Versorgung beiträgt. Problematisch ist es zum Beispiel
bei den sogenannten Puddingvegetariern, die Tierisches
einfach weglassen, sich ansonsten aber nicht weiter um die
nötigen Berechnungen kümmern. Aber auch mit vermeintlich Gesundem ist es oft nicht getan, einem Salat zum Beispiel, der Lieblingsspeise vor allem vieler Frauen, voll vegan
zwar, jedoch nicht unbedingt nahrhaft.

»Salat wird im Vergleich zu anderen Gemüsesorten eher

überbewertet«, räumt Professor Hans Hauner ein, Ernährungsmediziner von der Universität München. »Weg mit dem Salat«, rief schon der österreichische *Standard:* Womöglich seien »Kopfsalat, Eisbergsalat und Rucola nur wertlose Zellulosebüschel«. Über die »Salatlüge« schrieb die *Süddeutsche Zeitung:* Bei Lichte betrachtet, sei es ein »Mysterium der Ernährungswissenschaften«, das dem Salat einen positiven gesundheitlichen Effekt zuschreibt.

In Wahrheit ist der Salat so gesund wie ein nasses Papiertaschentuch, wie der Nahrungs-Lästerer Udo Pollmer enthüllt hat. Klingt provokant. Doch die Zahlen sprechen dafür. Beispiel Eisbergsalat, Lieblingssorte der Deutschen: 100 Gramm Eisbergsalat enthalten 95 Gramm Wasser, daneben aber nur kümmerliche 1,6 Gramm Kohlenhydrate, etwa 1 Gramm Eiweiß und 0,2 Gramm Fett. Auch ist der Salat, das räumt sogar die Deutsche Gesellschaft für Ernährung (DGE) ein, »nicht sehr vitamin- und mineralstoffreich«.

Und dann gibt es ja noch die Moralfrage. Bei vielen geht es beim Abschied vom Tierischen nicht nur um die eigene Gesundheit, sondern auch darum, anderen Lebewesen kein Leid zuzufügen. Aber wie sieht es da bei den Pflanzen aus?

Tatsächlich gelten diese auch als Lebewesen, jedenfalls in der Biologie. Und eigentlich kann man sie bei einer moralischen Bewertung nicht einfach ignorieren. So befasste sich in der Schweiz sogar eine Ethikkommission mit der »Würde der Kreatur bei den Pflanzen« und kam zu dem Schluss, dass ihnen sehr wohl eine »moralische Berücksichtigung um ihrer selbst willen« gebühre. Deshalb hielt die Kommission einen »willkürlich schädigenden Umgang mit Pflanzen für moralisch unzulässig« – etwa das »Köpfen von Wildblumen am Wegrand ohne vernünftigen Grund«.

Mithin ist es nicht gerechtfertigt, sie ethisch einfach zu ignorieren. »Im Grunde können Pflanzen alles, was auch wir Menschen können«, sagt Wilhelm Boland, Direktor am Max-Planck-Institut (MPI) für Chemische Onkologie in Jena. Klar: Sie können keine Bücher schreiben, nicht Auto fahren, und Fußball spielen auch nicht. Aber: Sie sind sehr empfindsam, sagt Boland, nehmen Reize oft »sogar effektiver wahr als der Mensch«.

Stefano Mancuso, Botanikprofessor aus Florenz, hat zusammen mit der Journalistin Alessandra Viola ein Buch geschrieben über die »Intelligenz der Pflanzen«. Demnach können die Pflanzen auch kommunizieren. Nicht dass sie jetzt unverbindlichen Small Talk pflegten. Aber über Wichtiges können sie sich verständigen. »Statt mit Lauten drücken sie sich dabei mit chemischen Molekülen aus«, sagt Professor Jörg Degenhardt, Biotechnologe an der Unversität Halle-Wittenberg, der die Hilferufe aus dem Maisfeld erforscht hat. Der Mais schlägt Alarm, wenn Larven des berüchtigten Maiswurzelbohrers ihn anknabbern. Mit einem Duftstoff namens Beta-Caryophyllen holt er Hilfe, lockt Fadenwürmer an, die die Maiswurzelbohrerlarven verspeisen.

Rosenkohl ruft Wespen um Hilfe, wenn der Kohlweißling ihn befällt. Auch Ackerbohnen senden solche Signale. Und der Biologe Yuan Yuan Song von der Agraruniversität im chinesischen Kanton (Guangzhou) fand heraus, dass Tomaten einander vor Mehltaupilzen warnen können. Sogar der Salat lebt. Er hat noch im Supermarkt einen Tag-und-Nacht-Rhythmus, fanden Forscher um die Biochemikerin Danielle Goodspeed von der Rice University in Houston heraus. Bei Zucchini ist es genauso.

Das heißt aber leider: Auch wer einen Salat isst oder einen Spinat, tötet ein Lebewesen. Das fällt natürlich nicht so auf und ist auch nicht so schwer. Beim Tier schon eher. Wobei auch da das Töten ja gemeinhin im Verborgenen geschieht, im Schlachthof.

Aber jetzt greift mancher schon wieder zum Gewehr. Auch wenn es schwerfällt. Und stößt damit überraschenderweise auf großes Verständnis, gerade bei Menschen, denen es bei Nahrungsfragen, neben der Gesundheit, auch um die Moral geht. Und um das Wohl der Tiere.

11. Völlig angstfrei

Wie Tiere dem Menschen
neue Nahrungsquellen erschließen

Gute Jäger, böse Jäger: Ob man Tiere töten darf? /
Je wilder, je besser / Kein Sex für Jonny, den jungen Bullen!
Da ist die Tierfreundin ganz rigoros / Der Mensch und die Kuh:
Über die Frage, wie Gras essbar wird / Der Käse-Weltmeister:
Ein Freak hoch droben in den Schweizer Bergen

Das Töten ist für ihn, wie wohl für jeden empfindsamen Menschen, nicht so leicht. Er schläft immer schlecht am Abend zuvor. Am nächsten Morgen holt er das Gewehr aus dem Waffenschrank, die Marlin Selbstladebüchse Kaliber 9 Millimeter, oder die Mauser 8x57 IS, wenn es um einen größeren Bullen geht.

Auf der Weide dann, nachmittags, wenn die Tiere versorgt sind, lädt er die Waffe, schraubt den Schalldämpfer auf. Aus maximal fünf Meter Entfernung darf er schießen. Er legt an. Das Rind sinkt zu Boden. Die anderen aus der Herde reagieren mit Gleichmut.

Ernst Hermann Maier ist Bauer, aber er spricht und handelt wie ein Jäger. Er sagt zum Beispiel: »Wir greifen nur ein zur Bestandsregulierung.« Seine Herde würde sonst immer weiter wachsen.

Aufmerksam hören sie zu, wenn er vom Töten spricht, auch Alisa, die Veganerin mit den blau-grünen Haaren. Sie ist mit einer Gruppe von Agrarstudenten gekommen, in die Scheune neben dem Bauernhof, die auch eine Art Showroom ist, nicht nur für die Landmaschinen, die die Maiers nebenher verkaufen, sondern auch für diese Art der Tierhaltung. Anschließend geht er mit den Studenten von der Universität Hohenheim noch hinaus auf die Weide, zu seiner Rinderherde, der ungewöhnlichsten weit und breit, mit 300 Kühen, Kälbern, Stieren. Anfangs waren es nur dreißig Tiere gewesen; sie pflanzten sich einfach fort, so wie das eben ist, von Natur aus.

Im Hintergrund ist die Burg Hohenzollern zu sehen, ein spitzer Kegel, mit der Burg obendrauf, Stammsitz jenes Adelsgeschlechts, das die letzten deutschen Kaiser gestellt hatte. Natürlich haben sie auch ein Jagdrevier, stolze 20 000 Hektar. Die Jagd war bekanntlich Zeitvertreib der höheren Stände und in der Öffentlichkeit lange in Verruf, weil sie ja mehr so ein gesellschaftliches Ereignis war und längst kein Akt der Nahrungsbeschaffung mehr wie am Anfang, vor Tausenden von Jahren.

Jetzt gewinnt dieser Gesichtspunkt wieder an Bedeutung. Das Töten wird auch nicht mehr verheimlicht, wie in den Schlachtfabriken, in denen das Tier zur Ware degradiert worden ist. Der Vorgang soll wieder zum bewussten Akt werden und das Tier, so merkwürdig das klingen mag, dadurch an Wertschätzung gewinnen.

Maier ist ein Pionier dieser Bewegung. Er trägt ein kariertes Hemd, Pullover, Weste, Jeans und eine schwarze Basecap mit der Aufschrift »Uria«. Uria ist ein eingetragener Verein, ein »Tierschutzverein«. Ganz im Ernst. Bauer Maier hat ihn gegründet, damit er Gleichgesinnte um sich scharen kann, um für sein Anliegen zu kämpfen. »Uria«, heißt es in der Eigenwerbung, stehe »für eine neue Art der

Tierhaltung, die sich kompromisslos an den Bedürfnissen der Tiere und nicht in erster Linie an wirtschaftlichen Interessen orientiert.«

Klingt wie ein Widerspruch. Gilt vielen aber als vorbildlich. Der »Kugelschuss«, wie er ihn pflegt, wird plötzlich zur Modellversion des tiergerechten Ausscheidens aus der Welt der Lebenden. Begleitet von Skrupeln bei dem, der die Waffe führt. Was irgendwie auch davor schützt, zu viele zu töten – und zu essen, wie in der Ära der Tierindustrie, ohne jede Erinnerung an ein lebendiges Wesen, als Hamburger, Sushi, Steak, Chicken McNugget. Das steigerte den Verzehr, den Proteinkonsum, das Krankheitsaufkommen. Und die Kritik an dieser Praxis.

Jetzt kehrt das Bewusstsein wieder, besinnen viele sich auf die Beziehungen zwischen Mensch und Tier, auch auf das Verhältnis von Leben und Tod.

Mensch erlegt Tier. So hat es angefangen, vor Hunderttausenden von Jahren. Und so wurde der Mensch zum Menschen, so hat er das Material erworben, um sein Gehirn zu formen, indem er sich neue Nahrungsquellen erschlossen hat. Er kann ja kein Gras fressen. Die Kühe können das, wie auch Hirsche, Rehe, Gämsen.

Erst mit deren Hilfe, und dazu mit Hilfe von Mikroben im Verdauungstrakt der Wiederkäuer, kann aus dem Gras Nahrung für den Menschen werden. Die Reste gibt die Kuh dann wieder dem Gras, als Dünger, damit es besser wachsen kann. »Symbiose« nennen das die Biologen, eine enge Art des Zusammenlebens, von der alle profitieren.

Sogar die Jagd, sagen manche, sei eine Form der Symbiose. Die Jagd stand ganz am Anfang, sie eröffnete die Möglichkeit, das Spektrum der Nahrungsmittel gezielt zu erweitern, so dass die menschliche Entwicklung möglich wurde. Die wilde Variante vom Tier sei daher auch die, die am besten zum Menschen passe, meint Professor Michael Crawford vom Institut für Hirnchemie und menschliche Ernährung an der University of North London: »Die menschliche Physiologie hat sich im Verlauf der Evolution auf die Natur der wilden Nahrungsmittel eingestellt«, vor allem wegen eines wichtigen Bestandteils: Fett. Crawford sieht »einen deutlichen qualitativen und quantitativen Unterschied zwischen dem Fett in den wilden Fleischvarianten im Vergleich zu dem, was wir heute essen«.

So hat das Fleisch von Wildtieren mehr gesunde Omega-3-Fette als das von domestizierten Tieren, wie Crawford schon 1968 nachgewiesen hat, in einem Artikel für die Medizinzeitschrift *Lancet*.

So ist das bei Rindern, bei Fischen und auch bei Hirsch und Rehen: Qualitativ hochwertiger ist das wilde Wild, das »Freiwild«, das wirklich in Freiheit lebt, verglichen mit dem »Gatterwild«, von den Wildfarmen, die es mittlerweile auch gibt. Das ergab eine Studie der Veterinärmedizinischen Universität Wien, verfasst von einer Wissenschaftlerin mit dem passenden Namen Lisa Gamsjäger und ihrer Kollegin Teresa Valencak.

Ähnlich ist es auch bei den Rindern. Beim wilden Büffel waren noch 30 Prozent der Fettsäuren von der als besonders gesund geltenden »mehrfach ungesättigten« Sorte; beim normalen Hausrind heute sind es nur noch 2,2 Prozent. Diese Fette sollen zum Beispiel wichtig sein fürs Gehirn, für Intelligenz, Psyche und das Herz.

Crawford führt sogar die Entstehung der modernen Zivilisationskrankheiten, vom Übergewicht über Herzkrankheiten und Diabetes bis hin zu psychischen Leiden, auf die Abkehr vom Wild zurück.

Ernst Hermann Maiers Rinder leben ganz ähnlich wie
früher die wilden Büffel, in weitgehender Freiheit auf der
Weide. Und der Schuss zum Schluss ist offenbar die ad-
äquate Form des Ablebens: Gerade Weiderinder bekommen Panik, und Herzrasen befällt sie, wenn sie in den
Schlachthof gekarrt werden sollen. Diese Körperreaktionen
schlagen sich im Steak nieder; dunkles, trockenes Fleisch ist
die Folge der stressbedingten Hormonreaktion. Als tierfreundlicher gilt da der »Kugelschuss«: 10 000 Rinder werden jährlich in Deutschland schon damit getötet.

Beim Premium-Bioverband Demeter gibt es schon
Workshops zum »Kugelschuss auf das Rind zum Zweck der
Schlachtung«. Die Agrarwissenschaftlerin Stefanie Retz
von der Universität Kassel-Witzenhausen hat ein Forschungsprojekt gestartet, Thema: »Entwicklung und Er-
probung eines stressfreien Betäubungs- und Tötungsver-
fahrens für Rinder aus ganzjähriger Freilandhaltung«.

Auch die Rinder im Nationalpark Unteres Odertal 80 Kilometer nordöstlich von Berlin werden »stressfrei auf der
Weide geschossen«, wie die Vereinigung der Freunde des
Nationalparks bekanntgibt. Sie nennen sie »Auerochsen«,
obwohl es eigentlich von der Rasse her Heckrinder sind;
die echten Auerochsen sind ja schon vor Jahrhunderten
ausgestorben. Und Sonja Moor, Frau des TV-Moderators
Max Moor, macht es mit ihren Galloway-Rindern im ostdeutschen Bundesland Brandenburg ganz ähnlich. »Frü-
hestens wenn die Tiere mit drei Jahren vollständig ausge-
wachsen sind, töten wir sie bei Tagesanbruch mittels Kugelschuss auf der Weide. Sie sterben völlig angstfrei in
ihrem gewohnten Umfeld, der Natur.«

Offenbar gibt es ein zunehmendes Bedürfnis nach dieser
Form des Umgangs mit dem Tier – und seinen Produkten,

Fleisch und Wurst. Familie Maier vertreibt sie unter dem Label »Uria« im Hofladen und in Bio-Supermärkten der Region: »Wir könnten dreimal so viel verkaufen«, sagt Maier.

Ostdorf am Fuße der Schwäbischen Alb, 1500 Einwohner, ist die moderne Version der kleinen Landgemeinde: Es gibt eine Kirche, einen Nissan-Händler, eine VW-Werkstatt, ein Sägewerk, eine Metzgerei mit Partyservice, einen kleinen Edeka, einen Laden für Outdoorklamotten und noch ziemlich viele Bauernhöfe. Der von Familie Maier liegt im Zentrum, an der Dorfstraße.

Die Weide liegt ein Stück außerhalb, ein weitläufiges Gelände. Die Kühe stehen und gucken, alles wirkt entspannt und auffallend ruhig. Nur ein paar Kälber hüpfen übermütig herum. Die Bullen, von imposanter Größe und Gestalt, schreiten respektheischend durch die Herde. Manchmal brüllt einer von ihnen markerschütternd.

Ist das der Chef hier?

Maier: »Einen Chef. Na ja, den größten Bullen gibt's schon. Aber Sie dürfen sich das nicht so vorstellen, dass der jetzt als autoritärer Herrscher agiert. Der hat viele Freundschaften. Auch Bullen untereinander, die mögen sich und kennen sich. Manche mögen sich auch nicht so, die gehen sich dann aus dem Weg. Die haben ja genug Platz. Das ist wie bei den Menschen auch, der eine ist sympathischer, der andere weniger.«

Und die Kälber dürfen immer bei ihrer Mutter bleiben?

Maier: »Jaja.«

Darauf achten Sie auch beim Schlachten?

Maier: »Wenn ein Muttertier ein schlachtreifes Kalb hat, aber sonst niemanden, dann kannst du das nicht wegschießen. Auf keinen Fall.«

Das lassen Sie dann weiterleben?

Maier: »Natürlich. Umgekehrt darf man dem Jungtier auch die Mutter nicht töten, das geht nicht. Das würde ja wahnsinnig trauern. Die Mutter fehlt dem. Das kannst du nicht machen.«

Und wie sieht's auf der Männerseite aus?

Maier: »Also, da gehen wir rein selektiv vor. Da gucken wir, dass die Tiere rausgenommen werden, die vielleicht nicht so gute Klauen haben oder die gegen Parasiten nicht so resistent sind. Wir wollen ja nicht ständig behandeln, wir wollen, dass die dagegen immun werden. Gleichzeitig versucht man natürlich, die besten Bullen möglichst lange in der Herde zu halten. Damit sich die vermehren.«

Mit dem »Natursprung«?

Maier: »Jaja, ausschließlich.«

Und wenn sie dann ihre Pflicht getan haben, naht das Ende?

Maier: »Ja, wenn es nur um Wirtschaftlichkeit gehen würde. Ab einem bestimmten Alter nehmen die ja nicht mehr so zu. Der hier zum Beispiel ist rein wirtschaftlich betrachtet eine Nullnummer.«

Warum lassen Sie den dann noch leben?

Maier: »Warum soll ich den nicht leben lassen? Das ist ein super Bulle. Wir brauchen die Bullen, um die natürliche Struktur in der Herde zu erhalten. Das ist ein soziales Gefüge, und das leidet, wenn du da eingreifst und die Bullen rausnimmst. Die sind die Väter, und die müssen auch da sein. Nicht nur die Mütter.«

Aber, bei allem Verständnis für die familiären Gefühle beim Vieh: Es geht auch um die Bedürfnisse der Menschen. Sonst würde aus der Herde eine Horde, drohte am Ende eine Stampede am Fuße der Schwäbischen Alb, wenn sich die Tiere immer fröhlich vermehrten. Es braucht daher sozusagen einen Ausgleich der Interessen.

Das merken auch ausgewiesene Tierfreundinnen, die plötzlich mit so einem lebenden Wesen konfrontiert sind: einem jungen Bullen. Einmal traf die Autorin Tanja Busse, die kluge Bücher geschrieben hat, die Tierfreundin Hilal Sezgin. Stolz erzählte Tanja, dass sie ein kleines Bullenkalb gerettet hatte, das beinahe an Durchfall gestorben wäre. Sie nannte es Jonny und gab es einem Pensionsbauern. Jonny durfte gemeinsam mit der Herde grasen, »auf einer wunderschönen Weide am Waldrand«. Das Kälbchen wuchs heran, und es nahte der Tag, da es zum Schlachter …

»Du willst es töten?«, fragte Hilal, die bis dahin gelächelt hatte und der nun das Entsetzen ins Gesicht geschrieben war.

»Nein, genau das wollte ich ja nicht – als Vegetarierin. Aber was wird, wenn aus dem Kälbchen ein gefährlicher Bulle wird?«

Tatsächlich begann Jonny bald, sich mit seinen kleinen »Rinderfreundinnen« zu treffen, es bestand mithin die Gefahr, dass aus so einer Verbindung noch mehr kleine Rinderlein hervorgehen. Was also tun?

Da hat dann Tierfreundin Tanja den Viehdoktor geholt. Der hat das Messer angesetzt – und Jonny kastriert.

»Ich finde das richtig«, meint Tanja. »Die meisten Tierrechtler wohl auch. Aber ethisch begründen kann ich es nicht.«

Geht ja auch gar nicht. Warum soll es moralisch wertvoller sein, die Vermehrung der Herde mit dem Messer an Jonnys Geschlechtsteil zu regulieren als mit dem Gewehr? Tierrechte schön und gut – aber ein Recht auf Fortpflanzung gehört offenbar nicht dazu: »Millionen von Nutztieren wollen sich schließlich gern millionenfach vermehren. Deshalb bin ich entschieden gegen das Recht der Tiere auf sexuelle Erfüllung.« Sagt Tanja, die Tierfreundin.

So gesehen haben es die Tiere bei Familie Maier am Fuße der Schwäbischen Alb doch schöner – auch wenn jede Woche eins von ihnen oder zwei der Kugelschuss trifft.

Und so war das eigentlich seit je in der gemeinsamen Geschichte von Menschen und Tieren, in der, so meinen viele Experten, beide Seiten voneinander profitiert hätten. Jedenfalls bevor die Beziehung in ein Ausbeutungsverhältnis überging. »Es ist eine Partnerschaft, die für beide Partner sehr gut funktionierte, bis es Tierfabriken gab«, sagt die amerikanische Feministin, Umweltschützerin und Autorin Lierre Keith (»The Vegetarian Myth«; deutscher Titel: »Ethisch essen mit Fleisch«). Beide Partner haben sich sozusagen gemeinsam entwickelt. Man nennt das Ko-Evolution. Sie ging über Tausende von Jahren.

Für die Entwicklung des Menschengeschlechts ist das Fleisch nach Meinung der Forscher von kaum zu überschätzender Bedeutung. Als der Mensch das Tier ins Visier nahm und das Fleisch zu verspeisen begann, löste das einen Sprung in der Entwicklung der menschlichen Gattung aus.

Die tierische Nahrung hatte mehr Nährwert, brachte mehr Energie – und Zeit. Wo die Pflanzenfresser noch den ganzen Tag damit beschäftigt waren, durch die Wildnis zu streifen, um Nüsse, Beeren, Blättlein zu sammeln, konnten die Jäger und Fleischfresser mit einer herzhaften Steak-Mahlzeit die Körperbedürfnisse für eine längere Zeit befriedigen und die gewonnenen Mußestunden für geistige Erbauung und intellektuelle Weiterentwicklung nutzen.

»Wir glauben, dass diese Veränderung der Ernährungsweise vor 2,3 Millionen Jahren einer der bedeutendsten

Faktoren war in der Evolution unserer Spezies«, sagt Leslie Aiello, Anthropologin und Präsidentin der Wenner-Gren Foundation in New York City.

Es zog sich allerdings ziemlich lange hin, bis das Steak endlich auf dem Teller lag bei der Steinzeitfamilie Feuerstein. Schon die sogenannten Australopithecinen vor zwei bis drei Millionen Jahren sollen sich an Fleisch versucht haben. Die ersten metzgermäßigen Bearbeitungsspuren an Knochenfunden sind gut 3,4 Millionen Jahre alt, an Rippen unter anderem wurden sie identifiziert – wahrscheinlich hatten die Vorfahren versucht, mit unzureichenden Mitteln ein Kotelett herauszulösen. Erst vor 2,3 Millionen Jahren dann begannen die Menschen, regelmäßiger Fleisch zu essen. Woher man das weiß? Sie hatten die gleichen Bandwürmer im Bauch wie die Hyänen – und hatten damit auch das Gleiche verspeist. Fleisch, das irgendwo herumlag, kurz: Aas.

Damals war eher noch Demut angezeigt gegenüber den tierischen Mitgeschöpfen. Der kleine *Homo habilis* zu jener Zeit war nur etwa 1,40 Meter groß, konnte bestenfalls Kleintiere fangen. Der *Homo erectus*, immerhin 1,65 Meter groß, verfügte schon über Speere.

Die ersten stichhaltigen Hinweise auf Jagdaktivitäten datieren allerdings erst aus der Zeit von vor 500 000 Jahren, am Waidwerk war damals ein Vorfahr von *Homo sapiens* und vom Neandertaler, der dann seinerseits vor 200 000 Jahren mit der Jagd begann. Allerdings ging es damals beim Halali noch etwas unbeholfen zu: Einigermaßen zielführende Jagdwaffen, womöglich sogar Pfeil und Bogen, gab es erst vor 71 000 Jahren.

Dass das alles so lange dauerte, mehr als zwei Millionen Jahre bis zur Entwicklung einer simplen Basisausstattung mit Jagdwaffen und Feuer, das lag vermutlich auch an der etwas beschränkten geistigen Ausstattung. Bei den frühen menschlichen Vorfahren verharrte das Gehirn bei kümmerlichen 400 bis 500 Gramm. Vor 2,3 Millionen Jahren dann, als das Fleisch regelmäßiger gegessen wurde, setzte ein langsames, aber gewaltiges Gehirnwachstum ein, bis zu den 1500 Gramm, die die Menschen heute unter ihrer Schädeldecke tragen.

Das Hirnwachstum begann an den großen Süßwasserseen Afrikas, wo die Fische mit den guten Fetten verspeist wurden, meint Michael Crawford, der britische Spezialist für Hirnchemie und menschliche Ernährung. Vor allem die Omega-3-Fette haben in der Evolution des menschlichen Gehirns eine zentrale Rolle gespielt.

Natürlich können diese Fette auch aus Pflanzen bezogen werden. Aber einfacher ist es, die Lieferung den Tieren zu überlassen – und sich selbst mehr den geistigen Dingen zu widmen, statt den ganzen Tag nur zu verdauen. Das soll lieber die Kuh tun.

»Man kann nicht ein großes Gehirn und einen voluminösen Verdauungstrakt gleichzeitig haben«, sagt Leslie Aiello von der Wenner-Gren Foundation in New York City. Der Mensch bevorzugte das Gehirn, überließ die Verdauungsvorgänge weithin den Wiederkäuern, den Rindern und Hirschen, nahm dann deren Fleisch zu sich und baute so seinen geistigen Vorsprung weiter aus.

»Sorry, Vegetarier«, sagt Christopher Joyce, Wissenschaftsredakteur des öffentlich-rechtlichen US-Hörfunksenders *National Public Radio*, »aber Fleischessen machte unsere Vorfahren offenkundig klüger.«

Heute allerdings sieht es anders aus. Heute steht zwischen Mensch und Tier die Maschinerie namens Massentierhaltung, produziert Fleisch im Übermaß, und das macht nicht klug, sondern krank. Und die Jagd ist kein Mittel zur Nahrungsbeschaffung mehr, sondern ein gesellschaftliches Ereignis. Rehkeule, Hirschgulasch, Fasanbraten fallen eher nebenbei ab. Sie gehen an die Treiber oder an die »Eingeborenen« bei der Großwildjagd, jenem Relikt aus der Kolonialzeit, das die US-Amerikanerin Ingrid Newkirk, die Chefin der Tierrechtlervereinigung Peta, »einen abscheulichen Zeitvertreib reicher, abgestumpfter Leute auf der Suche nach Nervenkitzel« nannte, nachdem ein amerikanischer Zahnarzt den beliebten Löwen »Cecil« aus dem Nationalpark Hwange in Simbabwe herausgelockt und abgeknallt hatte.

Immer häufiger werden diese Jäger zu Gejagten: In den USA gab es schon Morddrohungen gegen einen Mann, der die Lizenz ersteigert hatte, ein Nashorn zu erlegen. In Thüringen wurde ebenfalls ein Mann mit dem Tode bedroht: Er hatte in Botswana vor einem erlegten Elefanten posiert.

Es trifft aber auch hiesige Waidmänner, denen militante Jagdgegner die Hochsitze zerstören – was sie »Tieferlegung« nennen. In Brandenburg überlebte ein Jäger den Einsturz nur knapp. Im Mai 2013 wurde ein Hochsitz im ostdeutschen Lanke zerstört, einem Ortsteil der einstigen DDR-Bonzensiedlung Wandlitz. »Jagd ist Mord!!!«, hieß es im Bekennerschreiben. In Österreich gibt es sogar eine »Initiative zur Abschaffung der Jagd«. Slogan: »Stoppt den Jagdterror!« Im Schweizer Kanton Genf ist die Jagd auf Säugetiere und Vögel seit 1975 verboten.

Doch inzwischen entwickelt sich eine neue Sicht auf die Jagd, und auch auf die Beute aus dem Wald. Im Internet fragt »Drachenbaum111«: »Ist Wild essen tierfreundlicher als Schwein, Rind & Co.? Habe gehört, dass man Wild (Reh, Wildschwein etc.) ›bedenkenloser‹ essen kann, weil diese Tiere nicht in Massentierhaltung und unter unmöglichen Bedingungen leben und geschlachtet werden. Stimmt das?«

Navianka ist klar dafür: »In den meisten Fällen ergeht es den Tieren besser in ihrer Haltung«, daher sei es »moralisch sinnvoller«, so etwas zu kaufen, und zwar am besten »vom Jäger direkt«, weil: »dann hatten die Tiere ein gutes Leben und das Geld kommt dem Forst bzw. Wald zu Gute«.

Das Töten als solches finden die Tierfreunde in diesem Zusammenhang ganz okay. »Distel« jedenfalls lehnt »Massentierhaltung« ab, nicht aber »den Tod eines Tieres an sich«. Beim Wild zum Beispiel: »Bis zu dem Moment des Todes leidet das Tier nicht.« So sieht das auch der Bund Umwelt- und Naturschutz (BUND): »Wenn schon Fleisch, dann am besten Wildfleisch.«

Es sind nicht mal so wenige, die ihr freies Leben im Wald und auf den Bergen genießen, bis der Jägersmann kommt: Allein in Bayern werden 3500 bis 4000 Gämsen im Jahr geschossen, in ganz Deutschland sind es 67 000 Stück Rotwild, 330 000 Hasen, 500 000 Wildschweine sowie 1,1 Millionen Rehe. Sie alle können dazu beitragen, Ressourcen für die Ernährung zu erschließen, die der Mensch sonst nicht nutzen könnte. Weil der oft nicht hinkommt, wo die Gams kraxelt. Und auch nichts anfangen kann mit dem, was die Gams dort findet: Gras. Kräuter. Kleines Geäst. Die Gams mag das, ebenso wie der Hirsch und das Reh: Sie alle sind Wiederkäuer – wie die Kuh. Auch sie verwandelt das, was Menschen nicht essen können, in Genießbares: in Milch, Butter, Käse, Sahne und Fleisch.

Die Kuh ist zum Evolutionspartner des Menschen geworden, weil sie über ein faszinierendes System verfügt, mit dem diese Gräser und Kräuter transformiert werden.

Wenn Rinder auf der Wiese grasen, tun sie das ein bis zwei Stunden lang; das, was sie in dieser Zeit abrupfen, wandert in die ersten beiden ihrer drei Vormägen: den Pansen und die Haube. Dann kommt alles in den dritten, den Blättermagen. Anschließend in den Labmagen, der unserem einzigen Magen entspricht. Eine halbe Stunde nach dem letzten Grashalm beginnt dann der Prozess des Wiederkäuens. Die Kuh setzt sich bequem hin und, nun ja, stößt erst mal auf. Portionsweise werden jeweils 100 Gramm vorverdautes Futter wieder hochgewürgt, durch die Speiseröhre, in der Unterdruck herrscht, nach oben gezogen und dann noch mal zerkaut, mit 60 bis 100 Kieferschlägen pro Minute.

Anschließend sind die Bakterien dran: bis zu 100 Milliarden pro Milliliter Pansenfüllung. Bei 100 Litern sind das mithin 10 000 000 000 000 000 Bakterien. In Worten: zehn Billiarden. Diese Bakterien und die sogenannten Wimperntierchen (Protozoen) zerlegen die Pflanzenbestandteile. Ohne die Bakterien wäre die Kuh aufgeschmissen, könnte das Gras genauso wenig verdauen wie der Mensch.

So aber steht ihr ein riesiges Reservoir zur Verfügung: Grünland, inklusive Steppe und Pampa, bedeckt etwa 40 Prozent der weltweiten Landfläche, und sogar 70 Prozent der weltweiten landwirtschaftlichen Nutzfläche sind Weiden – von denen der Mensch, ohne Kühe und andere Wiederkäuer, gar nichts hätte: »Rinder auf der Weide sind keine Nahrungskonkurrenten des Menschen. Wir selbst müssten angesichts auch der üppigsten Gräser jämmerlich verhungern, weil wir sie nicht verdauen können«, sagt die Tierärztin und Autorin Anita Idel (»Die Kuh ist kein Klimakiller«).

Aber wenn die Wiederkäuer da grasen, hat nicht nur der Mensch etwas davon, sondern überraschenderweise auch das Gras. Es ist nicht nur einfach Opfer, weil es gefressen wird – es ist auch Nutznießer dieses Vorgangs. Denn wenn niemand an ihr knabbert, gibt es die Wiese bald nicht mehr.

Dann würden sich zwischen den Grashalmen die kleinen Baumpflänzchen (Schösslinge) ausbreiten, schließlich die Grashalme überholen, bald einen Baum bilden und den Gräsern die Sonne wegnehmen. Und Schluss ist mit Wiese. Gut, wenn die Kuh kommt: Sie frisst gleichermaßen Halme wie Schösslinge, schafft Platz für einen Neustart, und Wiese bleibt Wiese. »Gräser können auf Dauer nur trotz und wegen der Beweidung wachsen«, sagt Anita Idel. Kurz: »Ohne Graser kein Gras.« Und keine Lüneburger Heide, keine Schwäbische Alb: Sie sind das Werk der Schafe und würden ohne jene bald verschwinden.

Zudem löse das Abfressen einen »Wachstumsimpuls« aus, der Halme mit neuem Elan in die Höhe schießen lässt. Und schließlich wird die Wiese, wenn die Kuh oder das Schaf auf ihr herumtrampeln, gewissermaßen massiert: Durch den Tritt der Klauen werden Samen, Humus, Dünger in den Boden eingearbeitet.

Es ist, sagt Tierärztin Idel, eine »Lebensgemeinschaft von Weidetier und Weidegras«. Sogar der Mensch gehört dazu, klassischerweise als guter Hirte: wie bei den Tuareg und den Massai in Afrika, den rentierzüchtenden Lappen (heute: »Samen«) in Nordeuropa und in der Mongolei sowie Sibirien den turkstämmigen Tuwinern mit ihren Yaks, Schafen, Ziegen und Kamelen.

Wenn Menschen, Tiere und Pflanzen sich wechselseitig helfen, dann nennt man das: Symbiose. Das klingt wie eine psychiatrische Diagnose. Es ist auch eine, der Fachbegriff für eine Beziehungsstörung. »Symbiotische Beziehung« bezeichnet ein allzu enges Klammern beim Paar. Was aber in der Ego-Gesellschaft verpönt ist, ist für Biologen der Ausdruck gelingenden Lebens, eine besonders geglückte Form des Miteinanders verschiedener Individuen.

Eine Symbiose herrscht auch im Inneren der Kuh, zwischen ihr und den Mikroben in ihrem Magen. Die Kuh stellt ihnen ein Zuhause zur Verfügung, geschützt und gut geheizt auf 38 bis 40 Grad, und sie gibt ihnen sogar noch Nahrung, das Gras, das sie mit großer Ausdauer gefressen hat.

Die Mikroben fressen ihren Nahrungsanteil und wiegen schon nach 24 Stunden 7 bis 10 Kilo. Dieses wiederum dient sodann der Kuh als Nahrungsquelle, genauer: die Proteine, die die Bakterien aus ihrem Nahrungsanteil gebildet haben und die schließlich im sogenannten Labmagen, mittels Magensäure, umgewandelt und so für die Kuh – und später auch den Menschen – nutzbar gemacht werden.

Das Interessante: Alles funktioniert nur, weil die Beteiligten zusammenwirken. Die Pflanze, also das Gras, die Mikroben im Darm der Kuh, die Kuh selbst und der Mensch. Von Ausbeutung keine Spur, im Gegenteil, sagt der US-amerikanische Nahrungsspezialist Michael Pollan: »In einer ko-evolutionären Beziehung ist jedes Subjekt auch Objekt und jedes Objekt auch Subjekt.«

Und das gilt sogar für die Jagd, meint jedenfalls Pollan: »Das Jagen ist keine Frage der Moral oder der Politik, sie ist ebenfalls eine Frage der Symbiose.« Der Hirsch zum Beispiel profitiere, scheinbar paradoxerweise, davon, dass der Mensch ihn jagt. Wenn niemand auf die Hirsche schießt, können sie sich ungehindert vermehren, was nur vorübergehend schön ist für sie – am Ende aber gibt es sie gar nicht mehr.

So geschehen im Nordosten der USA, in einer Gegend namens Crane Estate, 50 Kilometer nördlich von Boston. Die Besitzerin des Strandwalls, eine Stiftung für Denkmal- und Naturschutz, hatte die Jagd dort verboten. Die Folge: Es gab mehr Hirsche. Die fraßen natürlich auch mehr, weshalb die anderen Lebewesen nichts mehr bekamen und ihrerseits dezimiert wurden. Und zwar in Abhängigkeit von der Hirschdichte im Wald, wie die US-Forstbehörde errechnet hat: Ab acht Hirschen pro Quadratkilometer verschwinden Tiere mit selten schönen Namen wie Östlicher Waldschneppertyrann, Indigofink, Gartentyrann, Gelbschnabelkuckuck und Pappelwaldsänger.

Wenn es mehr als 15 Hirsche sind pro Quadratkilometer, verschwinden zudem der Weißbauch-Phoebetyrann und sogar die Wanderdrossel. Auch die Hirsche finden schließlich nichts mehr zu fressen und verhungern – weil sie keiner rechtzeitig erschossen hat, in Ermangelung der natürlichen Feinde. Denn Tiger, Löwe, Panther & Co. gibt es dort nicht, nördlich von Boston. »Ohne Raubtiere«, sagt Pollan, »stirbt das Land.« Wenn der Mensch nicht aushilft, mit der Waffe in der Hand.

Wahrscheinlich ginge es auch den Bullen und Kühen von Ostdorf so, wenn Ernst Hermann Maier nicht zweimal wöchentlich zum Gewehr greifen würde. Die Behörden sehen das übrigens nicht so gern; sie unterstützen Maiers Rinderhaltung nicht, diese freie, tierzentrierte Art, bei der die Rinder noch ihre Eigenarten haben dürfen, ihre Hörner behalten und das fressen, was gut für sie ist: Gras. Er weigert sich auch, seinen Tieren die vorgeschriebenen Ohrmarken zu verpassen; erstens weil er ihnen Chips einpflanzt, was schmerzloser geht, und zweitens weil seine Rinder ihr Leben lang beieinanderbleiben. Die Ohrmarken aber sind nur im normalen Fleisch-Business wichtig, wenn die Tiere quer durch Europa verschoben werden und mit dem Fleisch irgendetwas ist, wie damals bei der BSE-Krise, als viele befürchteten, sie bekämen jetzt auch den Rinderwahn. Weil die Behörden Hermann Maiers abweichendes Verhalten nicht billigen, muss er EU-Förderbeiträge zurückzahlen, 85 000 Euro allein für die Jahre 2012, 2013, 2014.

Die Behörden bevorzugen eine ganz andere Art der Tierhaltung. Der Trend geht weg von der Wiese, hin zum Stall, zur Hochleistungskuh, sogar auf den Almen auf den Bergen: draußen die schönsten Wiesen, aber drinnen in der Hütt'n werden die Kühe mit Kraftfutter vollgepumpt.

Kein Witz: Als das österreichische Lehr- und Forschungszentrum für Landwirtschaft im Raumberg-Gumpenstein in der Steiermark Milchproben untersuchte, stellte sich heraus, dass ausgerechnet die Milch von den Almen weniger von den besonders gesunden Omega-3-Fetten enthielt – »was hauptsächlich auf die auf den untersuchten Almen eingesetzten Kraftfuttergaben zurückzuführen sein dürfte«.

Die spinnen, die Österreicher, könnte man sagen – aber die Schwarzwälder sind auch nicht besser. Auch dort gibt es immer weniger Kühe auf der Weide. Sogar in Argentinien wird immer mehr Pampa in Ackerland umgewandelt, und die Rinder dürfen nicht mehr grasen, sondern werden in riesigen Fütterungszentren abgefertigt, sogenannten Feedlots. Auch aus den USA, Australien, Kanada, Neuseeland und Uruguay kommt Fleisch von Feedlot-Tieren nach Europa.

Warum? Weil es mehr Profit abwirft.

Während ein Rind in Freiheit auf der Weide zwei oder drei Jahre lebt, ist ein Feedlot-Tier schon nach einem Jahr schlachtreif. Um 120 Kilo zuzulegen, müssten die Tiere auf der Weide 300 Tage fressen – im Feedlot sind es nur 90 Tage. Leider erfährt der Verbraucher in der EU davon nichts, eine Kennzeichnungspflicht gibt es nicht. Zu erkennen ist das Weidefleisch an der gelblicheren Fettmarmorierung.

Die Kuh kann natürlich nichts dafür, dass sie kein Gras mehr bekommt und dadurch auch noch ihr Ruf leidet: Sie gilt als übler Klimakiller. Denn ihr Verdauungstrakt produziert gewaltige Emissionen: Methan zum Beispiel, ein klassisches Treibhausgas, 25-mal schädlicher als Kohlendioxid. Bei mehr als 12 Millionen Rindern allein in Deutschland summiert sich das auf 40 Prozent der gesamten Methanemissionen von jährlich 950 Millionen Tonnen. Hinzu kommt das Kohlendioxid. Ein Kilo Fleisch zu produzieren, verursacht 36 Kilo Kohlendioxid – so viel wie eine 250 Kilometer lange Autofahrt. Aber nur, wenn die Kühe Kraftfutter statt Gras bekommen, Mais zum Beispiel: Denn der ist der wahre Klimakiller, weil er kräftig gedüngt wird, mit Stickstoff, der wiederum umgewandelt wird in Distickstoffmonoxid (N_2O), besser bekannt als Lachgas – und davon gehen die höchsten Agrar-Emissionen aus, sie sind zudem 295-mal schädlicher als Kohlendioxid.

Ganz anders sieht es aus, wenn die Kuh auf der Weide steht. Dann fällt der Mais als Klimaschädling schon mal weg, und der Grasboden speichert sogar das Kohlendioxid – stolze 1,8 Tonnen pro Tonne Humus.

Deshalb spricht die Tierärztin Anita Idel die Kuh frei von dem Vorwurf, der gegen sie erhoben wird: Klimakiller ist nicht die Kuh, sondern die industrielle Art der Rinderhaltung: »Das agroindustrielle System heizt den Klimawandel an und erhöht dadurch das Risiko für die Welternährung dramatisch.«

Dass die Kuh kein Gras bekommt, das schadet auch ihr selbst – und der Gesundheit der Menschen. Die Kühe werden krank, leiden an Klauenkrankheiten, Magengeschwüren, viele sterben vorzeitig. Der Mensch schließlich bekommt minderwertige Produkte und ein veritables, weltweit sich ausbreitendes Erkrankungsrisiko gleich mit.

Denn die artwidrige Fütterung führt dazu, dass gefährliche Bakterien wachsen – die *E.-coli*-Bakterien vom Typ 0157:H7, die sich im Verdauungstrakt der Kühe vor allem vermehren, wenn dort Getreide vorherrscht statt Gras. Und: Es fehlt an gesunden Fetten, den berühmten Omega-3-Fetten, die es vor allem bei wilden Tieren gibt. Und bei Kühen, die auf der Weide grasen dürfen. Es fehlt auch an den CLA-Fetten (»Conjugated Linoleic Acids«: konjugierte Linolsäuren), von denen es ebenfalls mehr gibt, wenn die Kuh auf der Weide stand. Sie sollen sogar schlank machen, weil sie Fettzellen killen können (siehe Hans-Ulrich Grimm: »Die Kalorienlüge«).

Wenn die Kühe Gras fressen dürfen, gibt es diese guten Fette, in der Milch, in Butter und Sahne und natürlich im Käse. Und so ist es auch kein Wunder, dass es ein Käse von solchen Kühen sogar zu Weltmeisterwürden gebracht hat. Er stammt von Martin Bienerth und seiner Frau Maria Meyer aus Andeer, einem kleinen Ort in der Schweiz, auf einem Pass namens San Bernardino, den viele überqueren auf dem Weg in den Süden.

Der Ort ist postkartenschön gelegen: rundum hohe Berge, sattgrüne Wiesen, gelbe Blumen – und grasende Kühe. Natürlich ist es ein blitzsauberer Ort, wir sind ja in der Schweiz. Gleich am Ortseingang steht ein Mineralbad, auch ein stattliches Hotel, eine Rehabilitationsklinik, weiter hinten erhebt sich ein weißes Kirchlein mit Zwiebelturm auf einem Hügel. Kleine Häuschen mit Holzbalustraden und Blumenschmuck säumen die Dorfstraße mit Kopfsteinpflaster. »Sennerei Andeer« steht an der Tür der kleinen Käserei, drinnen Martin Bienerth, der ein bisschen wie ein Freak aussieht, ein Käse-Freak mit Baskenmütze, Bart, schwarzem Shirt, Bermudashorts und weißen Clogs, wie sie auch Ärzte gern tragen.

In der Auslage: Käse, Käse, Käse, darunter einer mit dem Schildchen: »Andeerer Traum«. Daneben steht, handgemalt: »WELTMEISTER 2010«. Auf einem anderen Käse: »BRONZE WM 2012«. Der Champion seiner Klasse wurde gekürt in Wisconsin, in den USA. Alle zwei Jahre findet dort die Weltmeisterschaft statt. Bienerths Käse hat schon mehrfach gewonnen.

Woran liegt das?

Da komme einiges zusammen, meint Bienerth, was seinen Käse unterscheidet von den anderen: »Ein Unterschied ist: Wir sind relativ hoch hier. Das Dorf liegt auf 1000 Metern, die Kühe gehen bis auf 2000 Meter hoch. Und das Futter, das wir dazuholen, kommt von bis zu 2300 Höhenmetern. Das ist ein anderes Futter, mit vielen Kräutern, das gibt eine andere Milch. Silbermantel, Frauenmantel, Edelweiß, das hat es ja alles da oben. Und den ganzen Klee. Das Nächste ist, wir sind ein kleiner Betrieb. Unsere Bauern haben jeder zwanzig Kühe, das ist im Weltmaßstab natürlich nicht viel. Die kennen ihre Kühe noch mit Namen. Das heißt, sie haben einen direkten Bezug, sie schauen auf ihre Kühe. Sie melken hervorragend. Und es ist nicht weit in die Käserei. Das ist natürlich auch wichtig: die kurzen Wege. Da ist kein Lkw dazwischen. Die Milch kommt morgens und abends hier in die Sennerei, ungekühlt. Die darf auch nicht gekühlt werden, Kälte ist ja Gewalt auf die Milch.

Und schließlich ist Maria eine perfekte Handwerkerin, die einfach super Käse macht, ihn pflegt, während er reift. Das ist es, was uns unterscheidet von den Großen.«

So ist sogar der Käse ein Produkt der Symbiose, an der die Wiese beteiligt ist, die Kuh, die Bakterien in deren Verdauungstrakt, der Melker dann und Maria, die Käsemeisterin – sowie wiederum Bakterien, die auch hier helfen. Alle wirken zusammen.

Eigentlich schön. Merkwürdigerweise haben ausgerechnet die Tierrechtler ein anderes Verständnis von der Welt und vom Tier. Die Autorin Hilal Sezgin (»Artgerecht ist nur die Freiheit«) zum Beispiel glaubt: »Dass wir aber jeder ein Lebewesen mit eigenen Wünschen und Zwecken sind und dass wir nicht primär auf der Welt sind, um jemand anderem zu Nutzen zu sein, sondern mit vollem Recht unseren eigenen Interessen folgen – das gilt für Alte und Junge, Gesunde und Kranke, Schlauere und weniger Schlaue, Menschen und Tiere.«

Das ist eine etwas eigentümliche Vorstellung, dass das Tier seinen eigenen Interessen folge. Es ist sozusagen die Übertragung der menschlichen Ego-Gesellschaft aufs Tierreich. Schlimmer noch: In der Vorstellung der Tierrechtler gelten die Tierrechte nicht einmal für alle Tiere, im Gegenteil. Dort herrscht offenbar eine stark differenzierte Klassengesellschaft. Hilal Sezgin definiert sie so: »Tierethik widmet sich den Tieren, die bewusste Subjekte ihres Lebens sind. Nach derzeitiger zoologischer Kenntnis trifft dies gesichert nur auf Wirbeltiere mit zentralisiertem Nervensystem zu, also auf Säugetiere, Vögel, Fische, Amphibien, Reptilien und einige mehr.«

Die übrigen fallen in diesem System leider hinten runter: »Für den Rest der Tierwelt gilt das Recht auf volle morali-

sche Berücksichtigung im tierethischen Kontext nicht.«
Pech für die Biene zum Beispiel, Pech aber auch für den
Wurm.

Gut hingegen für die Katze und den Katzenfreund: »Ein
verantwortlicher Katzenfreund entwurmt die Katze regelmäßig.« Weg mit dem Wurm.

Hat denn der Wurm keine Rechte?

Leider nicht, sagt Tierfreundin Sezgin, weil »wir die
meisten wirbellosen Tiere aus dem Bereich der ethisch relevanten Tiere herausgenommen haben«.

Dabei haben die Würmer oft auch ganz verantwortungs-
volle Aufgaben. Der Regenwurm beispielsweise. Er folgt
gerade nicht bloß egoistisch seinen eigenen Zwecken, sondern bereitet den Boden für andere Lebewesen, für den
Salat beispielsweise, fürs Gemüse, für die Erdbeeren.

Ein ganzes Heer von tierethisch Rechtlosen schuftet da
für die Pflanzen weiter oben, für die Ernährung der anderen Lebewesen, die sie dann ernten. Bis zu 400 Regenwürmer leben in einem Kubikmeter Boden, sie ziehen Pflanzenteile in die Tiefe, wo Bakterien übernehmen und mehrere Millionen Fadenwürmer, Milben und Springschwänze.
Sie zerkleinern Pflanzenteile, Mäuse und Maulwürfe lockern den Boden auf, und die acht Billionen Pilze, die in
einem Kubikmeter Erde leben, wandeln die Luft so um,
dass Pflanzen etwas damit anfangen können, oder versorgen die Wurzeln der Pflanzen mit Wasser und bekommen
im Gegenzug Zucker.

Der Boden, auf dem alles wächst, ist also nichts anderes als
eine Ansammlung von Abgestorbenem, das Myriaden von
Lebewesen so aufbereiten, dass neues Leben möglich wird.

Für die Feministin, Tierfreundin und Autorin Lierre
Keith war das sozusagen eine lebensrettende Erkenntnis.

Sie wollte natürlich auch nicht, dass Lebewesen leiden müssen für ihre Nahrung oder gar sterben. Es dauerte lange, bis sie erkannte, dass das eine Illusion ist. Für alles, was ein Lebewesen isst, müssen andere Lebewesen sterben.

Als sie das begriffen hatte und vor allem als sie daraus die Konsequenzen zog, ging es ihr gleich viel besser, körperlich und auch emotional.

12. Perfektes Idyll

Mensch und Tier:
Mehr Respekt, das wäre die Lösung

*Über die Achtung vor dem Leben,
die Schnecken im Salatbeet, und warum auch der Wurm
noch Respekt verdient hat /
Kopfweh, Depressionen, Magenlähmung: Gar kein Fleisch
ist auch keine Lösung / Wieder entdeckt: Die Wunderkräfte der
Suppe / Was wirklich wichtig ist für die guten Gefühle*

Manche ihrer Freunde sagten, es sei, wie aus dem Koma zu erwachen. Oder als ob man an einen Akku angeschlossen würde. Auch Lierre Keith blühte auf, als habe sie sozusagen auf Neustart gedrückt.

Die Amerikanerin aus Kalifornien hatte jahrelang überhaupt nichts von Tieren gegessen, aus moralischen Gründen. Manchen Menschen geht es dabei blendend. Ihr aber ging es tierisch schlecht. Sie fühlte sich schwach, und ihre Laune war meist ziemlich mies. Nach sechs Wochen geriet sie zum ersten Mal in Unterzucker. Nach drei Monaten setzte ihre Menstruation aus. Etwa zu jener Zeit begann auch die Erschöpfung. Dazu kam eine Erkältung, die gar nicht mehr aufhören mochte. Und so weiter: »Meine Haut war so trocken, dass sie schuppte; im Winter juckte sie so stark, dass ich nachts nicht schlafen konnte. Mit 24 bekam ich eine Magenlähmung«, von da an litt sie 15 Jahre lang an

»ständiger Übelkeit«. Dazu kamen noch die »Depressionen und die Ängste«. Und schließlich die Zweifel, ob das wirklich das bessere Leben sein soll, auch vom ethisch-moralischen Standpunkt aus betrachtet.

Irgendwann eröffnete sie dann eine neue Ära in ihrem Leben, indem sie feierlich eine Dose Thunfisch aufriss. Das war vielleicht nicht ganz so korrekt, gemessen an ihren vorherigen Ansprüchen. Aber es fühlte sich gut an und richtig.

Es geht vielen Menschen so wie Lierre Keith, der amerikanischen Feministin, Umweltaktivistin und Autorin. Es ist ihnen unerträglich, wie mit den Tieren umgegangen wird in den Massenställen. Sie versuchen dann, ohne Tierisches zu leben, und sind damit aber auch nicht ganz glücklich.

Die Frage ist ja auch, ob es wirklich erstrebenswert wäre, die Tiere so radikal aus dem menschlichen Leben zu eliminieren. Sie haben uns schließlich seit Jahrtausenden begleitet. Mensch und Tier haben sich gemeinsam entwickelt – bis der Mensch zum Störfaktor wurde, indem er die Logik des Profits über alles gestellt hat.

Besser wäre wohl, sie anständig zu behandeln. Mehr Respekt, das wäre die Lösung. Nicht nur gegenüber jenen Tieren, die dem Menschen am nächsten stehen, jenen mit Gesicht, wie die Katze oder das süße Kälbchen. Das ist zu kurz gedacht. Es geht um alle Lebewesen, auch um Biene und Wurm, bis hin zu den kleinsten, die im Boden leben und ihn erst fruchtbar machen, das Leben ermöglichen, aus dem, was abgestorben ist.

Ja, genau, abgestorben. Auch der Salat wächst auf einem Boden, der aus lauter Abgestorbenem besteht. Der Tod gehört zum Leben. Es gibt kein Leben ohne das Sterben. Es ist ein Kreislauf aus Werden und Vergehen.

Das war die Erkenntnis, die Lierre Keith schließlich gerettet hat. Sie hatte die Jahre ohne Tierisches ja nur durch-
gehalten, weil sie dachte, es sei die überlegene Lebensform.
Moralisch, und natürlich auch gesundheitlich. Dabei ging
es ihr ständig schlecht. Mag sein, dass sie keine Ärztin ist
und es ihr daher am Fachwissen mangelt, um mit reiner
Pflanzenkost plus den modernen Hightech-Ersatzproduk-
ten über die Runden zu kommen. Fakt ist: Für sie war es
eine üble Zeit, wie sie in ihrem Buch über den »Mythos des
Vegetarismus« (»The Vegetarian Myth«, deutscher Titel:
»Ethisch essen mit Fleisch«) berichtet.

Ihr Fazit: »Eine vegetarische Kost – vor allem eine fettarme Version und insbesondere die vegane – ist keine ausreichende Nahrung, um den menschlichen Körper langfristig
zu erhalten und zu reparieren.«

Dabei hat das fleischlose Leben durchaus seine Vorzüge:
So hält es zum Beispiel schlank, wie viele Studien zeigten,
unter anderem eine von amerikanischen Wissenschaftlern,
die im Februar 2015 in der Zeitschrift *Nutrition* veröffentlicht wurde. Manchen Menschen geht es dabei auch super.
Die Ärztin Gabriela Hang aus dem bayerischen Dingolfing
beispielsweise kommt gut klar mit Hefe-Aufstrich, Sojamilch, veganem Käse, Vollkornbrot, Tomaten und Linsen.
Ihrem Mann geht es genauso. Auch die Experten sagen ja:
Es ist schon möglich, den Körper ohne Tierisches angemessen zu ernähren – wenn man sich viel Mühe gibt, die
Versorgung gut überwacht, notfalls mit Pillen nachhilft
und dabei darauf achtet, dass kein Mangel herrscht, aber
auch keine Überdosierung droht.

Oft aber klappt es, im praktischen Leben, nicht ganz so
gut. So zeigte eine Studie der Universität Hannover schon
im Jahr 2005, dass eine komplett vegane Ernährung auch

zu »schwerwiegenden Mängeln« und mithin zu gesund-heitlichen Schäden führen kann. Der Grund: Der häufige Mangel an Vitamin B12 und Eisen. Die Folgen: Arterio-sklerose und Blutarmut.

Ähnliches ergab eine Studie der Medizinischen Univer-sität im österreichischen Graz im Jahr 2014. Die Wissen-schaftler führten eine ganze Reihe von chronischen Krank-heiten auf, von denen Vegetarier häufiger betroffen waren – insgesamt 14 von 18 Leiden, darunter Asthma, Migräne, Diabetes und Osteoporose, also Knochenschwund. Häufi-ger kamen auch Allergien vor: Fast doppelt so oft wie bei den Fleischessern. Krebs: 166 Prozent mehr. Herzinfarkt: plus 150 Prozent.

Das ist nun eine überraschende Erkenntnis: Denn ei-gentlich gilt neuerdings ja das Fleisch als Risikofaktor. Je-denfalls im Übermaß. Wer diesen Risiken aber entkommen möchte durch völligen Verzicht auf Tierisches, tut seiner Gesundheit offenbar auch nicht unbedingt einen Gefallen. Zudem sinkt der Testosteronspiegel und häufig auch die Stimmung: Jeder zehnte Vegetarier leidet an Depressionen. Angststörungen sind doppelt so häufig wie bei Viel-Fleisch-Essern. Auch das konnten die Forscher aus Graz belegen, und es deckt sich mit anderen Studienergebnissen, etwa von der Universität Hildesheim.

Natürlich gab es auch Kritik, an »methodischen Män-geln« und übertriebener Darstellung. Tatsächlich muss der Fleischverzicht nicht unbedingt die Ursache sein, etwa für Depressionen: Es könnte auch sein, dass die Studienteil-nehmer schon depressiv waren, bevor sie Vegetarier wur-den. Aber der Fleischverzicht kann das noch fördern, meint Lierre Keith aufgrund ihrer eigenen Erfahrungen: »Der Veganismus war nicht der einzige Grund für meine Depressionen, aber er trug erheblich dazu bei. Und jetzt weiß ich, warum. Serotonin, ein stimmungsaufhellender Botenstoff im Gehirn, wird aus der Aminosäure Tryptophan gebildet. Es gibt aber keine guten pflanzlichen Quellen für Tryptophan.«

Kein Wunder, dass das Leben der oft trübseligen Vegetarier auch nicht länger währt als das der fröhlichen Fleischfresser. Das haben Wissenschaftler der Universität im britischen Manchester ermittelt, auf der Basis von acht Einzelstudien mit mehr als 183 000 Teilnehmern.

Positive Auswirkungen hatte die vegetarische Lebensweise eigentlich nur bei den Adventisten des siebenten Tages, die aus Glaubensgründen auf Fleisch verzichten und gern als Muster für die Vorzüge des tierfernen Lebens präsentiert werden. Ungeklärt ist hierbei natürlich die Frage, ob wirklich immer die Fleischabstinenz allein so segensreich wirkt oder eher das tugendhafte Leben der strengen Adventisten.

Doch auch Fleisch ist offenbar nicht grundsätzlich ungesund, wie Wissenschaftler zeigten. Und mehr noch: Sogar steigender Fleischgenuss muss nicht unbedingt mit erhöhtem Krankheitsrisiko und frühem Tod bestraft werden – solange er sich im Rahmen hält.

So ergab eine koreanische Studie, die 2013 im *American Journal of Clinical Nutrition* erschienen ist, überraschenderweise sogar: Je mehr Fleisch, Geflügel, Fisch und Meeresfrüchte die Leute essen, desto länger leben sie. Und, noch überraschender: Je mehr vom »roten Fleisch« sie essen, desto weniger Herzkrankheiten haben sie.

Und es handelt sich dabei um eine völlig seriöse Studie auf breiter Faktenbasis: Die Forscher hatten sich auf Daten der Vereinten Nationen zum Fleischverzehr gestützt und zudem auf acht Studien aus Asien, bei denen insgesamt 112 310 Männer und 184 411 Frauen über einen Zeitraum von bis zu 15 Jahren begleitet wurden. Ergebnis, unter anderem: Die fleischverzehrenden Männer hatten weniger Herz-Kreislauf-Leiden, die Frauen seltener Krebs.

Wie jetzt? Fleisch soll nun doch nicht ungesund sein? Oder sogar vor Krankheiten schützen? Ausgerechnet das rote Fleisch, das doch neuerdings als böse, als Krankmacher gilt?

Des Rätsels Lösung: Bei der Studie ging es um Menschen, die zwar Fleisch essen, rotes Fleisch, auch Hühnchen. Aber von allem nur sehr wenig. In Asien essen die Menschen zwar neuerdings mehr Fleisch – aber das hat ihnen bisher nicht geschadet, sondern sogar eher genutzt. Denn das vermerkte die Studie über die gesunden asiatischen Fleischesser ausdrücklich: »Der Verzehr von rotem Fleisch war erheblich niedriger als in den Vereinigten Staaten.« Fisch und Meeresfrüchte werden hingegen häufiger verzehrt. Das hält gesund.

Das Fazit nach Datenlage lautet also: Fleisch macht nur jene krank, die zu viel davon essen. Aber gar nichts Tierisches, das ist keine Lösung. Wenig Fleisch, wenig Tierisches: Das scheint offenbar der Königsweg zu sein.

Das bestätigt sogar die berühmte Untersuchung, die eigentlich als die »Bibel« der Veganer gilt. T. Colin Campbell, Professor der Cornell-Universität in Ithaca im US-Staat New York, hatte dafür gemeinsam mit Kollegen aus dem britischen Oxford und von der chinesischen Akademie für Präventivmedizin 6500 Chinesen untersucht. Das »China-Cornell-Oxford Project« galt damals als kühnstes Unternehmen seiner Art. Das Originalwerk erschien 1990 (»Diet, Life-Style, and Mortality in China« – »Ernährung,

Lebensstil und Sterblichkeit in China«). Eine Zusammenfassung der Ergebnisse wurde veröffentlicht unter dem Titel »Die China-Studie«; deutscher Untertitel: »Die wissenschaftliche Begründung für eine vegane Ernährungsweise«.

Das Problem ist nur: In ganz China gibt es praktisch niemanden, der vegan lebt. Es gibt auch so gute wie keine Vegetarier. Der Agrarökologe Sir Gordon Conway vom Imperial College in London berichtete einmal, er habe bei einem Vortrag vor 300 Zuhörern in China gefragt, wer im Saal Vegetarier sei. Es hätten sich zwei Leute gemeldet: »Und das waren Amerikaner.«

Selbst im modernen Shanghai, so ergab eine Studie, die im März 2015 im Magazin *Wei Sheng Yan Jiu (Journal für Hygieneforschung)* veröffentlicht wurde, gibt es nur 0,77 Prozent Vegetarier, unter ihnen 0,12 Prozent Veganer.

Die Chinesen empfinden sich mit einigem Recht als die größte Feinschmeckernation der Welt. Das steht in jedem Reiseführer, zusammen mit dem Verweis auf die Bandbreite der chinesischen Geschmacksvorlieben, vor allem im Bereich des Tierischen: Die Chinesen, so heißt es, essen alles, was vier Beine hat und kein Stuhl ist, alles, was fliegt und kein Flugzeug ist, und alles, was schwimmt und kein U-Boot ist. Also: Mit den Chinesen kann man die Vorzüge einer veganen Lebensweise ganz sicher nicht begründen. Man kann höchstens die Risiken überhöhten Fleischkonsums ermitteln. Und genau das hat Campbell gemacht. Auch sein Ergebnis lautet: »Diejenigen Menschen, die die meisten Nahrungsmittel tierischen Ursprungs zu sich nahmen, litten am meisten unter chronischen Erkrankungen.«

Beispiel Brustkrebs: Die Studie habe gezeigt, dass »bei einem Anstieg des Konsums von Nahrungsmitteln tierischen Ursprungs das Brustkrebsrisiko ansteigt«. Das Brustkrebsrisiko sinkt hingegen, wenn »weniger Nahrungsmittel tierischen Ursprungs« verzehrt werden. »Weniger« heißt aber nicht: »keine«.

Eine völlig tierlose Ernährungsweise lässt sich mit diesem Buch also nicht begründen. Auch der deutsche Vollwert-Guru Professor Claus Leitzmann meint, der deutsche Untertitel (»Die wissenschaftliche Begründung für eine vegane Ernährungsweise«) verspreche »mehr, als das Buch erbringt«. Leitzmann selbst, seit Jahrzehnten Vegetarier und Marathonläufer, hält eine rein vegane Ernährung auch bei Erwachsenen »nicht für richtig empfehlenswert«.

Im englischen Original lautet der Untertitel denn auch völlig anders: »Überraschende Rückschlüsse für Ernährung, Gewichtsverlust und langfristige Gesundheit«. Und die gibt es in der Tat. Natürlich hat Campbell völlig recht, wenn er für mehr pflanzliche Kost plädiert. Brokkoli, Blumenkohl, Paprika, Tomaten.

Und: wenig Fleisch. Aber nicht: gar keins. Das ist die Maxime, die sich aus der Datenlage ergibt: »Low but not zero.« So sehen das auch die Forscher der EPIC-Gruppe (»European Prospective Investigation into Cancer and Nutrition«), die eine halbe Million Menschen in zehn Ländern über mehr als zwölf Jahre begleitet haben. Auch sie meinen, auf der Basis ihrer Daten, dass der Verzehr von wenig Fleisch und Wurst am besten sei für die Gesundheit. Denn Fleisch sei eine wertvolle Quelle für Nährstoffe wie Eiweiß, Eisen, Zink, diverse B-Vitamine, auch Vitamin A und essenzielle Fettsäuren. Für die Nieren scheint so eine »Low-Protein Diet« ebenfalls am gesündesten zu sein, wie eine Untersuchung italienischer Nierenforscher (Nephrologen) 2014 ergab, die in der Zeitschrift *Nutrition* veröffentlicht wurde: eine Ernährung mit wenig Eiweiß also.

So haben es ja auch die Kulturen dieser Welt immer gehalten. Selbst im Ayurveda, der alten indischen Lebens-
und Ernährungslehre, gibt es das berühmte Butterschmalz
namens »Ghee« (siehe Hans-Ulrich Grimm: »Die Kalorienlüge«): die Butter, die die Cholesterinwerte senken kann.
Sie soll auch das Herz-Kreislauf-System schützen, die Ent-
zündungswerte im Körper verbessern. Sogar ein Joghurt
namens »Dahi« gehört zur ayurvedischen Küche. Die Bul-
garen führen bekanntlich ihre legendäre Langlebigkeit
ausschließlich auf Joghurtgenuss zurück, auf die darin ent-
haltenen charakteristischen Milchsäurebakterien aus der
Gattung *Lactobacillus bulgaricus.*

Es geht natürlich um Naturjoghurt. Nicht um die gezu-
ckerte Variante, die Danone beispielsweise in China ver-
kauft. Oder den mit den vielen Zusätzen, der dann als
»Fruchtjoghurt« im Supermarkt steht. Der treibt den Insu-
linspiegel unglaublich steil in die Höhe, auf einen Index-
Wert von 84 – nur wenig unterhalb von purem Zucker
(Glukose) mit einem Wert von 100 auf der Skala für den
Food-Insulin-Index (FII).

Der echte Joghurt »beugt Herzkrankheiten vor«, verkündete Professor Arne Astrup von der Universität Kopen-
hagen 2014 im *American Journal of Clinical Nutrition.*
Hilft aber auch gegen Übergewicht. Außerdem reduziert
Joghurt, laut Harvard-Studie von 2014, das Risiko für Diabetes Typ 2. Und für Depressionen, so eine Studie nieder-
ländischer Wissenschaftler aus dem Jahr 2015, mit Joghurt-
bakterien. Und er soll in Zukunft vielleicht sogar gegen die
Parkinsonkrankheit helfen.

Das will jedenfalls Emeran Mayer, Professor für Medizin
und Psychiatrie an der Universität von Kalifornien in Los
Angeles, nach einer 2013 veröffentlichten Studie heraus-

gefunden haben, mit freundlicher Unterstützung von Danone.

Auch bei Eiern finden jetzt die Forscher gewisse Vorzüge: Vier Stück die Woche sollen das Diabetesrisiko senken,
ergab eine finnische Studie, die 2015 im *American Journal
of Clinical Nutrition* erschienen ist.

Selbst Walter Willett, der »einflussreichste Ernährungs-
experte der Welt« *(Boston Globe)* isst weiter Fleisch, obwohl
diverse Harvard-Studien ergeben hatten, dass »red meat«
das Leben verkürzt. »Sie müssen kein Vegetarier werden,
um gesund zu sein«, sagt Willett, »wenn Sie statt zweimal
täglich nur einmal in der Woche Fleisch essen, können Sie
die meisten Risiken eliminieren.«

Dieser Königsweg zu Gesundheit und einem langen Leben, er würde die Massenställe überflüssig machen. Die
Massentierhaltung beruht ja ohnehin nur auf einem Irr-
tum, der der Hausfrau Wilmer Celia Steele aus dem Küsten-
ort Ocean View im US-Bundesstaat Delaware unterlief, im
Jahr 1923, als sie statt der 50 Eintagsküken, die sie für ihren
kleinen Stall bestellt hatte, 500 bekam. Weil sie diese nicht
zurückschicken wollte, zog sie die Tiere auf und verkaufte
die 387 von ihnen, die den Winter überlebt hatten, im
Frühjahr für je 1,40 Dollar. Im nächsten Jahr bestellte sie
dann gleich 1000 Küken, zwei Jahre später waren es schon
10 000 Hühner, 1935 dann 250 000. Steeles steiler Aufstieg
von der Hausfrau zur Hühnerbaronin gilt als Beginn der
Massentierhaltung, auch als Musterbeispiel für mögliche
Profite.

Das überzeugte natürlich, auch in Deutschland, wo Massenställe eigentlich verboten sind. Denn im Dorf haben sie
ja keinen Platz, und auf freiem Feld und im Wald darf nicht
gebaut werden – wie jeder weiß, der einmal ein Ferienhäus-

chen auf ein geerbtes Wiesenstückle setzen wollte. So manche Datsche musste wieder abgerissen werden. Doch das Bundesbaugesetz (BauGB) sieht im Paragraphen 35 (»Bauen im Außenbereich«) zahlreiche Ausnahmen vor; und mit der Zeit wurden die Bestimmungen so aufgeweicht, dass auch Tierfabriken gebaut werden durften – eine »missbräuchliche Anwendung des Gesetzes«, wie Eckehard Niemann meint, führender Vertreter der Arbeitsgemeinschaft bäuerliche Landwirtschaft (AbL), der grundsätzlich für ein »Verbot von Agrarfabriken« eintritt.

Jetzt aber, und das stimmt die kleinen Landwirte hoffnungsfroh, sollen die Bestimmungen so verschärft werden, dass zum Beispiel nur noch Ställe für weniger als 1500 Mastschweine zulässig wären – jedenfalls in der Regel: Sie dürfen auch größer sein, wenn mindestens die Hälfte des Futters selbst angebaut wird. Natürlich immer noch viel zu groß, sagen Kritiker, aber ein Schritt in die richtige Richtung.

Was aber kommt danach?

Vielleicht die »Symbiotische Landwirtschaft«, wie das die Hermannsdorfer Landwerkstätten im bayerischen Glonn nennen, die einst als Pionierunternehmen von dem ehemaligen Wurstfabrikanten Karl Ludwig Schweisfurth gegründet wurden, nachdem der seine Firma »Herta« an Nestlé verkauft hatte.

Bei der Symbiotischen Landwirtschaft geht es um das Zusammenwirken zwischen Mensch und Tieren, Pflanzen und Boden: »Was unsere spezialisierte Hochleistungsgesellschaft getrennt hat, wird in der Symbiotischen Landwirtschaft wieder zusammengeführt.« Die »Symbiose«, das ist wieder das biologisch begründete Modell geglückten Lebens, bei dem alle Beteiligten zusammenwirken – und profitieren.

Das ist natürlich exakt das Gegenteil jener Ego-Gesellschaft, die Tierrechtler wie Hilal Sezgin propagieren, in der die Beteiligten »mit vollem Recht« ihren »eigenen Interessen« folgen. Und die dann auch mal aufeinanderprallen an einem Konfliktherd wie zum Beispiel, sagen wir, einem Salatbeet. Da steht dann Interesse gegen Interesse, genauer: Schnecke gegen Mensch.

So war das bei Lierre Keith. Und zwar, als sie beschlossen hatte, ein Leben zu führen, bei dem Tiere nicht leiden müssen. Damals hatte sie erst mal Salat angepflanzt. Von irgendwas musste sie sich ja ernähren.

So ähnlich aber dachten wohl auch die Schnecken, die sich ihrerseits gierig über den Salat hermachten, mithin ihren »eigenen Wünschen und Zwecken« (Sezgin) folgten.

Was also tun? Die Schnecken vergiften? Auf gar keinen Fall. In Bierfallen ersäufen, wie das hartherzige Hobbygärtner tun? Zerschneiden? Das stand erst gar nicht zur Debatte. Aber klein beigeben, das ging auch nicht, jedenfalls nicht, wenn Lierre Salat essen wollte.

Der Ausweg war eine »biologische Lösung«, sagt sie: Kieselgur. »Innerhalb von zwei Tagen war der Garten schneckenfrei und der Salat gehörte mir.«

Dann allerdings fand sie heraus, wie Kieselgur funktioniert. Es handelt sich dabei um zu Pulver vermahlene Körper kleiner, prähistorischer Kriechtiere mit winzigen, scharfen Kanten. Wenn die Schnecken darüberkriechen, ritzt es ihre Haut auf, mit Millionen kleinster Schnitte. Ergebnis: »Sie sterben durch langsames Austrocknen.« Lierre war »entsetzt von dem, was ich getan habe, und noch entsetzter, dass ich es nicht gewusst hatte«.

Schließlich las sie die Schnecken von Hand auf. Mitten in der Nacht. Am nächsten Morgen stand sie ratlos vor einer

Plastikwanne voller Schnecken. »Was nun? Gab es irgendwo ein Heim für Schnecken?« Sie brachte sie schließlich in
den Wald. Aber dort gab es keinen Salat. Klarer Fall: »Sie
würden verhungern.«

Am Ende kaufte sie Hühner, eine Kiste mit 25 Küken.
Die lösten das Schneckenproblem, und nicht nur das: »Sie
aßen Ungeziefer. Die Hühner fraßen tatsächlich alles, was
sich bewegte. Mäuse, Frösche und Schlangen.« Und nicht
nur die Hühner, auch »Miracle«, die kleine Ente, machte
sich über die anderen Wesen im Garten her: »Ich brauchte
ihr nichts beizubringen, sie wusste es: Ein Schnabel voller
Käfer und ein Freudenquaker brach nur so aus ihr heraus:
Dafür bin ich geboren!« Und auch das Salatbeet war kein
Konfliktherd mehr: »Die Schnecken waren Geschichte.
Und ich tötete nicht.« Denn: Sie überließ das Töten den
anderen.

Das aber war der Einstieg in die Erkenntnis: »Ich musste
den Tod akzeptieren.« Zuvor war sie einer Illusion aufge-
sessen: »Ich wollte glauben, dass mein Leben, meine physi-
sche Existenz, möglich wäre, ohne zu töten.« Jetzt wurde
ihr klar: Es gibt kein Leben ohne Tod. Damit der eine leben
kann, muss der andre sterben. Wer isst, tötet. Sogar die
Pflanzen sind ja Lebewesen. Denn wenn die Fleischfresser
den Pflanzenfressern im Scherz oft vorwerfen, dass auch sie
töten, hat das einen wahren Kern. Wenn einer Nüsse knackt
zum Beispiel, dann ist auch das ein Akt wider das Leben.
Ex-Veganerin Keith ging auch das im Laufe der Jahre
auf: »Ich aß exakt jenen Teil, der sehr wohl leben wollte:
den Samen.« Oder der Apfel: »Der Grund, warum der
Baum so enorme Ressourcen in die Ansammlung von Bal-
laststoffen und Zucker investiert, ist der, seinem Nachwuchs die bestmögliche Zukunft zu sichern. Und wir neh-

men ihm den in Süße gewickelten Nachwuchs und töten ihn.«

Der Apfel lebt dann sozusagen im Menschen weiter, wird im Verdauungstrakt verwandelt, in einem spektakulären Prozess namens Stoffwechsel, und »einverleibt«, zu einem Teil von uns selbst. Und später dann, wenn auch unser Weg zu Ende geht, dienen wir den Würmern und Bakterien im Boden als Speise. Erde zu Erde. Staub zu Staub.

Ohne Tod kein Leben. »Die Wahrheit ist, dass das Leben ohne den Tod nicht möglich ist. Egal, was du isst, jemand oder etwas muss sterben, um dich zu ernähren«, schreibt Lierre.

Was also tun?

Sich kümmern. Respekt zeigen. Dankbarkeit. Mensch und Tier, das ist ja eine Beziehung auf Gegenseitigkeit. Das war Lierre Keith aufgefallen, als sie eines Morgens in aller Frühe im Winter durch den Schnee stapfte, um den Hühnern Wasser zu bringen, als deren Dienerin sozusagen: »Die Hühner haben es so weit gebracht, dass Menschen für sie arbeiten.« Die Federviecher ihrerseits würden natürlich nicht durch den Schnee laufen, um uns zu versorgen. Aber: »Im Gegenzug kümmern sie sich um uns, versorgen uns mit Nahrung – mit Eiern und Fleisch.«

Erst in der Ära der Massentierhaltung endete die Partnerschaft, da wurde das Huhn des Hofes verwiesen, aus dem Dorf verscheucht, in große Hallen gesperrt. So gezüchtet, dass es sich kaum mehr fortpflanzen kann. Die Natur wurde so umgebaut, dass sogar das Elementarste eliminiert wurde: die Möglichkeit, die eigene Gattung zu erhalten.

All das soll sich jetzt wieder ändern. Daran arbeiten Leute wie Elisabeth Feuerstein. Sie hat einen kleinen Selbstver-

sorgerhof oberhalb von Dornbirn im österreichischen Vorarlberg, mit wunderschöner Aussicht über das Rheintal.
Eigentlich eher eine Form von *Urban Farming*, mit mo-
dernem Wohnhaus für die Familie mit fünf Töchtern, einem Garten, einem bisschen Wiese droben am Wald. Und
einem kleinen Hühnerstall. Kurz: ein perfektes Idyll.

Auch für den Hahn, der ein prachtvoller Vertreter seiner
Art ist, mit bunt glänzendem Gefieder stolziert er übers
Gelände und tut offenbar auch seine Pflicht – ausweislich
der zerzausten Stellen, die die Hühner da am Rücken ha-
ben: »Weil der Hahn da immer drauf geht«, erklärt Frau
Feuerstein.

Und so geht hier alles seinen Gang: Einige Hühner legen
die Eier, und die, die vom Charakter her eher die Glucken
sind, die brüten sie aus, und dann gibt es wieder neue Hühner. Von denen sind einige Mädchen, die legen dann wiederum Eier, und die, die weniger legen, werden geschlachtet, genau wie ihre Brüder, denn nur einer kann wieder der
Hahn im Korb werden: »Da nehmen wir natürlich nur den
schönsten und stärksten.« Klingt auch wieder hart, so eine
Form der Auslese. Andererseits: In der herkömmlichen
Massentierhaltung werden sie ja millionenfach gehäckselt,
nur weil sie das falsche Geschlecht haben. Die einen müssen Eier legen, die anderen Fleisch ansetzen. Und mit Sex
und Fortpflanzung ist gleich gar nichts. Das hier ist das
Gegenmodell: Hühner, die einfach leben, sich fortpflanzen; ihre Eier werden gegessen – und irgendwann auch sie
selbst.

Eine Variante der Selbstversorgung, die sich auszubrei-
ten scheint, sagt Frau Feuerstein: »Es war für uns faszinie-
rend zu beobachten, wie plötzlich die Haltung von ein paar
Hühnern im Hausgarten, besonders in Vorarlberg, in Mode

kam. Während man früher eine Katze oder einen Hund als Spielkameraden für die Kinder anschaffte, wird heute vielfach auf Hühner zurückgegriffen.«

Gleichzeitig ist es aber auch so etwas wie ein Modell. Elisabeth Feuerstein gehört zu einer Gruppe von Leuten, die sich dem »Aufbau einer eigenständigen Geflügelzucht« in Vorarlberg widmen, im »Verein Vorarlberger Sulmtalerzucht«. Sulmtaler, so heißt die Rasse, die sie hält. Und sie ist nicht allein: Auch im bayerischen Triesdorf züchten die staatlichen Landwirtschaftlichen Lehranstalten Sulmtaler, dazu Italienerhühner und Bressehühner, die als beste Hühner der Welt gelten – und die sich bisher dem Zugriff der Konzerne entzogen haben.

Auch Guido Leutenegger aus dem schweizerischen Ermatingen am Bodensee hatte zunächst hundert Hühner alter Rassen erworben, weil er »unabhängig von den wenigen globalen Konzernen arbeiten wollte, die den Hybridmarkt beherrschen«. Er begann, die »Güggel«, wie es auf Schweizerdeutsch heißt, im Kanton Tessin aufzuziehen, mit viel Auslauf. Aufgrund anhaltender Nachfrage stockte er auf, auf 1500 Hühner von neun verschiedenen Rassen, darunter das gemächliche Schweizerhuhn und das unberechenbare Appenzeller Barthuhn.

»Natur Konkret« heißt seine Firma, sie ist eines dieser Pionier-Unternehmen, bei denen die Tiere aus der Profitmaximierungsfalle befreit werden – aber trotzdem Nutztiere bleiben und sogar, schön schweizerisch, zum »Investment« werden können, die Rinder, die Schweine, auch die Hühner. Es herrscht also weiterhin der Geschäftssinn, allerdings ein gesunder, sogar im medizinischen Sinne – Antibiotika-Resistenzen zum Beispiel gibt es da keine.

So können sich die gesundheitsbewussten Konsumenten

von der Tierindustrie fernhalten – und zugleich Produkte von glücklichen Tieren erwerben. Manche organisieren sich selbst, viele übernehmen sogar gleich ganz die Kontrolle übers Glück der Tiere.

Die Mitglieder der »Rindergilde Konstanz« zum Beispiel beziehen von »naturgemäß wirtschaftenden Bauern« Ochsen und junge Kühe (Färsen), erwerben Anteile an den lebenden Tieren, bringen sie in den Schlachthof und hinterher in ihre Tiefkühltruhen. In Norddeutschland gibt es so etwas wie die Urzelle der Bewegung: die »Rindergilde Geesthacht«, 30 Kilometer südöstlich von Hamburg auf dem Land. Sie wurde schon 1988 gegründet von umwelt- und qualitätsbewussten Konsumenten, die Weiden pachteten, schwarze Angusrinder anschafften und sich seither um sie und ihre Nachkommen kümmern.

Im bayerischen Emskirchen haben sich einige Familien zu einer Mastgemeinschaft zusammengetan, einen alten »Hutewald« von der Gemeinde gepachtet, um dort 15 Schwäbisch-Hällische Schweine zu halten. Vielerorts bilden sich solche Vereinigungen und lassen alte Schweinerassen wieder aufleben: »Bunte Bentheimer«, »Rotbunte Husumer«, das »Angler Sattelschwein«.

Tiere schützen, indem man sie verspeist: So geht das auch in Amerika: »Der beste Weg, den Bison zu retten, ist, ihn zu essen«, verkündet der kanadische Verband der Bisonfarmer. Das riesige Urrind der Prärie war fast ausgestorben, nur knapp 1000 Tiere von ehedem Millionen hatten überlebt. Jetzt gibt es in Nordamerika immerhin wieder eine halbe Million der zotteligen Urviecher.

Der Tod gehört zum Leben: So ist das auch bei den »Pustertaler Sprinzen«, einer alten Rinderrasse, um deren Wiederbelebung sich Angelika und Peter Moser verdient gemacht haben. Bei ihnen steht sogar der Schlachthof gleich neben dem Stall.

Die Sprinzen sind ausgesprochen hübsche Tiere: Schwarze Ohren, schwarze Nase, der Rest des Kopfes ist weiß. Schwarz sind sie auch an der Seite und an den Füßen, es sieht aus, als ob sie Schuhe trügen und die Augen geschminkt wären, so dezent schwarz umrandet wie zurechtgemacht für einen Hollywood-Schinken. Oder besser: für einen Südtiroler Heimatfilm. Ein prominentes Tier, als »Wiener Kuh« im alten Österreich berühmt, gar als »Kaiserkuh«.

Die »Sprinzen« stammen aus dem Pustertal, einem breiten, weitläufigen Seitental zwischen Bozen und dem Brenner. Ihre Kernkompetenzen, erworben in den Südtiroler Bergen, haben sie nie verloren: »Das sind gute Kräuterkühe«, sagt Peter Moser. »Die sind für den Berg gemacht. Trittsicher. Sie fressen sogar die Mariendistel.«

Fast wären sie ausgestorben. Früher gab es im Dorf gerade noch eine einzige Sprinzenkuh. Selbst in ihrer Heimat galt sie als minderwertige Rasse, wegen mangelhafter Milchleistung: 3000 Liter im Jahr, vielleicht 4000, was wenig ist im Vergleich zu den 12 000 Litern, die eine spitzenmäßige Hochleistungskuh heute bringt. Die erste haben sie 1999 gekauft. Jetzt sind sie schon 60 Bauern mit 400 Sprinzen.

Die Mosers haben einen Hof am Ende eines ebenfalls sehr breiten Seitenzweiges im Pustertal, dem Ahrntal, in einem Ort namens Sand in Taufers, sehr proper, sauber, modern, ein kleines Kirchlein steht in der Ortsmitte.

Hier in Südtirol wären die Menschen früher nicht über den Winter gekommen ohne die Hilfe der Sprinzen. In der kalten Jahreszeit gab es damals nicht viel außer den Kartoffeln aus dem Keller, dem Hafer. Um Weihnachten herum hat man ein Schwein geschlachtet, das Fleisch musste man innerhalb einer Woche essen. Den Speck haben sie geräuchert. Und dann gab es das, was die Sprinzen lieferten: Käse, Butter und natürlich die Milch.

Die Mosers leben fast in häuslicher Gemeinschaft mit ihren Sprinzen. Der Stall steht ein paar Meter vom Wohnhaus entfernt, dazwischen eine Wiese, eine Koppel. Dort, im Auslauf vor dem Stall, saugt das Kalb »Kriemhild« gerade am Euter der Mutter.

Bis zu einem Jahr bleiben die Kälber bei der Mutter. »Ob das nun sieben, acht Monate oder länger dauert, das entscheiden die Kühe«, sagt Angelika Moser. Die Kühe heißen: Minka, Anastasia, Anna, Midl, Katta (Katharina), Kundl, Nanna, Kigile. Die Kalbinnen, das sind die schwangeren Kühe: Mia, Nelli, Albina, Annalena. Der Bulle steht links in seiner Box. Kraftvoll sieht er aus. Eifersüchtig wacht er über seine Kühe, schnaubt wütend sogar, wenn Bauer Peter kommt, um sie zu füttern.

Vom Kuhstall gibt es einen direkten Durchgang zum eigenen kleinen Schlachthof, ein »Top-Schlachthof«, sagt Peter Moser, alles blitzblank, höchstes EU-Hygieneniveau. »Für die Tiere ist das ideal, wenn sie einen kurzen Weg haben.« Gleich daneben, im Hofladen, wird verkauft, was aus dem kleinen Schlachthof kommt.

Der Tod gehört zum Leben, das wissen alle, die jetzt mehr Respekt fürs Tier einfordern. Und da wird auch gar nichts mehr beschönigt oder gar verheimlicht. Wer Fleisch will, muss auch das Schlachten ertragen: »Das gehört dazu, wir wollen diesen Bezug«, sagt Kathrin Sonntag, Mitglied einer Kommune im hessischen Niederkaufungen, die einen Bioland-Hof betreibt.

Schon gibt es Wurstseminare beim Metzger des Vertrauens.

»Ich möchte gerne wissen, wie das gemacht wird, was ich esse«, sagt Teilnehmerin Viktoria Wilms, die bei der Metzgerei Geiser im schwäbischen Weil im Schönbuch mitmacht.

»Die Nachfrage nach solchen Kursen ist groß, und wir haben schließlich nichts zu verbergen«, sagt Metzgermeister Axel Geiser. Das ist eine ziemlich neue Haltung in der Zunft und auch eine Möglichkeit, sich von der geheimniskrämerischen Tierindustrie abzuheben.

Auf dem Hof der Familie Wiesner im Wischatal, 50 Kilometer nördlich von Wien, wird das Schlachten sogar zum Event: für 70 Euro pro Nase, Studenten zahlen 50, Kinder sind gratis dabei. Immer kurz vor Weihnachten finden solche »Gansltage« statt, schlachten inklusive rupfen, putzen, ausnehmen. Die Gans zum Mitnehmen gibt's dann für 17,50 Euro extra pro Kilo.

Auch Frank Lüske, der Betreiber von »Biolüske« in Berlin, veranstaltet Metzgerkurse, die sind regelmäßig ausgebucht: Sein Laden ist »Einkaufsstätte für Foodies, die aktiv Food-Know-how nachfragen«. Manche Hauptstadtbewohner brechen schon auf zur »Landpartie mit Schlachtfest«. Der Food-Aktivist Hendrik Haase alias »Wurstsack« war dabei, auf dem Müritzhof in Mecklenburg-Vorpommern. Er berichtet darüber auf Facebook: »Vor wenigen Momenten wurde das Lamm vor meinen Augen geschlachtet, schnell und doch mit Ruhe und Konzentration. Kein Schrei, kein Leid, kein Schmerz. Das absolute Gegenteil von allen Horrorvideos dieser digitalen Welt. Fernab von Massenfabrikation und Tötung am Fließband.«

Der Metzger hatte ihnen zuvor erklärt, was er tut und

warum es ihm wichtig ist, dass er es mit Ruhe und Würde tut. »Das sind wir den Tieren schuldig«, hatte er gesagt.

Was aber auch dazugehört: das ganze Tier zu verwenden, nicht nur das Schnitzel und Filet: »Wenn man einem Tier auf den Kopf haut, um es zu essen, ist es doch eine Frage der Höflichkeit, es ganz aufzuessen«, sagt der berühmte Londoner Koch Fergus Henderson. »Nose to Tail« heißt die Bewegung: von der Schnauze bis zum Schwanz.

Simon Tress, Bio-Spitzenkoch aus Ehestetten auf der Schwäbischen Alb, sagt: »0,3 Prozent eines Schlachttieres bestehen aus Filet.« Für ihn heißt die Alternative: »Entweder ich verarbeite die ganze Kuh, oder ich werde Vegetarier.« Bei ihm gibt's: Schweinsfuß-Tortellini, Rinderleber, sogar Euterscheiben.

Noch 1991 haben die Deutschen im Durchschnitt 1,4 Kilo Nieren, Leber, Kutteln, Magen, Hirn, Herz, Bries und Zunge verzehrt. 20 Jahre später waren es nur noch – 200 Gramm.

Inzwischen bringt schon das Männer-Magazin *Beef* lange Bildstrecken mit Hähnchenmägen, Kutteln, Kalbslunge, Bries, mit Rezepten und der Überschrift »Alles muss raus!«. Und im Internet finden sich Schlachtgemeinschaften zusammen: »Crowdbutchering« heißt das, organisiert beispielsweise unter »kuhteilen.ch«. Und der Metzger wartet, bis auch die letzten Innereien einen Liebhaber gefunden haben: »Wir schlachten ein Tier erst dann, wenn es wirklich vollständig verkauft ist«, sagt der Initiator und Informatiker Moritz Maier, der aus der Gegend von Bern in der Schweiz stammt.

Bisher wurden die inneren Werte der Tiere hierzulande eher ignoriert, auch deren gesundheitliche Qualitäten. So sind es bislang vor allem Migranten, die das noch zu schätzen wissen. Auf dem Hamburger Fleischgroßmarkt ziehen

afrikanische Frauen gleich im Tross ein, viele in den traditionellen Gewändern, schwärmen aus zu den wenigen
Ständen, an denen es noch Innereien gibt, und kaufen das,
was sonst exportiert oder den Tieren zum Fraß vorgewor-
fen wird: Nieren, Leber, Pansen, Lunge, Herz, Schwänze.

In den afrikanischen Kochkulturen gibt es dafür Rezepte – wie einst auch hier. Bei den Naturvölkern sei mageres
Muskelfleisch nur »zweite Wahl« gewesen, sagt der Ernäh-
rungswissenschaftler Nicolai Worm. Ihre »Leibgerichte«
seien: Innereien, allen voran natürlich das Hirn, sogar die
Augen, ferner Leber, Niere, Milz, Herz sowie Lunge. Dazu
noch Knochenmark und das Fett aus dem Bauchraum. In
den heute weithin verschmähten Innereien stecke der größte Nährwert, das Hirn etwa sei besonders reich an nützli-
chen Fettsäuren. Schweinsfüße machen schön, sagen die
Chinesen, was tatsächlich nicht ganz von der Hand zu wei-
sen ist – sie enthalten Kollagen, einen Bestandteil vieler
Anti-Falten-Cremes.

Am Fischstand in der Stuttgarter Markthalle, dem Gour-
mettempel der Stadt, kaufen die örtlichen Chinesen gern
die Fischköpfe, die sonst im Abfall landen. 1,50 Euro kostet das Stück, es reicht für zwei bis vier Personen, je nach
Größe.

In der Traditionellen Chinesischen Medizin gelten Fischköpfe unter anderem als Mittel gegen Kopfschmerzen. Sie
sollen auch gegen Arthritis und Rheumatismus helfen, zudem seien sie gut für die Schilddrüse, sollen sogar das Sexu-
alleben beflügeln, und das Denkvermögen dazu. Im Jahr
2012 erschien die erste wissenschaftliche Studie über die
Nährwertqualitäten eines Tilapia-Fischkopfs. Vor allem die
Amino-, aber auch die Fettsäuren sind demnach verantwortlich für die heilsamen Wirkungen.

Mittlerweile finden die hierzulande weithin verschmähten Teile immer mehr Fürsprecher. Selbst die Welternährungsorganisation FAO wirbt für ihre Verwendung. »Wir
müssen dafür sorgen, dass diese Nebenprodukte nicht ver-
geudet werden«, sagt Audun Lem, Chef der zuständigen
FAO-Abteilung. Schließlich wandern weltweit, nachdem
die Fische auf den Schiffen filetiert wurden, Hunderttausende von Tonnen wieder zurück ins Meer – und damit
massenhaft Nährwert: Vitamin A, Omega-3-Fettsäuren,
Eisen, Zink und Kalzium. Sinnvoller ist es natürlich, all das
zu nutzen, etwa in der Fischsuppe.

Ähnliche innere Werte hat bekanntlich die Hühnersuppe,
der »weltweit anerkannte Rekonvaleszenztrunk schlecht-
hin« *(Slow Food Magazin)*. Die Suppe überhaupt, aus
Knochen gekocht, wird jetzt als Wundermittel, als wahres
Wellnesselixier gepriesen. Und ein Amerikaner mit italienischen Wurzeln hat sogar einen wahren Kult um diese Brühe ausgelöst, von New York aus, einem unscheinbaren
Fenster auf der First Avenue: Der Koch Marco Canora hatte die Idee, dort die Passanten mit hausgemachter Brühe
zu verköstigen, in Kaffeebechern »to go«. Bald standen bis
zu 400 Leute täglich bei ihm an.

Den Imbiss nannte er »Brodo«. Das klingt, klar, deutlich
besser als das deutsche Wort dafür: Brühe. »Es erinnert
mich an meine Kindheit«, sagt Canora, »meine Mutter
stammt aus der Toskana. Brühe war ein wichtiger Auftakt
für unsere Oster- und Weihnachtsmenüs.« Damit löste er
eine »Brühe-Welle« *(Die Welt)* aus, die durch amerikanische Großstädte schwappt. Vom Food-Blog bis zur *New
York Times* – alle feiern die Brühe als neues Wellnesselixier,
Schauspieler posten Rezepte oder verraten im Fernsehen,
dass sie schon den Tag mit einem Tässchen beginnen.

Es geht natürlich um selbstgemachte Brühe, nicht um Fertigsuppen oder solche aus Brühwürfeln. Damit »hat Knochenbrühe nichts zu tun«, stellt die amerikanische Ernährungsexpertin Kaayla T. Daniel klar. Sie hat ein ganzes Buch geschrieben über die nährende Brühe (»Nourishing Broth«). Schon in der Steinzeit, sagt Daniel, hätten sie Tiere zu Suppe verkocht – und zwar mit Haut, Sehnen, Knochen. »Wenn es eine Mode ist, dann ist es die älteste überhaupt«, meint sie.

Es müssen natürlich glückliche Tiere gewesen sein, denn gerade in den Knochen sammeln sich die Antibiotika, mit denen in der Tierindustrie die kleinsten aller Lebewesen bekämpft werden – wo es doch darauf ankommt, sich gerade mit ihnen gut zu stellen, den eigentlichen »Herrschern der Welt«.

Im Grunde komme es darauf an, sich mit allen Lebewesen gut zu stellen, allen mit Respekt zu begegnen. Damit es allen gutgehen kann.

Bei den Nachfahren der Maya heißt das »kas-limaal«, was so viel bedeutet wie: gegenseitige Verpflichtung. Sie beruht, sagt der amerikanische Autor und Weltenkundler Martin Prechtel, der in einem Dorf der Pueblo-Indianer im US-Bundesstaat New Mexico aufgewachsen ist, auf der Erkenntnis, dass alle aufeinander angewiesen sind: »Jedes Tier, jede Pflanze, jede Person«, sogar »der Wind und die Jahreszeiten«. Die Beziehungen zwischen den Beteiligten seien dabei keine Einbahnstraßen, kein Arrangement nach dem Prinzip von Dominanz und Unterordnung. Auch bei der Ernährung gelte: »Wir beuten einander nicht aus, indem wir essen. Wir erweisen uns einen Dienst.«

Auch in anderen alten Religionen finden sich dieser Respekt vor den Mitgeschöpfen und ein tiefempfundenes Ge-

fühl der Verbundenheit. Der moderne Mensch lächelt da
gern, wie es Brad Pitt tat, der Schauspieler, als er vor den
Dalai Lama treten musste, im Film »Sieben Jahre in Tibet«,
in dem er den Österreicher Heinrich Harrer verkörperte.
Im Palast des buddhistischen Herrschers mussten sie ein
Kino bauen, und bei den Erdarbeiten stießen sie, naturgemäß, auf Würmer. Die Arbeiter weigerten sich, diesen
etwas anzutun. Es könnte, sagte einer, in einem früheren
Leben ja seine Mutter gewesen sein. Der Gottkönig selbst,
damals noch ziemlich jung, schaltete sich ein und machte
seinem blonden Besucher klar, dass sie keinem Lebewesen
schaden wollen, weil sie glauben, dass alles eine Seele habe,
und mithin auch der Wurm. In der nächsten Szene sind
dann Mönche zu sehen, wie sie die Regenwürmer auf Tel-
lern zu einem anderen Loch tragen, dort jeden einzelnen
vorsichtig in die Erde legen. Sie decken den Wurm zu und
sprechen ein Gebet für ihn.

Ganz ähnlich sah das, im Westen, wohl auch ein anderer
Mönch, der mit den Vögeln sprach und sogar mit dem
Wolf, den er seinen »Bruder« nannte. »Alle Geschöpfe der
Erde fühlen wie wir«, sagte Franz von Assisi (1181/82 bis
1226), der Öko-Heilige. Es ist die Verbundenheit zwischen
allen Lebewesen, die er damit meint.

Wer den Dalai Lama nicht anhimmelt, die Mayas nicht
mag und auch kein Anhänger vom heiligen Franz ist, der
kann sich an die Wissenschaften halten, die all diese Zusammenhänge bestätigen, allen voran die Biologie, die sogar
das Modell geprägt hat fürs gelingende Zusammenleben
aller Beteiligten, vom Menschen bis hinab zum Wurm: die
Symbiose.

Der Tod gehört dazu, zum geglückten Leben. So wie für
die, die es mögen, ein Omelett dann und wann, die gute

Suppe, am besten jeden Tag, freitags vielleicht eine Forelle, und sonst das Gemüse aus dem Wok, mit ein bisschen vom Hähnchen: Weil's gut schmeckt, weil's gesund ist – und auch ein Zeichen der Wertschätzung fürs Tier.

Literatur

A Bücher

Altmann J, Altmann-Brewe J: Dokumentation Massentierhaltung: Schäden für Umwelt, Mensch und Tier. Oldenburg: Isensee 2012.

Arvay CG: Der große Bio-Schmäh: wie uns die Lebensmittelkonzerne an der Nase herumführen. Wien: Ueberreuter 2012.

Balk E: Effects of Soy on Health Outcomes. *Agency for Healthcare Research and Quality.* 2005.

Bernhard K: Die Herrscher der Welt: Wie Mikroben unser Leben bestimmen. Köln: DuMont 2015.

Bruker MO, Jung M: Der Murks mit der Milch: Gesundheitsgefährdung durch Milch, Genmanipulation und Turbokuh, vom Lebensmittel zum Industrieprodukt. Lahnstein: Emu 2000.

Campbell TC, Campbell TM: The China study: the most comprehensive study of nutrition ever conducted and the startling implications for diet, weight loss, and long-term health. Dallas, Tex.: BenBella Books 2005.

Campbell TC, Campell TM: China study: die wissenschaftliche Begründung für eine vegane Ernährungsweise. Berlin: Argon-Verlag 2013.

Clemens RA, Hernell O, Michaelsen KF: Milk and Milk Products in Human Nutrition, 67th Nestlé Nutrition Institute Workshop, Pediatric Program, Marrakech, March 2010.

Dahlke R: Peace Food: Wie der Verzicht auf Fleisch Körper und Seele heilt. München: Gräfe und Unzer 2011.

Daniel KT: Nourishing broth – an old-fashioned remedy for the modern world. New York: Grand Central Life & Style 2014.

Daniel KT: The whole soy story, New Trends Pub. Newtrends Publishing, Inc. 2005.

Donaldson S, Kymlicka W: Zoopolis: Eine politische Theorie der Tierrechte. Berlin: Suhrkamp 2013.

Enders G: Darm mit Charme: Alles über ein unterschätztes Organ. Ullstein 2014.

Essig E: Kutteln: Weltweit »heiß geliebt« – Kuttel-Rezepte von Baden-Württemberg bis Afrika. Memmingen: Verl. DonAceto 2003.

Fink-Keßler A: Milch – vom Mythos zur Massenware. München: Oekom 2013.

Foer JS: Tiere essen. Frankfurt: Fischer Taschenbuch 2013.

Grimm H-U: Chemie im Essen. Lebensmittel-Zusatzstoffe – wie sie wirken, warum sie schaden. München: Knaur Taschenbuch 2013.

Grimm H-U: Die Ernährungslüge. Wie uns die Lebensmittelindustrie um den Verstand bringt. München: Knaur Taschenbuch 2011.

Grimm H-U: Garantiert gesundheitsgefährdend. Wie uns die Zucker-Mafia krank macht. München: Droemer 2013.

Grimm H-U: Katzen würden Mäuse kaufen. Schwarzbuch Tierfutter. München: Heyne 2009.

Grimm H-U: Tödliche Hamburger. Wie die Globalisierung der Nahrung unsere Gesundheit bedroht. Stuttgart: Hirzel 2010.

Grimm H-U: Vom Verzehr wird abgeraten. Wie uns die Industrie mit Gesundheitsnahrung krank macht. München: Droemer 2012.

Grimm H-U: Die Suppe lügt. Die schöne neue Welt des Essens. München: Knaur Taschenbuch 2015.

Grimm H-U: Die Kalorienlüge. Wie uns die Nahrungsindustrie dick macht. München: Knaur Taschenbuch 2015.

Hildmann A: Vegan for Fit. Die Attila Hildmann 30-Tage-Challenge. Vegetarisch und cholesterinfrei zu einem neuen Körpergefühl. Hilden: Becker Joest Volk 2013.

Idel A: Die Kuh ist kein Klimakiller! Wie die Agrarindustrie die Erde verwüstet und was wir dagegen tun können. Weimar (Lahn): Metropolis 2014.

Imhoof M, Lieckfeld C-P: More than Honey: Vom Leben und Überleben der Bienen. Freiburg, Br.: Orange-Press 2013.

Jacob LM: Dr. Jacobs Weg des genussvollen Verzichts: Die effektivsten Maßnahmen zur Prävention und Therapie von Zivilisationskrankheiten: Metabolisches Syndrom • Hypertonie • Fettleber • Diabetes mellitus • Herz-Kreislauf-Erkrankungen • Demenz • nitrosativer Stress • mitochondriale Zytopathie • Darmdysbiose • Rheuma • Prostata- und Brustkrebs. Heidesheim am Rhein: nutricaMEDia 2014.

Joy M: Warum wir Hunde lieben, Schweine essen und Kühe anziehen: Karnismus – eine Einführung. Münster: Compassion Media 2013.

Keith L, Gonder U: Ethisch Essen mit Fleisch – Eine Streitschrift über nachhaltige und ethische Ernährung mit Fleisch und die Missverständnisse und Risiken einer streng vegetarischen und veganen Lebensweise. Lünen: Systemed 2013.

Leitzmann C, Keller M: Vegetarische Ernährung. Stuttgart: Ulmer 2013.

Maier EH: Der Rinderflüsterer: Was ich von meinen Tieren lernte, wie ich für sie kämpfte und warum auch Nutztiere zufrieden leben müssen. Stuttgart: Franckh-Kosmos 2013.

McDougall JA, McDougall M: Die High-Carb-Diät: Abnehmen mit den richtigen Kohlenhydraten. München: Riva 2015.

Ott M: Kühe verstehen – Eine neue Partnerschaft beginnt. Lenzburg: Faro 2011.

Pollmer U, Keckl G, Alfs K: Don't Go Veggie: 75 Fakten zum vegetarischen Wahn. Stuttgart: Hirzel 2015.

Reynaud S: Innereien – Feine Küche mit Leber, Herz und Nieren. München: Christian 2013.

Schmitz F: Tierethik: Grundlagentexte. Berlin: Suhrkamp 2014.

Schweisfurth KL: Der Metzger, der kein Fleisch mehr isst … München: Oekom 2014.

Seeley TD: Bienendemokratie: Wie Bienen kollektiv entscheiden und was wir davon lernen können. Frankfurt am Main: Fischer E-Books 2014.

Seifert U: Vegetarier – gottlose Ketzer? – Was Vegetarier und Fleischesser gleichermaßen wissen sollten. Marktheidenfeld: Gabriele 2012.

Sezgin H: Artgerecht ist nur die Freiheit – Eine Ethik für Tiere oder warum wir umdenken müssen. München: Beck 2014.

Simon DR: Meatonomics – How the rigged economics of meat and dairy make you consume too much – and how to eat better, live longer, and spend smarter. San Francisco, CA: Conari Press 2013.

Suchanek N: Der Soja-Wahn – Wie eine Bohne ins Zwielicht gerät. München: Oekom 2012.

Weiss H: Schwarzbuch Landwirtschaft – Die Machenschaften der Agrarpolitik. Wien: Deuticke 2010.

Worm N: Syndrom X oder ein Mammut auf den Teller! Lünen: Systemed 2010.

Zschocke AK: Darmbakterien als Schlüssel zur Gesundheit – Neueste Erkenntnisse aus der Mikrobiom-Forschung. München: Knaur 2014.

B Aufsätze

A2 milk, farmer decisions and risk management. Keith Woodford. Farm Management. IFMA 16 – Theme 3. URL: https://researcharchive. lincoln.ac.nz/bitstream/handle/10182/417/07_Woodford. pdf?sequence=1 Stand 07.10.2015.

Abid Z, Cross AJ, Sinha R: Meat, dairy, and cancer. Am J Clin Nutr. 2014 Jul;100(1):386–393.

Adams NR, Briegel JR, Ward KA: The impact of a transgene for ovine growth hormone on the performance of two breeds of sheep. J Anim Sci. 2002 Sep;80(9):2325–2333.

Afeiche MC, Gaskins AJ, Williams PL et al.: Processed meat intake is unfavorably and fish intake favorably associated with semen quality indicators among men attending a fertility clinic. J Nutr. 2014 Jul;144(7):1091–1098.

Alexander DD, Weed DL, Miller PE et al.: Red Meat and Colorectal Cancer: A Quantitative Update on the State of the Epidemiologic Science. J Am Coll Nutr. 2015 May 5:1–23.

Allen NE et al. Animal foods, protein, calcium and prostate cancer risk: the European Prospective Investigation into Cancer and Nutrition. Br J Cancer. 2008 May 6;98(9):1574–1581.

Aune D, Lau R, Chan DS et al.: Dairy products and colorectal cancer risk: a systematic review and meta-analysis of cohort studies. Ann Oncol. 2012 Jan;23(1):37–45.

Devkota S, Wang Y, Musch M: Dietary-fat-induced taurocholic acid promotes pathobiont expansion and colitis in IL-10$^{-/-}$ mice. Nature. 2012;487(7405):104–108.

Bah CS, Bekhit AE, Carne A et al.: Composition and biological activities of slaughterhouse blood from red deer, sheep, pig and cattle. J Sci Food Agric. 2015 Jan 8.

Balk E, Chung M, Chew P et al.: Effects of Soy on Health Outcomes. Evidence Report/Technology Assessment No. 126. Agency for Healthcare Research and Quality, Rockville 2005.

Bao J, Atkinson F, Petocz P et al.: Prediction of postprandial glycemia and insulinemia in lean, young, healthy adults: glycemic load compared with carbohydrate content alone. Am J Clin Nutr. 2011 May;93(5):984–996.

Barrett JR: The Science of Soy: What Do We Really Know? Environmental Health Perspectives. 2006;114(6):A352–A358.

Bedford PD: Side-effects of a Preparation of Vitamin B12. British Medical Journal. 1952;1(4760):690–691.

BfR (Bundesinstitut für Risikobewertung): Fragen und Antworten zur Sicherheit von isoflavonhaltigen Nahrungsergänzungsmitteln und ergänzenden bilanzierten Diäten. Ergebnisprotokoll eines Expertengesprächs im BfR am 5. Juni 2008.

BfR (Bundesinstitut für Risikobewertung): Isolierte Isoflavone sind nicht ohne Risiko. Aktualisierte Stellungnahme Nr. 039/2007 vom 3. April 2007.

Bhattacharyya S, Feferman L, Unterman T et al.: Exposure to common food additive carrageenan alone leads to fasting hyperglycemia and in combination with high fat diet exacerbates glucose intolerance and hyperlipidemia without effect on weight. J Diabetes Res. 2015;2015: 513429.

Biedendieck R, Malten M, Barg H et al.: Metabolic engineering of cobalamin (vitamin B12) production in Bacillus megaterium. Microb Biotechnol. 2010 Jan;3(1):24–37.

Bruce B, Messina M, et al.: Isoflavone Supplements Do Not Affect Thyroid Function in Iodine-Replete Postmenopausal Women. Journal of Medicinal Food 6(4):309–316.

Bucci C, Gallotta S, Morra I et al.: Anisakis, just think about it in an emergency! Int J Infect Dis. 2013 Nov;17(11):e1071–1072.

Burkert NT, Muckenhuber J, Großschädl F et al.: Nutrition and health – the association between eating behavior and various health parameters: a matched sample study. PLoS One. 2014 Feb 7;9(2):e88278.

Cabello FC: Aquaculture and public health. The emergence of diphyllobothriasis in Chile and the world. Rev Med Chil. 2007 Aug;135(8): 1064–1071.

Cao L, Naylor R, Henriksson P et al.: Global food supply. China's aquaculture and the world's wild fisheries. Science. 2015 Jan 9;347(6218): 133–135.

Casey JA, Schwartz BS: Identifying livestock-associated methicillin-resistant staphylococcus aureus in the United States – Reply. JAMA Intern Med. 2014 May;174(5):825.

Cassidy A et al. Biological Effects of a Diet of Soy Protein Rich in Isoflavones on the Menstrual Cycle of Premenopausal Women. American Journal of Clinical Nutrition 1994;60:333–340.

Chen M, Sun Q, Giovannucci E, Mozaffarian D, Manson JE, Willett WC, Hu FB: Dairy consumption and risk of type 2 diabetes: 3 cohorts of US adults and an updated meta-analysis. BMC Med. 2014 Nov 25;12:215.

Coleman ME, Pursel VG, Wall RJ, Haden M, Demayo F, Schwartz RJ: Regulatory sequences from the avian skeletal a-actin gene directs high level expression of human insulin-like growth factor-I cDNA in skeletal muscle of transgenic pigs. Journal of Animal Science, 73: S. 145.

Conrad SC et al.: Soy formula complicates management of congenital hypothyroidism. Arch Dis Child. 2004 Nov;89(11):1077.

Cordain L, Miller JB, Eaton SB et al.: Macronutrient estimations in hunter-gatherer diets. Am J Clin Nutr. 2000 Dec;72(6):1589–1592.

Craig N: Fish tapeworm and sushi. Can Fam Physician. 2012 Jun;58 (6):654–658.

Daschner A, Cuéllar C, Sánchez-Pastor S et al.: Gastro-allergic anisakiasis as a consequence of simultaneous primary and secondary immune response. Parasite Immunol. 2002 May;24(5):243–251.

David LA, Maurice CF, Carmody RN et al.: Diet rapidly and reproducibly alters the human gut microbiome. Nature. 2014 Jan 23;505(7484): 559–563.

Dees C, Foster JS, Ahamed S et al.: Dietary estrogens stimulate human breast cells to enter the cell cycle. Environ Health Perspect 105 (Suppl 3), 633–636, 1997.

Demeyer D, Mertens B, De Smet S et al.: Mechanisms Linking Colorectal Cancer to the Consumption of (Processed) Red Meat: A Review. Crit Rev Food Sci Nutr. 2015 May 15:0.

Devkota S, Chang EB: Interactions between Diet, Bile Acid Metabolism, Gut Microbiota, and Inflammatory Bowel Diseases. Dig Dis. 2015;33(3):351–356.

DGE (Deutsche Gesellschaft für Ernährung): DGE-Stellungnahme: Gesundheitliche Risiken bei Sojaverzehr. 2001 (abgerufen 20.10.2013).

Di Landro A et al.: Family history, body mass index, selected dietary factors, menstrual history, and risk of moderate to severe acne in adolescents and young adults. J Am Acad Dermatol. 2012 Dec;67(6):1129–1135.

Divi RL, Chang HC, Doerge DR: Anti-thyroid isoflavones from soybean: isolation, characterization, and mechanisms of action. Biochem Pharmacol. 1997 Nov 15;54(10):1087–1096.

Downie MM, Sanders DA, Kealey T: Modelling the remission of individual acne lesions in vitro. Br J Dermatol. 2002 Nov;147(5):869–878.

Duncan AMI, Merz BE, Xu X et al.: Soy isoflavones exert modest effects in premenopausal women. Journal of Endocrinologic Metabolism 1999;84:192–197.

Durand C, Mary S, Brazo P et al.: Psychiatric manifestations of vitamin B12 deficiency: a case report. Encephale. 2003 Nov–Dec;29(6):560–565.

EFSA-Q-2009-00516: Scientific Opinion on risk assessment of parasites in fishery products. EFSA Panel on Biological Hazards (BIOHAZ)2, 3 European Food Safety Authority (EFSA), Parma, Italy. EFSA Journal 2010; 8(4):1543 [91 pp.]

Fachehoun RC, Lévesque B, Dumas P et al.: Lead exposure through consumption of big game meat in Quebec, Canada: risk assessment and perception. Food Addit Contam Part A Chem Anal Control Expo Risk Assess. 2015 Aug 4:1–11.

Fernandes R, Grootes P, Nadeau MJ et al.: Quantitative diet reconstruction of a Neolithic population using a Bayesian mixing model (FRUITS): The case study of Ostorf (Germany). Am J Phys Anthropol. 2015 Jul 14.

Feskanich D, Bischoff-Ferrari HA, Frazier AL et al.: Milk consumption during teenage years and risk of hip fractures in older adults. JAMA Pediatr. 2014 Jan;168(1):54–60.

Fitzpatrick M: Soy formulas and the effects of isoflavones on the thyroid. N Z Med J. 113 (1103), 24–26, 2000.

Fogelholm M, Kanerva N, Männistö S: Association between red and processed meat consumption and chronic diseases: the confounding role of other dietary factors. Eur J Clin Nutr. 2015 Sep;69(9):1060–1065.

Foran JA, Carpenter DO, Hamilton MC et al.: Risk-based consumption advice for farmed Atlantic and wild Pacific salmon contaminated with dioxins and dioxin-like compounds. Environ Health Perspect. 2005 May;113(5):552–556.

Foran JA, Good DH, Carpenter DO et al.: Quantitative analysis of the benefits and risks of consuming farmed and wild salmon. J Nutr. 2005 Nov;135(11):2639–2643.

Fort P, Moses N, Fasano M et al.: Breast and soy-formula feedings in early infancy and the prevalence of autoimmune thyroid disease in children. J Am Coll Nutr. 1990 9: 164–167.

Foth D: Der Stellenwert von Phytoestrogenen in der Therapie des klimakterischen Syndroms. J Menopause 10 (1), 13–20, 2003.

Fournier LR, Ryan Borchers TA, Robison LM et al.: The effects of soy milk and isoflavone supplements on cognitive performance in healthy, postmenopausal women. J Nutr Health Aging. 11 (2), 155–164, 2007.

Fukita Y, Asaki T, Katakura Y: Some like it raw: an unwanted result of a sushi meal. Gastroenterology. 2014 May;146(5):e8–9.

Fürst T, Keiser J, Utzinger J: Global burden of human food-borne trematodiasis: a systematic review and meta-analysis. Lancet Infect Dis. 2012 Mar;12(3):210–221.

Ganmaa D, Cui X, Feskanich D et al.: Milk, dairy intake and risk of endometrial cancer: a twenty six-year follow-up. International Journal of Cancer/Journal International du Cancer. 2012;130(11):2664–2671.

Ganmaa D, Sato A: The possible role of female sex hormones in milk from pregnant cows in the development of breast, ovarian and corpus uteri cancers. Med Hypotheses. 2005;65(6):1028–1037.

Giangiacomo R, Nigro F, Messina G et al.: Lysozyme: just an additive or a technological aid as well? Food Addit Contam. 1992 Sep–Oct;9(5):427–433.

Grace PB, Taylor JI, Low YL et al.: Phytoestrogen concentrations in serum and spot urine as biomarkers for dietary phytoestrogen intake and their relation to breast cancer risk in European prospective investigation of cancer and nutrition-norfolk. Cancer Epidemiol Biomarkers Prev. 13 (5), 698–708, 2004.

Graur D, Pupko T: The Permian bacterium that isn't. Mol Biol Evol. 2001 Jun;18(6):1143–1146.

Grodstein F, Mayeux R, Stampfer MJ: Tofu and cognitive function: food for thought. J Am Coll Nutr. 19 (2), 207–209, 2000.

Guez S, Chiarelli G, Menni F et al.: Severe vitamin B12 deficiency in an exclusively breastfed 5-month-old Italian infant born to a mother receiving multivitamin supplementation during pregnancy. BMC Pediatr. 2012 Jun 24;12:85.

Guo C, Wilkens LR, Maskarinec G et al.: Examining associations of brain aging with midlife tofu consumption. J Am Coll Nutr. 19 (4), 467–468, 2000.

Hammerling U, Laurila JB, Grafström R et al.: Consumption of Red/Processed Meat and Colorectal Carcinoma: Possible Mechanisms underlying the Significant Association. Crit Rev Food Sci Nutr. 2015 Apr 7:0.

Hampl R et al.: Short-term effect of soy consumption on thyroid hormone levels and correlation with phytoestrogen level in healthy subjects. Endocrine Regulation. 2008 Jun;42(2–3):53–61.

Hanevik K, Alvsvåg JO, Sund KK: A woman with long-lasting diarrhoea and fatigue. Tidsskr Nor Laegeforen. 2014 Jan 28;134(2):189–192.

Helferich WG, Andrade JE, Hoagland MS: Phytoestrogens and breast cancer: A complex story. Inflammopharmacology. 16, 219–226, 2008.

Herrmann W, Obeid R: Ursachen und frühzeitige Diagnostik von Vitamin-B12-Mangel. Dtsch Arztebl. 2008;105(40):680–685.

Hermanussen M, Sichert-Hellert W, Kersting M: Nutritional protein and body mass index, the neglected correlation. acta medica lituanica. 2008;(15)1: 9–15.

Hesterberg K, Lademann J, Patzelt A et al.: Raman spectroscopic analysis of the increase of the carotenoid antioxidant concentration in human skin after a 1-week diet with ecological eggs. J Biomed Opt. 2009 Mar–Apr;14(2):024039.

Hesterberg K, Schanzer S, Patzelt A et al.: Raman spectroscopic analysis of the carotenoid concentration in egg yolks depending on the feeding and housing conditions of the laying hens. J Biophotonics. 2012 Jan;5(1):33–39.

Hisayasu S, Orimo H et al.: Soybean Protein Isolate and Soybean Lectin Inhibit Iron Absorption in Rats. The Journal of Nutrition. 122(5): 1190–1196.

Ho S, Woodford K, Kukuljan S et al.: Comparative effects of A1 versus A2 beta-casein on gastrointestinal measures: a blinded randomised cross-over pilot study. Eur J Clin Nutr. 2014 Sep;68(9):994–1000.

Hogervorst E, Mursjid F, Priandini D et al.: Borobudur revisited: soy consumption may be associated with better recall in younger, but not in older, rural Indonesian elderly. Brain Res 1379, 206–212, 2011.

Hogervorst E, Sadjimim T, Yesufu A et al.: High tofu intake is associated with worse memory in elderly Indonesian men and women. Dement Geriatr Cogn Disord. 26 (1), 50–57, 2008.

Hoorfar J, Buschard K, Dagnaes-Hansen F: Prophylactic nutritional modification of the incidence of diabetes in autoimmune non-obese diabetic (NOD) mice. British Journal of Nutrition. 69(02): 597–607.

Hoppe C, Mølgaard C, Dalum C et al.: Differential effects of casein versus whey on fasting plasma levels of insulin, IGF-1 and IGF-1/IGFBP-3: results from a randomized 7-day supplementation study in prepubertal boys. Eur J Clin Nutr. 2009 Sep;63(9):1076–1083.

Horn-Ross PL, Hoggatt KJ, Lee MM: Phytoestrogens and thyroid cancer risk: the San Francisco Bay Area thyroid cancer study. Cancer Epidemiol Biomarkers Prev. 11 (1), 43–49, 2002.

Hsieh CY, Santell RC, Haslam SZ: Estrogenic effects of genistein on the growth of estrogen receptor positive human breast cancer (MCF-7) cells in vitro and in vivo. Cancer Research. 1998; 58: 3833–3838.

Irvine C et al.: The Potential Adverse Effects of Soybean Phytoestrogens in Infant Feeding. NZ Medical Journal. 1995;24:318.

Ishizuki Y, Hirooka Y, Murata Y: The effects on the thyroid gland of soybeans administered experimentally in healthy subjects. Nippon Naibunpi Gakkai Zasshi. 1991 May 20;67(5):622–629.

Jefferson WN, Padilla-Banks E, Newbold RR: Disruption of the female reproductive system by the phytoestrogen genistein. Reproductive Toxicology. 23(3): 308–316.

Johnson ES, Cardarelli K, Jadhav S et al.: Cancer mortality in the meat and delicatessen departments of supermarkets (1950–2006). Environ Int. 2015 Apr;77:70–75.

Joshi AD, Kim A, Lewinger JP et al.: Meat intake, cooking methods, dietary carcinogens, and colorectal cancer risk: findings from the Colorectal Cancer Family Registry. Cancer Med. 2015 Jun;4(6):936–952.

Juraschek SP, Appel LJ, Anderson CA et al.: Effect of a high-protein diet on kidney function in healthy adults: results from the OmniHeart trial. Am J Kidney Dis. 2013 Apr;61(4):547–554.

Kaluza J, Åkesson A, Wolk A: Long-term processed and unprocessed red meat consumption and risk of heart failure: A prospective cohort study of women. Int J Cardiol. 2015 Aug 15;193:42–46.

Kang D, Shi B, Erfe MC et al.: Vitamin B12 modulates the transcriptome of the skin microbiota in acne pathogenesis. Sci Transl Med. 2015 Jun 24;7(293):293ra103.

Karimi R, Silbernagel S, Fisher NS et al.: Elevated blood Hg at recommended seafood consumption rates in adult seafood consumers. Int J Hyg Environ Health. 2014 Sep;217(7):758–764.

Keiser J, Utzinger J: Food-Borne Trematodiases. Clin. Microbiol. Rev. July 2009, vol. 22, no. 3, 466–483.

Keskin EY, Keskin M: Severe vitamin B12 deficiency in a 15-year-old boy: presentation with haemolysis and pancytopenia. BMJ Case Rep. 2015 May 14;2015. pii: bcr2015209718.

Kibenge MJ, Iwamoto T, Wang Y et al.: Whole-genome analysis of piscine reovirus (PRV) shows PRV represents a new genus in family Reoviridae and its genome segment S1 sequences group it into two separate sub-genotypes. Virol J. 2013 Jul 11;10:230.

Kocaoglu C, Akin F, Caksen H et al.: Cerebral atrophy in a vitamin B12-deficient infant of a vegetarian mother. J Health Popul Nutr. 2014 Jun;32(2):367–371.

Koeth RA, Wang Z, Levison BS et al.: Intestinal microbiota metabolism of L-carnitine, a nutrient in red meat, promotes atherosclerosis. Nat Med. 2013 May;19(5):576–585.

Korde LA, Wu AH, Fears T et al.: Childhood soy intake and breast cancer risk in Asian-American women. Cancer Epidemiol Biomarkers Prev. 18 (4), 1050–1059, 2009.

Kratz M: Mikrobiologische Qualitätsparameter und Nachweis der Erhitzung von Konsummilch verschiedener Herstellungsarten Gießen: Universitätsbibliothek 2014. URL: http://geb.uni-giessen.de/geb/volltexte/2014/10950/pdf/KratzMarco_2014_06_04.pdf, Stand: 07.10.2015.

Kreijkamp-Kaspers S, Kok L, Grobbee DE et al.: Effect of soy protein containing isoflavones on cognitive function, bone mineral density, and plasma lipids in postmenopausal women: a randomized controlled trial. JAMA. 292 (1), 65–74, 2004.

Kuhn T, García-Màrquez J, Klimpel S: Adaptive radiation within marine anisakid nematodes: a zoogeographical modeling of cosmopolitan, zoonotic parasites. PLoS One. 2011;6(12):e28642.

Kwok CS, Umar S, Myint PK et al.: Vegetarian diet, Seventh Day Adventists and risk of cardiovascular mortality: a systematic review and meta-analysis. Int J Cardiol. 2014 Oct 20;176(3):680–686.

Lagiou P, Sandin S, Lof M et al.: Low carbohydrate-high protein diet and incidence of cardiovascular diseases in Swedish women: prospective cohort study. BMJ. 2012 Jun 26;344:e4026.

Lairon D: Nutritional quality and safety of organic food. A review. Agronomy for Sustainable Development, Springer Verlag 2010; 30 (1): <10.1051/agro/2009019>. <hal-00886513> URL:https://hal.archives-ouvertes.fr/hal-00886513/document, Stand 07.10.2015.

Laugesen M, Elliott R: Ischaemic heart disease, Type 1 diabetes, and cow milk A1 beta-casein. N Z Med J. 2003 Jan 24;116(1168):U295.

Lee JE, Spiegelman D, Hunter DJ et al.: Fat, protein, and meat consumption and renal cell cancer risk: a pooled analysis of 13 prospective studies. J Natl Cancer Inst. 2008 Dec 3;100(23):1695–1706.

Lee JE, McLerran DF, Rolland B et al.: Meat intake and cause-specific mortality: a pooled analysis of Asian prospective cohort studies. Am J Clin Nutr. 2013 Oct;98(4):1032–1041.

Lerner V, Kanevsky M: Acute dementia with delirium due to vitamin B12 deficiency: a case report. Int J Psychiatry Med. 2002;32(2):215–220.

Levine ME, Suarez JA, Brandhorst S et al.: Low protein intake is associated with a major reduction in IGF-1, cancer, and overall mortality in the 65 and younger but not older population. Cell Metab. 2014 Mar 4;19(3):407–417.

Liener IE: Implications of antinutritional components in soybean foods. Critical Reviews in Food Science and Nutrition. 34(1): 31–67.

Lin F, Wu J, Abdelnabi MA et al.: Effects of dose and glycosylation on the transfer of genistein into the eggs of the Japanese quail (Coturnix japonica). J Agric Food Chem. 2004 Apr 21;52(8):2397–2403.

Lippi G, Mattiuzzi C, Sanchis-Gomar F: Red meat consumption and ischemic heart disease. A systematic literature review. Meat Sci. 2015 Oct;108:32–36.

Liu X, Suzuki N, Santosh Laxmi YR et al.: Anti-breast cancer potential of daidzein in rodents. Life Sci. 91 (11–12), 415–419, 2012.

Ludwig DS, Friedman MI: Increasing adiposity: consequence or cause of overeating? JAMA. 2014 Jun 4;311(21):2167–2168.

Marini H, Polito F, Adamo EB et al.: Update on genistein and thyroid: an overall message of safety. Front Endocrinol (Lausanne). 3, 94, 2012.

Maruyama K, Oshima T, Ohyama K: Exposure to exogenous estrogen through intake of commercial milk produced from pregnant cows. Pediatr Int. 2010 Feb;52(1):33–38.

Maughan H, Birky CW Jr, Nicholson WL et al.: The paradox of the »ancient« bacterium which contains »modern« protein-coding genes. Mol Biol Evol. 2002 Sep;19(9):1637–1639.

Mauron J: Influence of processing on protein quality. J Nutr Sci Vitaminol (Tokyo). 1990;36 Suppl 1:S57–69.

McMichael-Phillips DF, Harding C, Morton M et al.: Effects of soy-protein supplementation on epithelial proliferation in the histologically normal human breast. American Journal of Clinical Nutrition. 1998; 68 (6 Suppl): 1431–1435.

Melnik BC: Milk – the promoter of chronic Western diseases. Med Hypotheses. 2009 Jun;72(6):631–639.

Meng J, Zhao S, Doyle MP et al.: Antibiotic resistance of Escherichia coli O157:H7 and O157:NM isolated from animals, food, and humans. J Food Prot. 1998 Nov;61(11):1511–1514.

Menzel R: The honeybee as a model for understanding the basis of cognition. Nat Rev Neurosci. 2012 Nov;13(11):758–768.

Menzel R: Wie Pestizide (Neonicotinoide) die Navigation, die Tanz-Kommunikation und das Lernverhalten von Bienen verändern. In: Soziale Insekten in einer sich wandelnden Welt, Bd. 43 der Rundgespräche der Kommission für Ökologie. München: Verlag Dr. Friedrich Pfeil 2014: 75–83.

Messina M, Messina V: The role of soy in vegetarian diets. Nutrients 2 (8), 855–888, 2010.

Messina M, Redmond G: Effects of soy protein and soybean isoflavones on thyroid function in healthy adults and hypothyroid patients: a review of the relevant literature. Thyroid. 16, 249–258, 2006.

Messina M, Wu AH: Perspectives on the soy-breast cancer relation. Am J Clin Nutr. 89 (5), 1673S–1679S, 2009.

Messina M, Redmond G: Effects of Soy Protein and Soybean Isoflavones on Thyroid Function in Healthy Adults and Hypothyroid Patients: A Review of the Relevant Literature. Thyroid. 16(3):249–258.

Micha R, Wallace SK, Mozaffarian D: Red and processed meat consumption and risk of incident coronary heart disease, stroke, and diabetes mellitus: a systematic review and meta-analysis. Circulation. 2010 Jun 1;121(21):2271–2283.

Michaëlsson K, Wolk A, Langenskiöld S et al.: Milk intake and risk of mortality and fractures in women and men: cohort studies. BMJ. 2014 Oct 28;349:g6015.

Milerová J et al.: Actual levels of soy phytoestrogens in children correlate with thyroid laboratory parameters. Clin Chem Lab Med. 2006;44 (2):171–174.

Miller KM, Li S, Kaukinen KH et al.: Genomic signatures predict migration and spawning failure in wild Canadian salmon. Science. 2011 Jan 14;331(6014):214–217.

Mitchell JH, Cawood E, Kinniburgh D et al.: Effect of a phytoestrogen food supplement on reproductive health in normal males. Clin Sci (Lond). 2001 Jun;100(6):613–618.

Mozaffarian D, Fahimi S, Singh GM et al.: Global sodium consumption and death from cardiovascular causes. N Engl J Med. 2014 Aug 14; 371(7):624–634.

Mozaffarian D, Rimm EB: Fish intake, contaminants, and human health: evaluating the risks and the benefits. JAMA. 2006 Oct 18;296 (15):1885–1899.

Nachamkin I, Allos BM, Ho T: Campylobacter Species and Guillain-Barré Syndrome. Clin Microbiol Rev. 1998 Jul; 11(3): 555–567.

Newmark HLI, Heaney RP: Dairy products and prostate cancer risk. Nutr Cancer. 2010;62(3):297–299.

Nielsen SJ, Aoki Y, Kit BK et al.: More than half of US youth consume seafood and most have blood mercury concentrations below the EPA reference level, 2009-2012. J Nutr. 2015 Feb;145(2):322–327.

Noble KG, Houston SM, Brito NH: Family income, parental education and brain structure in children and adolescents. Nat Neurosci. 2015 May;18(5):773–778.

Norat T, Scoccianti C, Boutron-Ruault MC et al.: European Code against Cancer 4th edition: Diet and cancer. Cancer Epidemiol. 2015 Jul 8: 1877-7821(15)00070-3.

North American Menopause Society: The role of soy isoflavones in menopausal health: report of The North American Menopause Society. Menopause. 2011 Jul;18(7):732–753.

Nuttall FQ, Mooradian AD, Gannon MC et al.: Effect of protein ingestion on the glucose and insulin response to a standardized oral glucose load. Diabetes Care. 1984 Sep–Oct;7(5):465–470.

Omoruyi IM, Kabiersch G, Pohjanvirta R: Commercial processed food may have endocrine-disrupting potential: soy-based ingredients making the difference. Food Addit Contam Part A Chem Anal Control Expo Risk Assess. 2013;30(10):1722–1727.

Ono M, Koga T, Ueo H et al.: Effects of dietary genistein on hormone-dependent rat mammary carcinogenesis induced by ethyl methanesulphonate. Nutr Cancer. 2012;64(8):1204–1210.

Oster K. A.: Bovine milk xanthine oxidase as one of the dietary causes of early atherosclerosis. Med. Counterpoint. 1974; 6 (November), 39–42.

Oster KA, Hope-Ross P: Plasmal reaction in a case of recent myocardial infarction. Am J Cardiol. 1966;17(1):83–85.

Oster K, Oster J, Ross D: Immune Response to Bovine Xanthine Oxidase in Atherosclerotic Patients. American Laboratory. 1974 Aug;41–47.

Papakonstantinou E, Panagiotakos DB, Pitsavos C et al.: Food group consumption and glycemic control in people with and without type 2 diabetes: the ATTICA study. Diabetes Care. 2005 Oct;28(10):2539–2540.

Patisaul HB, Jefferson W: The pros and cons of phytoestrogens. Frontiers in Neuroendocrinology. 31(4):400–419.

Patton AR, Wilgus HS Jr, Harshfield GS: The prodution of goiter in chicken. Science. 1939 Feb 17;89(2303):162.

Pawlak R: Is vitamin B12 deficiency a risk factor for cardiovascular disease in vegetarians? Am J Prev Med. 2015 Jun;48(6):e11–26.

Peiris JSM, de Jong MD, Guan Y: Avian Influenza Virus (H5N1): a Threat to Human Health. Clinical Microbiology Reviews. 2007;20(2): 243–267.

Piccoli GB, Clari R, Vigotti FN et al.: Vegan-vegetarian diets in pregnancy: danger or panacea? A systematic narrative review. BJOG. 2015 Apr;122(5):623–633.

Piccoli GB, Deagostini MC, Vigotti FN et al.: Which low-protein diet for which CKD patient? An observational, personalized approach. Nutrition. 2014 Sep;30(9):992–999.

Pobiner B: Evidence for Meat-Eating by Early Humans. Nature Education Knowledge. 2013;4(6):1.

Psouni E, Janke A, Garwicz M: Impact of carnivory on human development and evolution revealed by a new unifying model of weaning in mammals. PLoS One. 2012;7(4):e32452.

Pursel VG: Genetic Modification of Production Traits in Farm Animals. In: Shetty K, Paliyath G, Pometto A et al. (Hrsg.): Food Biotechnology, Second Edition. Boca Raton, Florida, US: CRC Press 2005, Kapitel 2.19.

Qin LQ, Xu JY, Tezuka H et al.: Consumption of commercial whole and non-fat milk increases the incidence of 7,12-dimethylbenz(a)anthracene-induced mammary tumors in rats. Cancer Detect Prev. 2007; 31(4):339–343.

Qin LQ, Xu JY, Wang PY et al.: Low-fat milk promotes the development of 7,12-dimethylbenz(a)anthracene (DMBA)-induced mammary tumors in rats. Int J Cancer. 2004 Jul 1;110(4):491–496.

Ramos A, Quintana PJ, Ji M: Hair mercury and fish consumption in residents of O'ahu, Hawai'i. Hawaii J Med Public Health. 2014 Jan;73 (1):19–25.

Rennard BO, Ertl RF, Gossman GL, Robbins RA, Rennard SI: Chicken soup inhibits neutrophil chemotaxis in vitro. Chest. 2000 Oct;118(4): 1150–1157.

Renzone G, Arena S, Scaloni A: Proteomic characterization of intermediate and advanced glycation end-products in commercial milk samples. J Proteomics. 2015 Mar 18;117:12–23.

Rietman A, Schwarz J, Tomé D et al.: High dietary protein intake, reducing or eliciting insulin resistance? Eur J Clin Nutr. 2014 Sep;68(9): 973–979.

Rohrmann S, Linseisen J, Overvad K et al.: Meat and fish consumption and the risk of renal cell carcinoma in the European prospective investigation into cancer and nutrition. Int J Cancer. 2015 Mar 1;136(5): E423–431.

Rohrmann S, Overvad K, Bueno-de-Mesquita HB et al.: Meat consumption and mortality – results from the European Prospective

Investigation into Cancer and Nutrition. BMC Med. 2013 Mar 7;11: 63.

Rubio F, Guo E, Kamp L (2014): Survey of Glyphosate Residues in Honey, Corn and Soy Products. J Environ Anal Toxicol. 5:249.

Sacks FM, Lichtenstein A, Van Horn L et al.: Soy protein, isoflavones, and cardiovascular health: an American Heart Association Science Advisory for professionals from the Nutrition Committee. Circulation. 2006 Feb 21;113(7):1034–1044. Epub 2006 Jan 17.

Sans P, Combris P: World meat consumption patterns: An overview of the last fifty years (1961–2011). Meat Sci. 2015 Nov;109:106–111.

Sayón-Orea C, Bes-Rastrollo M, Martí A et al.: Association between yogurt consumption and the risk of metabolic syndrome over 6 years in the SUN study. BMC Public Health. 2015 Feb 21;15:170.

Scharfen EC, Mills DA, Maga EA: Use of human lysozyme transgenic goat milk in cheese making: effects on lactic acid bacteria performance. J Dairy Sci. 2007 Sep;90(9):4084–4091.

Schroeder CM, Zhao C, DebRoy C et al.: Antimicrobial Resistance of Escherichia coli O157 Isolated from Humans, Cattle, Swine, and Food. Appl Environ Microbiol. 2002 Feb;68(2):576–581.

Setchell KD, Zimmer-Nechemias L, Cai J et al.: Isoflavone content of infant formulas and the metabolic fate of these early phytoestrogens in early life. American Journal of Clinical Nutrition. 1998; Supplement: 1453S–1461.

Shimizu T, Kinoshita K, Tokuda Y: Diphyllobothrium nihonkaiense infection linked to chilled salmon consumption. BMJ Case Rep. 2012 Jan 18;2012. pii: bcr0820114661.

Sinha R, Cross AJ, Graubard BI et al.: Meat intake and mortality: a prospective study of over half a million people. Archives of internal medicine. 2009;169(6):562–571.

Smith JD, Hou T, Ludwig DS et al.: Changes in intake of protein foods, carbohydrate amount and quality, and long-term weight change: results from 3 prospective cohorts. Am J Clin Nutr. 2015 Jun;101 (6):1216–1224.

Solon-Biet SM, McMahon ACJ, Ballard WO et al.: The ratio of macronutrients, not caloric intake, dictates cardiometabolic health, aging, and longevity in ad libitum-fed mice. Cell Metab. 2014 Mar 4;19 (3):418–430.

Trichopoulou A, Gnardellis C, Benetou V et al.: Lipid, protein and carbohydrate intake in relation to body mass index. Eur J Clin Nutr.
2002 Jan;56(1):37–43.

Troisi R, Ganmaa D, dos Santos Silva I et al.: The role of hormones in
the differences in the incidence of breast cancer between Mongolia
and the United Kingdom. PLoS One. 2014 Dec 23;9(12):e114455.

Turnbaugh PJ, Backhed F, Fulton L et al.: Marked alterations in the
distal gut microbiome linked to diet-induced obesity. Cell host & mi-
crobe. 2008;3(4):213–223.

Turner-McGrievy GM, Davidson CR, Wingard EE et al.: Comparative
effectiveness of plant-based diets for weight loss: a randomized controlled trial of five different diets. Nutrition. 2015 Feb;31(2):350–
358.

Uribarri J, Woodruff S, Goodman S et al.: Advanced Glycation End Products in Foods and a Practical Guide to Their Reduction in the Diet.
Journal of the American Dietetic Association. 2010;110(6):911–916.
e12.

Valencak TG, Gamsjäger L, Ohrnberger S et al.: Healthy n-6/n-3 fatty
acid composition from five European game meat species remains after
cooking. BMC Res Notes. 2015 Jun 27;8:273.

van Berkel PHC, Welling MM, Geerts M et al.: Large scale production
of recombinant human lactoferrin in the milk of transgenic cows. Nat
Biotechnol. 2002 May;20(5):484–487.

van Nielen M, Feskens EJM, Mensink M et al.: Dietary protein intake
and incidence of type 2 diabetes in Europe: the EPIC-InterAct Case-
Cohort Study. Diabetes Care. 2014 Jul;37(7):1854–1862.

Vandermeersch G, Lourenço HM, Alvarez-Muñoz D et al.: Environmental contaminants of emerging concern in seafood – European da-
tabase on contaminant levels. Environ Res. 2015 Jun 26. pii: S0013-
9351(15)00186-3.

Venugopal V, Shahidi F: Value-added products from underutilized fish
species. Crit Rev Food Sci Nutr. 1995 Sep;35(5):431–453.

Viegas O, Moreira PS, Ferreira IM: Influence of beer marinades on the
reduction of carcinogenic heterocyclic aromatic amines in charcoal-
grilled pork meat. Food Addit Contam Part A Chem Anal Control
Expo Risk Assess. 2015;32(3):315–323.

Vignesh R, Srinivasan M: Nutritional quality of processed head and bone flours of Tilapia (Oreochromis mossambicus, Peters 1852) from Parangipettai estuary, South East Coast of India. Asian Pacific Journal of Tropical Biomedicine. 2012;2(1):368–372.

Vreeland RH, Rosenzweig WD, Powers DW: Isolation of a 250 million-year-old halotolerant bacterium from a primary salt crystal. Nature. 2000 Oct 19;407(6806):897–900.

Wada K, Nakamura K, Tamai Y et al.: Soy isoflavone intake and breast cancer risk in Japan: From the Takayama study. Int J Cancer. 133 (4), 952–960, 2013.

Wang TJ, Larson MG, Vasan RS et al.: Metabolite profiles and the risk of developing diabetes. Nat Med. 2011 Apr;17(4):448–453.

Wang X, Lin X, Ouyang YY et al.: Red and processed meat consumption and mortality: dose-response meta-analysis of prospective cohort studies. Public Health Nutr. 2015 Jul 6:1–13.

White LR, Petrovich H, Ross GW et al.: Brain Aging and Midlife Tofu Consumption. J Am Coll Nutr 19 (2), 242–255, 2000.

Willis CL, Cummings JH, Neale G et al.: Nutritional aspects of dissimilatory sulfate reduction in the human large intestine. Curr Microbiol. 1997 Nov;35(5):294–298.

Woo KS, Kwok TC, Celermajer DS: Vegan diet, subnormal vitamin B-12 status and cardiovascular health. Nutrients. 2014 Aug 19;6(8):3259–3273.

Wu AH, Lee E, Vigen C: Soy isoflavones and breast cancer. Am Soc Clin Oncol Educ Book. 2013:102–106.

Wu AH, Yu MC, Tseng CC et al.: Epidemiology of soy exposures and breast cancer risk. Br J Cancer. 2008;98(1):9–14.

Zhang YF, Kang HB, Li BL et al.: Positive Effects of Soy Isoflavone Food on Survival of Breast Cancer Patients in China. Asian Pac J Cancer Prev. 2012;13(2):479–482.

Zhou M, Astell-Burt T, Yin P et al.: Spatiotemporal variation in diabetes mortality in China: multilevel evidence from 2006 and 2012. BMC Public Health. 2015 Jul 10;15:633.

Quellenhinweis

Verwendet wurden auch folgende Zeitschriften und Zeitungen:

Frankfurter Allgemeine Zeitung, die tageszeitung, Neue Zürcher Zeitung, Süddeutsche Zeitung, New York Times, Stern, Der Spiegel, Die Welt, Die Zeit, New Scientist.

Register